O vício da perfeição

Dados Internacionais de Catalogação na Publicação (CIP)
(Câmara Brasileira do Livro, SP, Brasil)

Woodman, Marion.

O vício da perfeição: compreendendo a relação entre distúrbios alimentares e desenvolvimento psíquico / Marion Woodman ; tradução Maria Silva Mourão Netto. - São Paulo: Summus, 2002.

Título original: Addiction to perfection

ISBN 978-85-323-0693-7

1. Anorexia nervosa 2. Bulimia 3. Mulheres - Psicologia 4. Obesidade - Aspectos psicologicos 5. Perfeição - Aspectos psicológicos 6. Psicologia junguiana 1. Título.

02-1389 CDD-616.85260019
NLM-WD100

Índice para catálogo sistemático:
1. Distúrbios alimentares : Aspectos psicológicos: Medicina
616.85260019

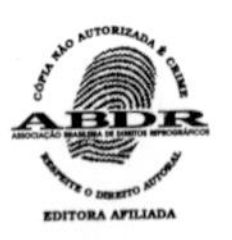

O vício da perfeição

Compreendendo a relação entre distúrbios alimentares e desenvolvimento psíquico

Marion Woodman

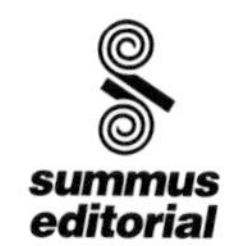

Do original em língua inglesa
ADDICTION TO PERFECTION

Tradução: **Maria Silva Mourão Netto**
Revisão técnica: **Suzanne RoBell**
Capa: **Ana Lima**
Editoração: **JOIN Bureau de Editoração**

Summus Editorial
Departamento editorial
Rua Itapicuru, 613 – 7º andar
05006-000 – São Paulo – SP
Fone: (11) 3872-3322
http://www.summus.com.br
e-mail: summus@summus.com.br

Atendimento ao consumidor
Summus Editorial
Fone: (11) 3865-9890

Vendas por atacado
Fone: (11) 3873-8638
e-mail: vendas@summus.com.br

Impresso no Brasil

Sumário

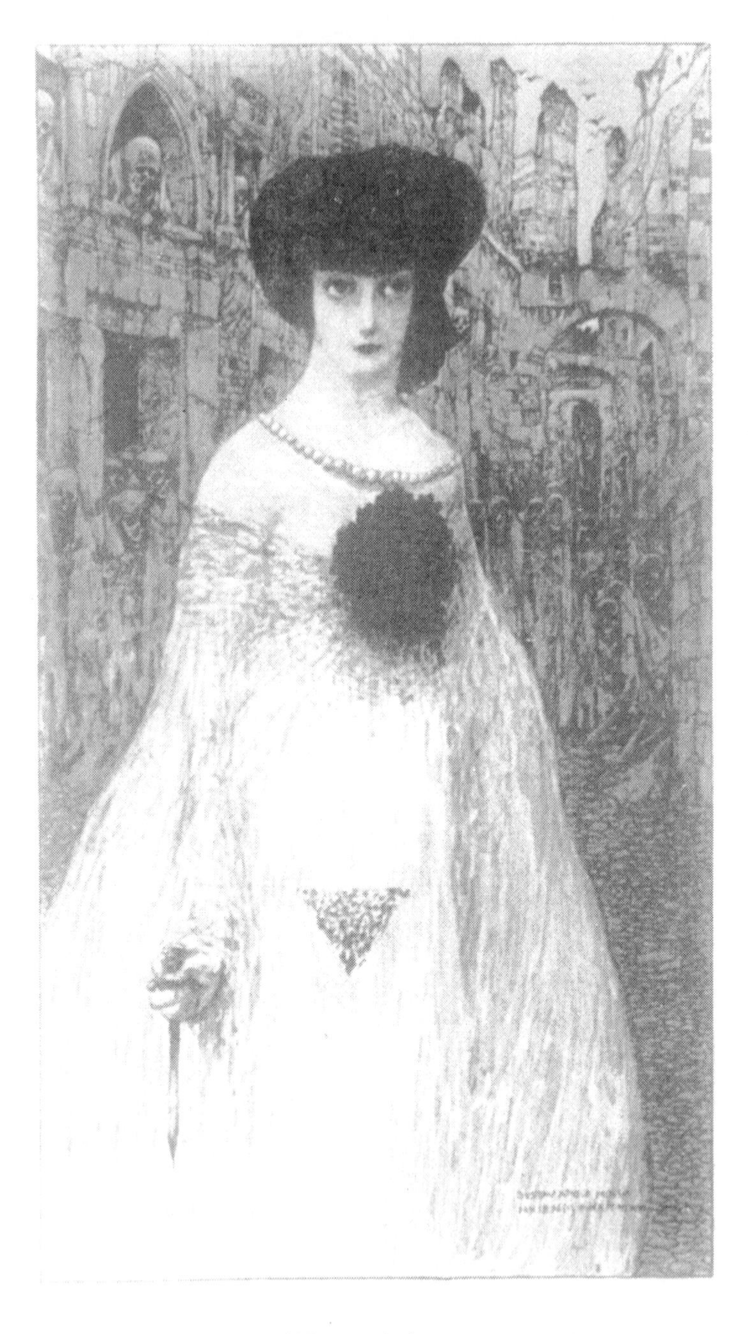

... parecer uma flor inocente, / Mas por baixo ser a serpente.

Shakespeare, *Macbeth*

"A Mulher com os Esqueletos" (Lady Macbeth). 1906.

Gustav-Adolf Mossa

Apresentação à edição brasileira

A tradução brasileira de *O vício da perfeição* é oportuna. Trata-se de um clássico. A cada leitura encontramos nova inspiração. Inspiração para aqueles que tratam de pacientes com distúrbios alimentares e inspiração em geral.

De maneira instigante, Marion Woodman nos conduz pela espiral do inconsciente das mulheres. Mulheres portadoras de anorexia nervosa, bulimia nervosa e também obesas. No Brasil, é crescente o número de mulheres com distúrbios alimentares. Os índices de remissão completa desses distúrbios ainda estão bem abaixo do desejável.

Para tentar compreender as mulheres que jejuam quase até a morte ou que se fartam de comer e depois provocam vômito e tomam toneladas de laxantes e diuréticos, temos que aceitar, como nos diz Woodman, o sentido do paradoxo.

Este livro é útil para leigos e especialistas. Seu conteúdo é transcultural. De Toronto a São Paulo, as mulheres estão exaustas. O corpo anoréxico tem uma consciência de sofrimento que se antecipa à consciência coletiva.

Este livro é escrito com amor. É possível sentir-se redimida, acolhida nos braços de Sofia, a sábia senhora que Marion Woodman nos apresenta. Sofia é o princípio da mulher sábia que nos acolhe em seu seio com firmeza e segurança. Ao ler este livro, nós que cuidamos de pacientes com distúrbios alimentares, nos sentiremos menos solitários. Woodman nos ajuda a vislumbrar um caminho pelo inconsciente dessas pacientes.

Mulheres com distúrbios alimentares hão de se sentir amparadas pelas idéias que encontrarão nas páginas que seguem.

Se sentirão menos sós. Woodman revela aquilo que o corpo já sabe e que o verbo ainda tem dificuldade em expressar. Ela nos ajuda a compreender a linguagem das anoréxicas e bulímicas. A teleologia do sintoma é honrada através da aceitação do paradoxo.

Marion Woodman é fonte de inspiração para o meu trabalho clínico desde que a conheci, no final de 1980. É com grande prazer que a apresento aos meus colegas e a todas as mulheres que precisam deixar o controle excessivo sobre seus corpos. Este é o seu melhor livro, a obra completa de uma mulher especial, uma sábia senhora que, em seu consultório em Toronto salva vidas com a ajuda da assertividade de Sofia, a sabedoria.

Suzanne Robell
São Paulo, abril de 2002

Prefácio

Tu, da quietude, noiva ainda não arrebatada,
Tu, filha adotiva do silêncio e do tempo lento,
Selvática historiadora que assim consegues expressar
o conto florido com mais doçura do que nossa rima:
Que lenda orlada de folhas atormenta a tua forma
De deidades ou mortais, ou de ambos,
No Templo ou nas várzeas da Arcádia?
Que homens ou deuses são estes? O que abominam as donzelas?
Que louca busca? Que esforço para fugir?
*Que gaitas e adufes? Que êxtases selvagens?**

John Keats, "Ode on a Grecian urn"

Este livro trata da decapitação de uma bruxa malvada. Lady Macbeth, colada no visgo de um insaciável desejo de poder, incapaz de encarar fracassos a ponto de rejeitar a vida, servirá de símbolo da mulher destituída de sua feminilidade em razão de seu empenho na consecução de metas masculinas que, em si mesmas, são uma paródia do que a masculinidade realmente é.

---

* Thou still unravished bride of quietness, / Thou foster-child of silence and slow time, / Sylvan historian, who canst thus express / A flowery tale more sweetly than our rime: / What leaf-fringed legend haunts about thy shape / Of deities or mortals, or of both, / In Tempe or the dales of Arcady? / What men or gods are these? What maidens loath? / What mad pursuit? What struggle to escape? / What pipes and timbrels? What wild ecstasy?

E, embora na tragédia de Shakespeare, seja Macbeth a decapitada, a cabeça perdida está fatalmente infectada pela maldição das bruxas. Macbeth e Lady Macbeth são metáforas dos princípios masculino e feminino funcionando numa pessoa ou cultura, e o relacionamento entre ambos, ao se deteriorar, demonstra claramente a dinâmica do mal que se instala quando o princípio masculino perde a posição em sua própria realidade, e o princípio feminino do amor sucumbe a uma ambição intelectualizada e maquinadora. Quando Shakespeare faz seu herói-vilão ser decapitado, ele — no contexto da peça — cura o país.

A decapitação tratada aqui integra um livro laboriosamente talhado a partir da rocha bruta de um vício de perfeição. Repetidas vezes lutei com o corvo negro assentado em meu ombro esquerdo a grasnar: "Não está bom o bastante. Você não tem nada de novo a dizer. Você não se expressa bem". Reiteradamente tive de parar de tentar aperfeiçoar uma sentença aqui, um parágrafo ali, enquanto o restante do livro continuava esperando ser escrito. Felizmente, havia prazos a cumprir, ou eu jamais teria conseguido arrancá-lo da rocha em que estava entranhado. E o corvo então grasna: "Menos mal". Atribuo isso ao interesse das platéias às quais boa parte do presente material foi originalmente apresentado, e ao encorajamento de amigos e analisandos que tão generosamente abriram suas almas para tornar possível este livro. Dessa maneira, direcionei meu curso entre Cila e Caribdis, de rígidos métodos acadêmicos, e o rodamoinho de material clínico, e apartei minha criatividade, toscamente esculpida, buscando toda a delicadeza sem cair em meu próprio vício.

É da minha natureza o gosto de trabalhar com camafeus. Aprecio o trabalho com detalhes sutis, aperfeiçoando-os até o limite, ou seja, à exaustão, até que outro camafeu surja no caminho. Escrever livros não é um trabalho de camafeu, e apresentar ao mundo uma pedra mal entalhada não é fácil para uma perfeccionista. Ao reler agora o texto, novamente, acho que algumas partes ficaram tediosas, que outras disparam num estilo verdadeiramente compulsivo e que há trechos atolados em detalhes. Eu poderia tê-los eliminado, mas no momento em que os escrevia tinham importância para o processo como um todo, processo esse que demanda infinita paciência, crivado como é de desanimadores contratempos e longos períodos de avanço pontuados por olhadelas no retrovisor.

O pensamento linear não me ocorre naturalmente e, sobretudo, acaba com a minha imaginação. Nada acontece. Nenhuma idéia estala de repente. Nenhum momento AQUI-AGORA. Nenhum momento dizendo SIM. Sem esses momentos, não estou viva. Assim, em vez de me impelir na direção de algum objetivo, prefiro o prazer de percorrer uma espiral. E peço ao leitor que também relaxe e desfrute dessa espiral. Se perder alguma coisa na primeira vez, não se preocupe. Pode recuperar na segunda, na terceira, na nona. Não importa. O importante é que você esteja relaxado para ouvir, caso um sininho toque dentro de você, deixando que ecoe em todos os níveis de sua espiral. O mundo do feminino ecoa. A percepção do momento é tudo. Se não ecoar, ou é a espiral errada, ou o momento errado, ou nem há sininho.

Muitos dos meus analisandos sofrem de distúrbios alimentares e, por isso, uma boa parte do material ilustrativo, especialmente na primeira metade do livro, refere-se à obesidade e à anorexia nervosa. Essas síndromes, no entanto, são simplesmente sintomas particulares de um mal-estar generalizado na sociedade ocidental. E, embora a angústia de um corpo feminino distorcido coloque em aguda evidência esse problema, a dinâmica psicológica em questão não se aplica tão-só à pessoa obesa ou anoréxica. Conforme o problema do peso corporal vai sendo controlado, começam a irromper em sonhos imagens de vazio, de prisão, de esquifes de vidro etc., as quais assinalam a presença de problemas sexuais e espirituais comuns à maioria das mulheres modernas. Esse material aparece na segunda metade do livro. Posso acrescentar que o lamento da bruxa, oculto na quase totalidade do material, pode ser igualmente reconhecido também pelos homens.

*

Uma versão grega da temática da bruxa é a Medusa. Antes de haver ofendido a deusa Atena (que havia nascido "completamente armada e com um grito poderoso", da cabeça de Zeus depois de ele ter engolido, ainda grávida, Métis, a mãe de Atena)[1], Medusa era uma linda mulher. Para se vingar, Atená transforma o cabelo de Medusa em serpentes e torna sua face tão hedionda que todos que a vêem transformam-se em pedra no mesmo instante. Cabe ao herói Perseu a missão de matar Medusa e, para cumpri-la, Hermes dá-lhe uma espada curva e um par de sandálias aladas; Atená, um espelho-escudo e Hades, um capacete que tornaria Perseu invisível. Assim apetrechado, Perseu mata Medusa evitando ser transformado em pedra ao manter o seu olhar fixo no espelho-escudo. Do pescoço de Medusa, então grávida, são libertados Pégaso e Crisaor. Em sua viagem de regresso ao lar, Perseu salva a princesa Andrômeda, até aquele momento cativa de um monstro marinho, soltando-a da rocha à qual havia sido acorrentada em sacrifício. Perseu e Andrômeda posteriormente se casaram.

Se olharmos as modernas Atenás, produto da testa de seus pais, o que vemos não são mulheres necessariamente liberadas. Muitas delas provaram acima de qualquer dúvida serem iguais ou melhores que os homens: excelentes médicas, excelentes mecânicas, excelentes consultoras comerciais. E também, em muitos casos, infelizes. "Tenho tudo", dizem. "O trabalho perfeito, a casa perfeita, roupas perfeitas, e daí? A que tudo isso leva? Tem de haver mais que isso. Nasci, morri e nunca vivi."

Com freqüência, nos bastidores, são prisioneiras de algum vício: comer, embriagar-se, ter compulsão por limpeza, ser perfeccionista etc. Como já mencionei, uma grande parte deste livro se concentra em distúrbios alimentares, mas estou convencida de que o mesmo problema está na raiz de todos os vícios. O problema se manifesta de várias formas conforme a pessoa, sem dúvida, mas em todas existem aqueles padrões e atitudes coletivas que, inconscientemente, influenciam o comportamento.

Um desses padrões é ilustrado na cruel vingança desfechada contra a até então linda Medusa, cujas viperinas madeixas se contorcem e enroscam em incessante agitação, estendendo-se e

---

1. Robert Graves, *The Greek myths*, vol. 1, p. 46.

esticando-se, querendo cada vez mais. É possível que a moderna Atena não esteja em contato com sua Medusa porque em algum momento longínquo, perdido em meio às trevas da era patriarcal, ela foi trancafiada numa caverna? Nossa geração mal tem conhecimento de sua existência, porém ela está tornando sua presença cada vez mais perceptível em seus inextinguíveis anseios por coisas e mais coisas. Quais são estas é algo que depende da história pessoal de cada uma. Tentar lutar diretamente com ela é quase a derrota certa, porque ela está tão irada e repleta de energia reprimida que encará-la ocasiona uma paralisia de medo, como Margaret Laurence descreveu em seu *The stone angel* com comovedora e devastadora exatidão. Temos de encontrar nosso próprio Perseu interior e guarnecê-lo com as armas certas deixando então que entre em cena, usando o capacete ou manto da invisibilidade, para poder remover a cabeça atormentada. Ele não ousa olhar Medusa diretamente nos olhos; tampouco ousa desviar o olhar da imagem dela no espelho. Assim que a cabeça é decapitada, Pégaso, o cavalo alado da criatividade, é libertado junto com Crisaor, detentor da espada dourada. Então o herói, impregnado de sua vitória, encontra a virgem prestes a ser sacrificada ao monstro marinho, desacorrenta-a e leva-a como sua noiva.

Na verdade, estou sugerindo que muitos de nós — homens e mulheres — somos viciados de um jeito ou de outro porque nossa cultura patriarcal enfatiza a especialização e a perfeição. Compelidos a fazer o melhor na escola, no trabalho, nos relacionamentos, em cada aspecto de nossa vida, tentamo-nos tornar verdadeiras obras-primas. Nessa árdua luta para criar a nossa própria perfeição, esquecemos que somos seres humanos. Por um lado, tentamos ser a eficiente e disciplinada deusa Atena e, por outro, somos forçados a afundar na voraz e reprimida energia da Medusa. Atena está acorrentada à Medusa tão certamente quanto esta àquela. Somos prisioneiros dos radicalismos dos deuses, um território que não nos pertence. Nesse entretempo, a virgem Andrômeda fica esquecida, presa à rocha, correndo o risco de ser sacrificada a um monstro do inconsciente. Ela é a esquecida, a "noiva ainda não arrebatada" de nossa cultura. Enquanto estiver acorrentada à rocha, deve se manter calada e entorpecida. Permanece como uma figura da urna grega de Keats, com toda a sua ardente amorosidade paralisada na marmórea imobilidade.

Para sempre terna e ainda por ser desfrutada,
Para sempre arfando, e para sempre jovem;
A paixão humana em tanto alento muito acima,
Deixando um coração pesaroso e saturado,
Testa em brasa, língua sôfrega.[2]

Este livro investiga o coração da impetuosa Atena, a angústia da coleante Medusa, e sugere maneiras de libertar a virgem para que ingresse em sua vibrante condição de mulher plena antes de ser sacrificada ao perfeccionismo da morte. Somente ao amarmos nossa donzela interior e lhe permitirmos que encontre nos recessos de seu ser o fogo da paixão é que poderemos ousar nos abrir à deusa enfurecida que ruge no cerne mesmo do vício. Somente pelo amor é que poderemos transformá-la e consentir que ela nos transforme.

Quando minha donzela interior fraqueja, encorajo-a com um *koan* zen:

Cavalgue em seu cavalo pelo fio da espada
Esconda-se em meio às labaredas
As flores da árvore frutífera desabrocharão no fogo
O sol se levanta no poente.[3]

---

2. John Keats, "Ode on a Grecian urn", linhas 27-30.
3. Thomas Merton, *Zen and the birds of appetite*, p. 1.

Introdução

DA
Damyata: O bote respondeu
Alegremente, à mão hábil com vela e remo
O mar estava calmo, seu coração teria respondido
Alegremente, quando convidado, batendo obediente
Às mãos no comando

T. S. Eliot, "What the thunder said", *The waste land*

Certa noite, há muitos anos, tivemos uma festa, uma festa memorável. Era a noite de despedida do elenco de uma produção que fora excelente. Todos estavam exuberantes, felizes por ter sido a última apresentação a melhor de todas, felizes por se verem momentaneamente livres da disciplina, mas ainda vivendo um mundo que não existia mais. Os *sets* tinham sido desmanchados antes de sairmos do teatro.

E dançamos, comemos e bebemos naquela terra de ninguém em que ainda não havíamos deixado nossos papéis para trás, onde não havíamos ainda retomado inteiramente aquelas pessoas que sabíamos reconhecer como "nós". Por volta das duas da manhã, em meio à nossa algazarra dionisíaca, um dos protagonistas cruzou a sala para me agradecer a festa. Suas passadas eram deliberadas; seu rosto estava sério.

"Mas a festa ainda não terminou", eu disse. "Não há apresentação amanhã."

"Grande festa!", ele disse. "Mas agora eu tenho de ir. Tenho uma bebedeira séria pela frente."

Disse aquilo em voz baixa e decidida. Dava a impressão de estar a caminho de um encontro com a mulher que amara a vida inteira mas com quem não poderia casar-se. Lembro-me de estar ali, no meio dos dançarinos olhando em seus olhos orgulhosos. Estive a ponto de lhe dizer que havia muita bebida na mesa, mas senti que era irrelevante.

Os que se entregam seriamente à bebida são como os que se entregam seriamente à comida ou ao jejum. São como os viciados profissionais. Seu vício exerce sobre eles um fascínio que age como algum segredo poderoso que é a essência mesma de tudo o que fazem. Quem se entrega seriamente a comer escuta os outros falando de dietas, de Vigilantes do Peso, de exercícios. Escuta quando comparam animadamente os quilos perdidos, os quilos adquiridos, quando se encorajam, zombam e consolam uns aos outros. Mas não é um deles. Conhece as dietas melhor que todos e sabe que, no seu caso, Vigilantes do Peso é inútil. Sabe que sua vida está em alguma espécie de Balança Todo-Poderosa na qual deve subir sozinho. Está num tipo de conluio com a comida, conluio que provavelmente não entende mas, não obstante, exerce sobre si um poder mágico e sedutor. Odeia e adora tudo isso; e mantém seu conluio em segredo.

Este livro trata das pessoas que se entregam seriamente a comer e beber, daquelas que limpam a casa sem parar, e de todos os outros tipos de compulsão. Como analista, partilho a secreta angústia daqueles homens e mulheres prisioneiros de diversos tipos de compulsão. A maioria dessas pessoas se compõe de profissionais altamente respeitados cientes de que no trabalho não encontram dificuldade, entretanto sabem que sua derrocada interior se repete segundo um padrão cíclico, diário, semanal ou mensal. Sabem que sua mão direita não tem idéia do que a esquerda está fazendo, e sabem que a esquerda está minando na surdina o que parece ser uma vida bem-sucedida. Este livro também se refere àqueles que se entregam seriamente ao trabalho, ou aos viciados em trabalho, que dizem: "Sei que vou conseguir a promoção. Dou perfeitamente conta do serviço. Mas se isso é tudo o que existe não estou interessado/a. Tudo isso não leva a parte alguma. Não faço nada além de trabalhar. Minha vida pessoal é uma droga".

Por trás das máscaras de vidas bem-sucedidas ocultam-se os espectros da desilusão e do terror. Um fator comum aparece repetidamente. No plano consciente, as pessoas estão sendo compelidas a se sair cada vez melhor dentro das rígidas referências que criaram para si mesmas; inconscientemente, não conseguem controlar seu comportamento. Há um sem-número de razões individuais e coletivas para a irrupção do caos tão logo a agenda do dia esteja cumprida. A força de vontade só consegue durar até aí. Se essa força de vontade houver sido mantida à custa de tudo o mais na personalidade, então o nada que se instala é absoluto. Quando, ao cair a noite, vem o momento de se recolher, a máscara e o Ser interior não se comunicam.

As compulsões estreitam a vida até não restar mais o que viver; sobra existir, mas viver, não.

Em seu *The denial of death* [A negação da morte], Ernest Becker torna bastante clara essa dicotomia:

> De um lado, vemos um animal humano que está parcialmente morto para o mundo, que é mais altamente "dignificado" quando mostra certa ignorância de seu destino, quando se permite ser arrastado pela vida; que é o mais "livre" possível quando vive em segura dependência dos poderes à sua volta, quando menos se encontra na posse de si mesmo. De outro, temos a imagem de um animal humano que é abertamente sensível ao mundo, que não consegue deixá-lo de fora, que é arremessado de volta ao caldeirão de seus próprios parcos poderes e parece o menos livre possível para se mover e agir, o menos possível dono de si mesmo, e o mais vilipendiado. Qual destas imagens escolhemos para com ela nos identificar depende em grande parte de nós mesmos.[1]

Sejamos animais humanos "parcialmente mortos para o mundo" ou animais humanos "abertamente sensíveis para o mundo", há muitos de nós sendo arrastados por uma força que percebemos como vinda de fora ou, com a mesma força, vinda de dentro, ou ainda chicoteados por ambas até que "eu" não tenho mais controle de minha própria vida. Esse "eu" não tem um sistema pró-

---

1. Ernest Becker, *The denial of life*, p. 24.

prio de valores. Não é o senhor em seu próprio castelo. Todo dia a máscara, ou *persona*, se desempenha com perfeita eficiência, mas quando o serviço está concluído aqueles ritmos frenéticos e estranhos continuam dominando o corpo e o Ser. Não há um "eu" para dar um basta nisso, nenhum ego forte e diferenciado capaz de desacelerar e recuperar os ritmos naturais.

Se esses ritmos naturais afundaram na inconsciência total, o ato de *ser* desaparece e, tal como o bicho espancado, neurótico, aterrorizado, o corpo tenta prosseguir com ritmos totalmente estranhos à sua natureza. A atitude de lobo que, de dia, cobra mais, mais e mais, à noite uiva "eu quero, eu quero, eu quero". Os valores da sociedade baseados na ética do trabalho e em padrões, ambições e metas perfeccionistas sustentam a atitude de lobo na selva profissional, mas a sociedade nada pode fazer para alimentar o lobo solitário à noite. Algumas pessoas se deixam levar pelo bando e afundam em álcool, sexo, comida e drogas. Em seu esforço de fugir dizem: "É melhor estar bêbado que enlouquecer, melhor estar vomitando que ficar louco, melhor ser gordo que 'pirado'". Mas não há alguém bebendo, amando, comendo ou vomitando porque não há esse alguém presente no que faz. Os instintos, dotados de um ponto natural de saciação, não estão em funcionamento. Esse vazio nunca será preenchido.

Algumas pessoas que atendo no meu consultório recusam-se a deixar-se arrastar pelo bando mas, mesmo assim, caem nas garras da síndrome do lobo. Engolem a contragosto o álcool que não apreciam, devoram alimentos que não mastigam, faxinam a casa imaculada todas as noites, ou se livram de qualquer resíduo de carne que ainda reste em torno de seus pobres ossos. Acabam indo para terapia porque sabem que "isso é loucura". Seu "eu" está possuído por algum demônio sobre o qual não têm o menor controle. Esse demônio que, de dia, enverga a máscara da respeitabilidade mostra a verdadeira cara à noite. Exige perfeição — eficiência perfeita, mundo perfeito, limpeza perfeita, corpo perfeito, ossos perfeitos, mas como as pessoas são humanas e não anúncios de TV em horário nobre elas descambam no caos perfeito e na morte perfeita. O demônio as destrói e, estando destruídas, finalmente caem no sono.

O que falta é o equilíbrio que lhes devolveria qualidade à sua vida. O princípio masculino perfeccionista, racional, orientado para a consecução de metas, tem de ser equilibrado pelo princípio feminino. Esses dois termos, masculino e feminino, estão a tal ponto comprometidos atualmente que eu gostaria de esclarecer seu significado psicológico descrevendo um incidente simples.

No último verão, meu amigo Tony e eu, de pés descalços e cabelos ao vento, velejávamos em nossa pequena embarcação pelas águas encapeladas de Georgian Bay, deslizando à tona d'água, adernando, soltando mais os cabos, ao sabor das traiçoeiras correntes e do caprichoso vento da baía. Não sou marinheira mas adoro servir de tripulante para meu amigo velejador. Ele facilmente assume o comando do barco e, observando-o excitado e contido, cada músculo de seu corpo tensionado no esforço de manter o barco no rumo, dou-me conta, de repente, de que ele é uma metáfora para o equilíbrio entre masculino e feminino. Vejo o corpo forte e a mente atenta fundidos em perfeita harmonia, ao mesmo tempo concentrados e descontraídos, sensíveis às implacáveis energias em meio às quais velejamos. Sua mão direita controla os cabos com firmeza, seus dedos sensíveis às variações na energia do vento. Sua mão esquerda segura o leme com o mesmo nível de tensão, que não é absolutamente retesamento mas, antes, uma entrega consciente às energias da água. Sabemos que dependemos do vento e das ondas para ir adiante, mas dependemos igualmente de sua experiência de velejador. Uma falha de julgamento de sua parte, um momento de indecisão, e estaríamos sendo arremessados contra a baía, de cabeça e tudo. Com todas as velas içadas, nosso pequenino barco cruza as águas, como se o fizesse sobre o fio da navalha. Firmamo-nos com os dedos dos pés e nos inclinamos para trás, aproximando-nos o mais possível da água para manter o equilíbrio. As mãos dele ficam o tempo todo respondendo às mensagens que leme e cabos transmitem a cada instante.

Ao ancorarmos em segurança, piso no píer com pés ensangüentados de tanta força feita e com as coxas trêmulas, queimando. Tony arria as velas calado, enrola os cabos e sorri, sabedor. O que sabe transpira de suas passadas enquanto sobe a escarpa, confiante, ereto, lépido. Ele conhece sua própria força; confia em seu corpo animal. É capaz de entregar sua força pessoal a outra, infinitamente maior que a sua. O eterno soprou nele porque ele se colocou na exata sintonia necessária para recebê-lo.

Bem, não estou absolutamente sugerindo que eu, frágil fêmea, me coloquei de propósito numa situação para depender de um grande homem forte. Quanto a isso, fico igualmente feliz de servir de tripulante para minha amiga Mary, que é uma velejadora tão experiente quanto Tony. E essa é exatamente a questão. Masculinidade e feminilidade nada têm a ver com reserva de propriedade de um corpo masculino ou feminino. Se somos biologicamente mulheres, o ego é feminino e, dentro de nós, carregamos nossa própria masculinidade, que Jung chama de *animus*. Se somos biologicamente homens, o ego é masculino e carregamos em nosso interior nossa própria feminilidade, a *anima*. Masculinidade e feminilidade não são uma questão de gênero, embora, historicamente, em nossa cultura ocidental·sua antiga identificação com o gênero ainda nos dificulte vê-las dessa maneira "liberada". É com base nessa visão liberada da masculinidade e da feminilidade que trabalharei neste livro. É mais uma questão de diferenciação psíquica que biológica.

O *I Ching*, ou O Livro das Mutações chinês, reconhece as contínuas modificações que ocorrem dentro da pessoa. A energia yang, o masculino criativo, avança com persistência e deliberação rumo a seus objetivos até se tornar muito intenso e então quebrar; nesse momento, o yin, o feminino receptivo, entra em cena vindo de baixo e aos poucos ascende até o alto. A vida é uma tentativa contínua de equilibrar essas duas forças. Conforme vai amadurecendo, a pessoa se torna capaz de evitar os extremos de ambas as polaridades, de tal sorte que o pêndulo não se excita demais em seu movimento para a direita nem ricocheteia depois com estrépito para a esquerda, num ciclo incessante de ação e reação, de inflação e depressão. Em vez disso, a pessoa reconhece que esses pólos são domínio dos deuses, são extremos de preto-e-branco. Identificar-se com um ou outro só pode levar a um mergulho no oposto. A proporção entre esses pólos é de uma exatidão cruel. Quanto mais me empenho na radiosidade branca, de um lado, mais negra é a energia que inconscientemente se constela às minhas costas: quanto mais força eu faço para aperfeiçoar minha auto-imagem ideal, mais transbordamentos de conteúdos de minha privada aparecerão nos sonhos.

O homem que se identifica com seu próprio ideal se torna como o amante enamorado de Swift ao se lamentar:

Não admira que tenha perdido o Juízo;
Oh! Celia, Celia, Celia defeca![2]

Ele não consegue aceitar que a alva radiância de sua bem-amada possa ser maculada pela humanidade de suas funções excretoras.

Como criaturas humanas, e não como deuses, devemos perseguir a consistente linha cinzenta que traça seu percurso serpenteando só ligeiramente à esquerda e à direita a posição intermediária entre pólos opostos.

Esse é o ego diferenciado, quer masculino, quer feminino, traçando seu caminho entre vento e água. A energia masculina positiva se orienta por metas e tem a força de vontade de avançar para realizá-las. Exerce sobre si mesma a disciplina necessária a fazer seus dotes — físicos, intelectuais, espirituais — render o máximo possível, empenhando-se para conseguir harmonizá-los. Chega, às vezes, a reconhecer sua própria individualidade e, paradoxalmente, quanto mais forte, menos rígida e mais flexível se torna. Não tem de depender de padrões obsoletos de comportamento, de velhos hábitos, de antigas tradições. Com confiança cada vez maior, experimenta a excitação de novos modos de se conduzir e o contínuo surgimento de novas energias. Aprende a sustentar uma tensão perfeita entre um ponto de vista firme e a entrega às forças femininas criativas interiores. Seu poder de penetração insemina e libera a criatividade do feminino.

---

2. Jonathan Swift, "A beautiful young nymph going to bed". ("Celia" é um trocadilho com o termo "caecum", que significa "ceco; a primeira parte do intestino grosso, que se prolonga no fundo-de-saco".)

O feminino é um vasto oceano de eterno Ser. Foi, é, será. Contém animalidade primordial, "rubra nos dentes e nas garras", assim como as sementes potenciais de vida. Conhece as leis da natureza e coloca-as em prática com implacável justiça; vive no agora eterno. Tem seus ritmos próprios, mais lentos que os da energia masculina, deslocando-se em meandros, em movimentos espirais, aparentemente voltando-se sobre si mesmo, mas sendo inevitavelmente atraído para a luz. O feminino encontra o que lhe é significativo e brinca. Pode trabalhar com afinco mas sua atitude é sempre lúdica, pois ama a vida. Ama, e se esse amor for penetrado pelo masculino positivo suas energias são liberadas para que fluam com a vida, num constante fluxo de novas esperanças, fé e dimensões do amor. O feminino espiritual, contudo, sempre está enraizado nos instintos naturais, de tal sorte que, por mais espiritualizado que se torne, sempre está do lado da vida. Nisso difere do masculino hiper-espiritualizado (tanto em homens como em mulheres), cuja tendência é a de nos seduzir àquele torpor que dê cabo da "aflição... da qual é herdeira a carne".[3]

Os bons marujos, diante das tempestades da vida, usam seu próprio "eu", seu ego, para discriminar em que situação usar sua masculinidade e quando recorrer à feminilidade. Constroem um ego forte o suficiente para fluir com o poder do vento e da vaga. E esse ego só pode ser forte o bastante se tiver o apoio da sabedoria do corpo, cujas mensagens estão em contato direto com os instintos. Sem essa interação entre espírito e corpo, o primeiro sempre cairá em armadilhas. No exato momento em que poderia alçar vôo, é despotencializado pelo medo e pela falta de confiança pois não pode contar com suas raízes instintivas nem mesmo para sobreviver. Sem essas raízes, o corpo é percebido como inimigo. Como um barco sem leme, rodopiando em círculos nas garras do pânico, o marinheiro pode ser arrastado para o vórtice da paralisia ou do terror. Se, por outro lado, espírito e corpo estiverem em sintonia, cada um complementa o outro com sua forma especial de sabedoria.

---

3. Shakespeare, *Hamlet*, ato 3, cena 1, linhas 62-3.

Estamos vivendo numa era tecnológica que deposita sua fé na precisão do computador. Os seres humanos tendem a se tornar como o deus que veneram mas, felizmente para nós, nossa agonia não nos permite tornar-nos robôs perfeitos. Por mais que nos empenhemos na tentativa de erradicar a natureza, ela terminará fatalmente exercendo seu próprio sistema de valores, cobrando seu preço singularmente doloroso. Nossa geração é uma geração-ponte, tentando dar um gigantesco passo adiante em sua consciência. Diante da energia nuclear, face a face com a possibilidade de nossa própria autodestruição, continuamos tentando recuperar a ligação com as raízes que, há séculos, têm-se mantido adormecidas na esperança de que a seiva que vem das profundezas possa, de alguma maneira, contrabalançar a esterilidade da máquina perfeita. A maioria das pessoas não tem modelo. Embora possamos ter amado nossos lares e nossas famílias, precisamos ser implacavelmente honestos ao avaliarmos nosso legado psicológico.

Quase todas as nossas mães nos "amaram" e fizeram o melhor possível para nos oferecer alicerces sólidos com os quais termos uma vida boa. Praticamente todas as mães, de todas as gerações, fizeram o mesmo, todavia permanece o fato de que, nesta geração, a maioria das pessoas de ambos os sexos não tem uma matriz materna forte a partir da qual enfrentar a vida. Muitas mães e avós de mulheres desta geração são filhas de sufragistas, já a caminho de descobrir um novo papel para as mulheres. Algumas delas ansiavam por ser homens; outras estavam envolvidas com seu lado masculino e dominavam o lar com valores masculinos, de maneira que a atmosfera em casa era alimentada pelo desejo da ordem, pelo ideal de atingir metas e de alcançar sucesso na vida, sucesso que elas mesmas sentiam haver-lhes escapado. A bílis de suas decepções era bebida por seus filhos junto com o leite que mamavam. Alheias ao seu próprio princípio feminino, essas mães não poderiam transmitir sua alegria de viver, sua fé no ser, sua confiança na vida em si. Motivadas a fazer coisas com eficiência, não conseguiam se entregar e permitir apenas a vida acontecer. Não ousavam permitir-se reagir espontaneamente ao inesperado. E, como seus filhos eram às vezes o inesperado, esses bebês tinham três pontos desfavoráveis antes de serem devolvidos ao berço, inesperados como eram não só como pessoas mas também em seu temperamento, pois manifestavam pensamentos e sentimentos que destoavam das projeções de seus pais concernentes a como devem ser os filhos. Em tal atitude não há lugar para a vida ser vivida do jeito que vem, nenhum espaço para que pais e filhos possam descontrair e "ser". Conseqüentemente, essa criança vive uma difusa sensação de culpa, a personificação do desapontamento de sua mãe não tanto com seu filho mas, sim, consigo mesma. Essa criança cresce tentando justificar o próprio fato de existir já que sua existência, como realidade psíquica, nunca obteve reconhecimento.

A mãe que não se sente à vontade em seu próprio corpo não consegue interagir com alegria com o filho que leva no ventre, assim como não sente como triunfo esse parto. Não consegue alimentá-lo com as ternas carícias que deveriam acompanhar as longas horas de amamentação. Em seu *Magical child*, Joseph Chilton Pearce tece uma veemente argumentação a respeito das matrizes pelas quais passamos. Sobre a primeira, o útero, ele diz:

> Se o corpo da mãe produzir quantidades maciças de esteróides adrenais durante a gestação, como decorrência de uma ansiedade crônica, de maus-tratos, ou de medo, o bebê dentro do útero automaticamente partilha esses hormônios do estresse, pois eles atravessam diretamente pela placenta. Esse bebê está nas garras de uma ansiedade difusa, de uma espécie de estresse corporal permanente... Preso nessa tensão, o bebê *in utero* não tem condições de se desenvolver intelectualmente nem de estabelecer com a mãe o vínculo preparatório para o parto.[4]

E mais adiante o autor assinala:

> Se a primeira matriz de formação for incompleta ou insuficiente, a matriz de formação seguinte será duplamente difícil. A jovem vida sofre cada vez mais danos, porque a substituição das matrizes deve ocorrer automaticamente.[5]

---

4. Joseph Chilton Pearce, *Magical child*, p. 22.
5. Idem, ibidem.

Pearce desfecha um ataque arrasador contra os procedimentos tecnológicos da sala de parto. Segundo sua descrição do que se passa no momento do nascimento, é notável que o bebê enfim consiga sobreviver. Resta a indagação de quais partes serão destruídas em caráter permanente mediante o trauma tão distorcido pelas modernas técnicas da medicina. É certo que os acontecimentos da primeira passagem de um mundo para o outro deixem marcas indeléveis na psique infantil. Pearce afirma:

> [...] funciona como uma bomba-relógio, e nenhum dos cúmplices do crime jamais terá de pagar por isso pois é uma explosão que acontece lentamente, numa fusão que ocupa anos e cria um tipo tão difundido e diversificado de caos que poucos se darão ao trabalho de refazer o percurso até o princípio e descobrir quem acionou o mecanismo em primeiro lugar.[6]

O bebê sai lentamente de dentro de sua mãe, mas

> só pode fazer essa transição de forma plena e satisfatória na mesma medida em que sua mãe for seu porto seguro absoluto e inquestionável, ao qual ele sempre poderá instantaneamente regressar e ser nutrido. Somente quando o bebê sabe que a matriz mãe não o abandonará é que consegue ingressar na infância e na meninice com confiança e força... A mãe física permanece como a matriz primária mesmo quando nos separamos dela, entrando em matrizes mais amplas... Por mais que ampliemos nossas abstrações até o raciocínio puro e a realidade fabricada, a mente obtém energia do cérebro, que obtém energia da matriz corporal que obtém energia da matriz da terra... No fundo, temos somente duas matrizes: a física, que começa no útero e inclui a mãe, a terra e o corpo físico, e a matriz abstrata do pensamento que progride nos relacionamentos, na capacidade para o interagir.[7]

É claro, no sistema de Pearce, que a maioria não tem, ou só tem em parte, as matrizes capazes de nos oferecer fé em nós mesmos e em nossa vida. A forma extrema a que pode levar o feminino não realizado, assumindo ideais masculinos estranhos

---

6. Idem ibidem, p. 46.
7. Idem ibidem, pp. 24-5.

à sua natureza, talvez encontre seu mais claro exemplo no *Macbeth* de Shakespeare.

No primeiro ato, Macbeth reconhece o poder de sua própria imaginação. Ele enxerga nitidamente a adaga que pode induzi-lo à sua autodestruição. Cuidadosamente, ele avalia os valores morais envolvidos em matar seu rei e destruir a própria alma, caso persista nesse intento. Ele decide "seguir adiante com sua proposta". Mas Lady Macbeth tem outras idéias. Ela é prisioneira de um ideal de reinado. Para atingir essa meta, ela trai sua natureza feminina "até as últimas conseqüências" e, num dos solilóquios mais sombrios jamais escritos por Shakespeare, ela entrega sua alma "aos espíritos que vigiam as trevas mortais". Desse modo, em lugar de cumprir seu papel feminino em relação a seu homem — vale dizer, em vez de ajudálo a manter contato com seus valores afetivos —, ela zomba do ego masculino dele e aponta-lhe um caminho que o aliena de si mesmo, dela e, enfim, de toda a estrutura cósmica. Encapsulados em seus ideais e suas projeções, ambos perdem o contato com o elo íntimo que os mantém humanos.

Macbeth e Lady Macbeth surgem a princípio com tratamentos ternos, chamando-se de "meu querido", "meu amor". Ao se envolverem mais e mais com seus ideais de reinado, perdem um ao outro. No momento crucial da decisão, ela desafia a virilidade do marido: "Mas enfiando tua coragem no buraco certo não fracassaremos". Se nesse momento sua função sentimento estivesse ativada, ela estaria em sintonia com seu coração e, em vez disso, teria tomado o rosto dele em suas mãos para virá-lo para si e dizer-lhe: "Por que estás com medo?". O desfecho da cena teria sido muito diverso. Nossa derradeira imagem de Lady Macbeth é a de uma mulher de camisola, em transe, encaminhando-se para o quarto que antes haviam compartilhado, encontrando só o espaço vazio e não mais a mão que antes amara, a voz em lamento levando-a "para a cama, para a cama, para a cama". Seus olhos estão abertos mas nada vêem. A vela bem poderia estar apagada. Ela criou uma imagem errada. Poderia ter feito um grande rei para a Escócia, mas não teve imaginação para reconhecer que seu marido não era capaz disso. A sua masculinidade incinerou sua feminilidade:

erro fatal para qualquer mulher. Quando isso acontece, a vida inevitavelmente se torna

> *[...] um conto*
> *Narrado por um idiota, muito barulhento e furioso,*
> *Significando nada.*[8]

Divorciado do feminino e dotado de vida própria, autônoma, o masculino produz uma falsa noção de reinado: o poder pelo poder. Com isso, o reinado se vê reduzido a uma demoníaca paródia do verdadeiro reinado. Dessa maneira, quando a masculinidade de Lady Macbeth usurpa sua feminilidade, Macbeth não a trata mais de "meu querido amor", mas como uma bruxa tricéfala que se apodera dele.

Esse tema da destruição do verdadeiro reinado é explorado várias vezes por Shakespeare, sempre para mostrar a mulher negando sua verdadeira natureza quando simula valores masculinos num braço-de-ferro que é alheio à sua identidade feminina.

Embora seja evidente a crescente proporção de Ladies Macbeth entre as mulheres supostamente emancipadas, uma reação já se encontra em andamento. Muitas mulheres agora se recusam a ser como Lady Macbeth. Elas se negam a ser envolvidas pelos "mais acres vapores do inferno", a se dedicar a um reinado que só arremete para a loucura. Recusam-se a impelir seus maridos nessa direção e a ser pessoalmente arrastadas para lá. Conscientemente ou não, sabem que todos os perfumes da Arábia não suavizarão a mãozinha que cometeu suicídio.

A morte perpetrada foi, com efeito, o assassinato da Grande Mãe, compreendida como a vida psíquica interior expressa num mundo de símbolos que alimentam o espírito. Como Jung assinalou, estamos tão ocupados em afazeres e metas a alcançar que perdemos o contato com nossa vida interior, com essa vida que confere significado aos símbolos e, por outro lado, cria os símbolos que dão sentido à vida. Nenhuma outra era divorciou tão totalmente a realidade externa da interna, cuja matriz é a Grande Mãe. Nunca antes estivemos tão distantes da sabedoria da natu-

8. Shakespeare, *Macbeth*, ato 5, cena 5, linhas 26-8.

reza e de nossos próprios instintos. O mundo literário de Eliot a Beckett suplica por água ou alimento; o mundo da arte cria distorções que vão dos esqueletos anoréxicos de Giscometti à burguesia obesa de Botero.

A deusa que está no centro da terra de ninguém de nossa cultura é uma Lady Macbeth. Não a chamamos desse modo. Não sabemos que está ali. Tal como ela, prosseguimos pela vida como sonâmbulos, de olhos abertos mas com os sentidos embotados. Lady Macbeth personifica o extremo da mãe negativa, capaz de arrancar os miolos do próprio filho e de sacrificar o amor ao poder. Não deve ser confundida com a Madona Negra da mitologia cristã (ver pp. 111-14), a qual vive mediante nossa natureza instintiva, escura e espantosa, a qual, se tiver oportunidade para tanto, pode curar-nos do desespero. Por meio dela, nossa criança divina tem como nascer. Mas nada de divino pode advir de uma Lady Macbeth. Ela não tem amor nem a força redentora, pois cortou o vínculo com seus instintos femininos. Seu assim chamado "amor", portanto, mais aliena que reúne. É dela a voz lamurienta que diz: "Como é que você pode fazer isso comigo?".

É verdade que Lady Macbeth não sabia o que estava fazendo; tampouco o sabem suas adoradoras. Algumas das mais suaves, gentis e dedicadas bruxas existentes sugam a energia de vida daqueles a quem "amam". Não compreendem quando seus filhos não conseguem comer a comida que prepararam com tanto afinco. Só quando a identificamos e denominamos é que podemos recuperar o poder que ela, insidiosamente, drenou de nós. Ela ainda caminha como sonâmbula entre nós; ainda vai se deitar, totalmente inconsciente, sua agonia feminina gritando nos sonhos. Seu é o princípio do poder que castra os homens e mata a capacidade feminina de relacionar-se. Essa deusa está no cerne de muitos vícios. Não podemos redimi-la a menos que arranquemos os véus que cobrem os nossos olhos e vejamos quem ela é bem como a sedutora feitiçaria que contém.

Em meu consultório, testemunho essa luta entre a realidade interior e a exterior, entre feminino e masculino, entre ser e fazer, entre inconsciente e consciência, sendo travada em termos dramáticos nas analisandas obesas e anoréxicas que atendo. Muitas delas são mulheres jovens de nível universitário, sensíveis, eficientes, cujo processo educacional foi dedicado à obtenção de boas notas, cuja sensibilidade foi elaborada até o ponto de tornar a vida do dia-a-dia tediosa, brutal e mesquinha. Sua aliança com o princípio masculino fendeu o seu princípio feminino em preto-e-branco: de um lado, a boa mãe que é afetuosa, acolhedora, que ama incondicionalmente; de outro, a prostituta impiedosa, invejosa, indiferente, sexualizada. Em geral têm sentimentos ambíguos com relação à própria mãe: tanto uma identificação inconsciente com seus ideais de natureza masculina como uma rejeição total destes e a identificação inconsciente com a mãe positiva e a filha dependente, ao mesmo tempo que rejeitam totalmente ambos os papéis. Como em geral não têm consciência da dualidade de seus sentimentos e da contradição existente no centro de sua personalidade, por um lado parecem apegar-se à vida e, por outro, ficam sistematicamente se destruindo. Assim que se conscientizam dessa dualidade, cuidam para ocultar o verdadeiro conflito por trás de uma máscara silenciosa e passiva.

São acusadas de ser dramáticas, histéricas e orgiásticas. Talvez essas acusações sejam verdadeiras mas, de certo ponto de vista, a razão para tanto é clara. Elas não têm a menor noção de braços sempre disponíveis a acolhê-las durante as crises da vida; a matriz original da mãe não existe. Essa privação as impele a tentativas violentas de sobreviver; momentaneamente, podem consegui-lo, mas depois afundam de novo na letargia da inexistência. Sua existência é, na melhor das hipóteses, precária porque não tem nenhuma noção de um *continuum* de cotidiano. Essas moças buscam maridos que lhes dêem demonstrações diárias de bem-querer e, com isso, podem no casamento prender-se de novo à mãe de quem tentaram se afastar.

A obesa e a anoréxica estão lutando para se conscientizar mediante o alimento aceitando-o ou o rejeitando. Em nossa cultura, o alimento é um catalisador para praticamente qualquer emoção — uma maneira positiva de expressar amor, alegria, aceitação; ou, negativamente, culpa, suborno, medo de rejeição. O alimento e a qualidade do alimento estão no centro de todas as comemorações. Partilhar de um alimento é fazer parte da festa; rejeitá-lo é ser deixado de fora da vida.

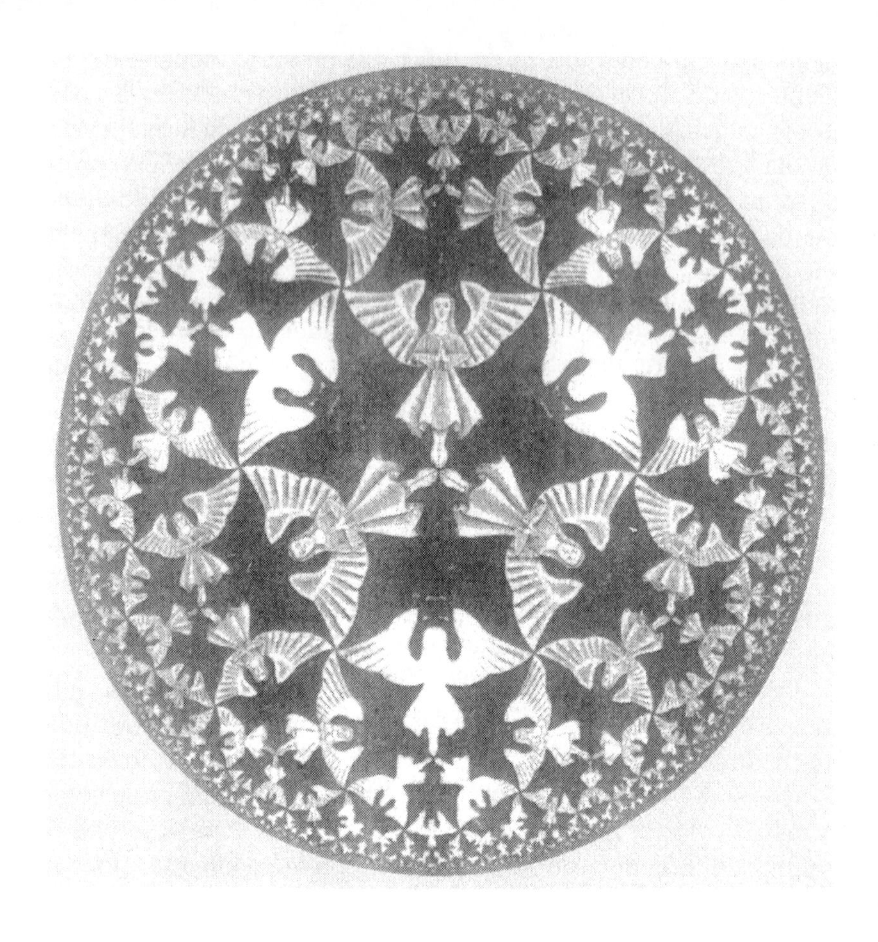

*O belo é feio e o feio é belo;/Atravessa o nevoeiro e o ar fétido.**

Shakespeare, *Macbeth*

Limite do Círculo IV, 1960. M.C. Escher (© Herdeiros de Escher, 1982, a/c Beeldrecht Amsterdam; Coleção Haags Gemeentemuseum, Haia)

Cada vez mais, entendo o complexo alimentar como uma neurose que está forçando as mulheres inteligentes a se tornarem conscientes. Isso é ver positivamente o complexo alimentar, em termos de sua finalidade. O outro lado é que tal conscientização pode não ser suportável. Ela começa com o que

* Fair is foul an foul is fair;/Hover through the fog and filthy air. (N.T.)

problema de peso: quando o conflito ainda não se encontra no plano da consciência, assume uma forma psicossomática. Em nossa cultura, gordura é tabu; assim, a neurose ataca onde dói mais: no próprio cerne do ego feminino. A menina gorda não acompanha o que as colegas fazem; ela não pode comer todas as bobagens, não é convidada para as festas de adolescentes, não pode usar calça *jeans*, não é sexualmente atraente. Em resumo, em nossa sociedade, ela não é fêmea, e ninguém sabe disso melhor que ela. O isolamento a obriga a mergulhar em seu próprio mundo interior em que as fantasias compensam a vida não vivida e as imagens da ficção vão aos poucos assumindo uma força numinosa. O proibido se torna, ao mesmo tempo, objeto desejado e perigoso.

Enquanto o impulso inconsciente por trás do alimento, que envolve o relacionamento da menina com sua mãe, não for compreendido, será posto em prática em atuações destrutivas. Se for entendido, existe alguma chance de ser elaborado criativamente. O que a consciência exige é o reconhecimento da diferença entre aparência e realidade, que define os sentimentos ambivalentes da menina pela mãe. Por um lado, ela admite tudo o que a mãe deu; por outro, sente a negatividade implícita nos presentes, especialmente a rejeição de si mesma como pessoa.

As mulheres com quem tenho trabalhado e as que tenho em mente neste livro são conscientes o bastante para efetuar a distinção entre aparência e realidade. Depois de um intervalo de um a três anos em análise, estão empenhadas em lidar com seus sentimentos ambivalentes. No mundo elas funcionam com eficiência e muitas ocupam posições profissionais de alta responsabilidade. Compreendem até certo ponto a dinâmica matriarcal que subjaz ao complexo alimentar. Lutam para resolver o falso sistema de valores de Lady Macbeth, em que sua própria feminilidade é contaminada por valores masculinos que o inconsciente se recusa legitimamente a aceitar, da mesma forma como seu corpo se recusa a assimilar o alimento. Quanto mais tempo forem vítimas desse falso sistema de valores, mais tomam consciência de que, apesar de todas as demonstrações exteriores de sucesso, sua vida cada vez mais "está barulhenta e furiosa, [e] não significa nada".

Enquanto as mulheres jovens em geral iniciam análise apenas para perder peso, as mais maduras reconhecem que devem ir em busca das causas subjacentes de seu excesso de peso e ajustar seus valores e suas atitudes conscientes segundo esse conhecimento. Como mulheres, encontram-se atadas a uma falsa visão de um reinado inerente à mulher possuída por um impulso alheio à sua natureza. A sua tarefa é resgatarem-se das garras desse impulso que as está destruindo. A comida encarna os falsos valores que seu corpo se recusa a assimilar; quero dizer com isso que tais corpos se tornam edemaciados, intumescidos, alérgicos, ou recorrem a vomitar aquilo que os envenena. O corpo inconsciente, e certamente o corpo consciente, não tolera a mãe negativa.

Quero enfatizar aqui que este livro não é uma condenação das mães — nem dos pais. Ele trata de reconhecer o inimigo e de lhe dar um nome, para ser possível lidar criativamente com ele. É claro que as crianças têm de reconhecer, a respeito de seus pais, tanto os sentimentos positivos como os negativos, mas quase todos nós, em algum momento da análise, nos damos conta de que nossos pais viveram uma situação pior que a nossa. Muitos deles sabiam que estavam aprisionados, mas não tinham meios de encontrar saída. Os pecados de uma geração são visitados na seguinte; essa é a situação humana, e os filhos sofrem na exata medida em que seus pais são inconscientes. A tarefa das pessoas maduras consiste em diferenciar as imagos infantis dos pais de carne e osso, distinguir o que foi íntegro e sadio de seu legado do que foi destrutivo. É perdoar.

O propósito criativo da neurose é levar a mulher a confrontar, em seu interior, a mãe negativa que seu corpo feminino naturalmente rejeita. A mãe negativa é uma substância tóxica; é estranha. Não pertence a ela da mesma forma como um quilo de chocolate antes de ir dormir. Seu corpo está exigindo que ela se diferencie dele, para que possa descobrir que é uma mulher madura. A tarefa que sua própria mãe talvez não tenha realizado é seu mister realizar. Essa é a nova consciência, o salto gigantesco, a cura de sua própria vida que ela está sendo convidada a corporificar.

Sentei-me um dia diante de meu espelho,
E conjurei uma visão desnuda,
Diversa das coisas contentes e alegres,
Que outrora eram ali refletidas —
A visão de uma mulher, selvagem
Com mais do que desespero feminino.
Seu cabelo repuxado dos dois lados para trás
Um rosto falto de amorosidade.
Não havia agora inveja a ocultar
Que ninguém vivo antes poderia suspeitar.
Formando a espinhosa auréola
Da rude aflição não santificada.
Seus lábios estavam abertos — nenhum som
Passou por entre as linhas afastadas em vermelho.
Qualquer que fosse, a hedionda ferida
No silêncio e secreta sangrava.
Suspiro algum aliviava seu mudo padecimento,
Ela estava sem voz para falar de seu terror.
E em seus olhos lúgubres ardia
A moribunda chama do desejo de viver,
Enlouquecidos pois a esperança tinha partido,
Aquecidos ao fogo crepitante
Dos ciúmes, da vingança impiedosa,
Da força que não se podia mudar nem cansar.
Vestígio de sombra no espelho,
Ó, deixa livre a superfície de cristal!
Passa — como passam as mais lindas visões —
E nem voltam jamais para ser
O espectro de uma hora perdida,
Que me ouviu murmurar "eu sou ela!"

Mary Elizabeth Coleridge, "The other side of the mirror"

Flebas, o fenício, morto há quinze dias,
Esquecido do grito das gaivotas, das ondas do mar profundo
Do lucro e da perda.
Uma corrente submarina
Recolheu seus ossos aos sussurros, Enquanto subia e caía

Atravessou as etapas de seu tempo e juventude
Entrando no turbilhão.
Gentio ou Judeu
Ó tu que giras o leme e perscrutas a direção do vento,
Lembra de Flebas, que um dia foi belo e altaneiro como tu.

T. S. Eliot, "Death by water", *The waste land*

Ritual: sagrado e demoníaco

Todas as eras antes de nós acreditaram em deuses de um tipo ou outro. Somente um empobrecimento sem precedentes do simbolismo poderia levar-nos à redescoberta dos deuses como fatores psíquicos, isto é, como arquétipos do inconsciente.

C. G. Jung, *Archetypes of the unconscious*

Se nos perguntarmos por que os vícios orais invadiram nossa cultura ocidental nesta época específica, poderemos não só abrir os olhos e enxergar a nossa própria vaca sagrada como ver também o anjo negro com quem estamos sendo forçados a lutar. Segundo estatísticas recentes, cerca de 30 por cento dos homens americanos estão acima do peso, 40 por cento das mulheres americanas estão dez ou mais quilos além do peso,[1] e 7 por cento das mulheres canadenses em idade universitária provocam o vômito para controlar seu peso.[2] A população anoréxica varia radicalmente em termos de idade, sexo e grupo social, mas segundo rigorosos critérios diagnósticos estima-se que 7 por cento das estudantes de modelagem sofrem de anorexia nervosa.[3] Por que essa lacuna tão grande no centro de nosso ser?

---

1. Paul B. Beeson e Walsh McDermott, *Textbook of medicine*, p. 1375.

2. *Toronto Star*, 10 de agosto de 1981 (citando pesquisa feita no Clarke Institute of Psychiatry, em Toronto).

3. David M. Garner e Paul E. Garfinkel, "Socio-cultural factors in the development of anorexia nervosa", *Psychological Medicine*, vol. 10, 1980, p. 652.

Numa recente entrevista para a TV, Leonard Bernstein, ao comentar sobre o fato de a música de Mahler ter tanta popularidade entre os jovens atualmente, disse não considerar esse fato extraordinário porque tudo está em cada nota de Mahler. Os jovens podem lidar com isso, ele sugeriu, porque são tão constantemente confrontados com o fim do mundo que conseguem entregar-se por inteiro àquelas notas majestosas.

Essa sensação de término é, em parte, o motivo pelo qual as compulsões, especialmente as ligadas ao corpo, estão se constelando com tanta força em nossa cultura. Em cada noticiário somos levados diante da destruição: guerras, desastres aéreos, estupros, assassinatos. Livros, filmes, peças de teatro — somos bombardeados de todos os lados com a possibilidade do extermínio iminente. Ao mesmo tempo, as estruturas que antes nos davam suporte estão desmoronando: a família nuclear, a comunidade, a Igreja. Os rituais que antigamente eram o arremate da existência agora são vazios; os rosários são usados como ornamentos. Aliada a esse terror da extinção está a natural propensão dos compulsivos a viver no futuro. Em geral intuitivos por natureza, não apreendem a realidade aqui-agora com a qual não conseguem lidar; pelo contrário, sonham com o que poderiam ser, deveriam ser, enfim, seriam no futuro. A distância entre sonho e realidade é normalmente preenchida pelas obsessões.

Além disso, a era tecnológica nos está forçando a ir para um espaço muito distanciado de nossos instintos. Esquecemo-nos de como ouvir nosso corpo; engolimos pílulas para tudo o que acontece de errado conosco; podemos implantar um marca-passo intestinal ou grampear o estômago. Podemos recorrer à medicina sem sequer questionar o que o corpo está tentando nos dizer. Para o nosso próprio risco, presumimos que o corpo não tem sua sabedoria natural, e queremos corrigir nossos males físicos sem efetuar as necessárias retificações psíquicas. Podemos temporariamente ter sucesso mas o corpo, cedo ou tarde, fará com que surjam sintomas. A finalidade destes é chamar nossa atenção para algum problema básico. Se ignorarmos os sintomas menores, depois de algum tempo o corpo se vingará. Como cultura, não estamos em contato com as nossas raízes instintivas. Os pais tendem a tratar seus filhos como se eles também fossem máquinas em vez de seres humanos com sentimentos e temores. Se a criança é tratada dessa forma, consciente ou inconscientemente, ela por sua vez passa a se tratar assim. O mal-estar se agrava a cada geração até que dentro da família alguém se torna consciente o bastante para interromper o processo.

Se, por exemplo, a mãe se olha no espelho e vê seu corpo não como si mesma mas como uma matéria bruta que pode ser manipulada artisticamente da forma como ela o desejar, então se desenvolve em sua filha uma atitude "espelho, espelho meu". O corpo da filha pode se tornar um objeto de arte, a tal ponto que ela não possa mais reconhecer-se nele como ser humano. Ela não habita esse corpo. Desenvolve-se dessa maneira uma dicotomia terrível: ela parece uma menina, doce, cordata, passiva, com uma voz pueril, mas o que sai de sua boca é letal. Em sua "inocência", ela ignora o matador à solta em seu íntimo. A declaração seguinte é típica de uma mulher anoréxica de 20 anos de idade:

> Quando é que poderei sair desta caixa? Arrasto meu corpo de um lado para outro como se fosse um enorme objeto estranho. Tenho muito medo de câncer, de guerra, da escola e do que as pessoas acham. Agora estou tão transtornada que a minha cabeça está a ponto de explodir. Estou tão assustada de ficar imensa e de o mundo acabar e eu não estar em lugar nenhum. Não estou aqui e certamente não estou lá. O que estou fazendo? Fico o tempo todo arrumando padrões para mim mesma e simplesmente não consigo. Não consigo fazer nada. NADA. NADA. Feia, nojenta, vaca gorda!

Sua reação ao mundo afluente em que está vivendo é a fuga. Odeia tudo o que é supérfluo. Seu sistema patriarcal de valores baseado no Reinado da Beleza, da Pureza e da Luz força-a a uma inimizade com seu "corpo nojento", que gostaria de reduzir a uma peça de arte "mínima" ou até mesmo "conceitual", em que o objeto não existe mais. A sociedade também não pode oferecer uma imagem da Grande Mãe a ser buscada, de uma mãe que pudesse ajudá-la a superar a distância entre si mesma e sua feminilidade. Esse arquétipo ainda não está constelado. Sem essa matriz maternal, ela vai de lá para cá no cenário de seu terror pessoal, fugindo do caos de uma vida nova e paralisada pelos sonhos da antiga. Para ela, a vida não é a questão. Seu único propósito é moldar o objeto no espelho até que se torne um objeto de arte, totalmente aceitável, por mais irônico que isso seja, ao sistema coletivo de valores que ela despreza.

O isolamento é um componente crucial tanto das síndromes compulsivas quanto da sociedade moderna. Os verdadeiros compulsivos realizam seus rituais quando estão sozinhos. Veja a seguinte citação de um diário de outra moça anoréxica:

> Entro em vários estágios de perfeição. Quando minha vida está organizada, está perfeitamente organizada. Assim, se alguma coisa dá errado, não consigo apenas fazer o melhor para consertar aquilo: eu simplesmente desmorono. Tudo se perde. É preciso haver uma razão lógica para tudo o que faço, inclusive para o que eu como. "Quanto mais magra, melhor" é a minha filosofia. Não é só atraente: demonstra disciplina e controle. Mas tudo o que eu faço está centrado em torno de comer e da preocupação com o que as pessoas me obrigarão a comer. Antes, dizer isso me teria parecido muito estranho. Por isso é que não adianta eu tentar me explicar às pessoas que não são anoréxicas. Elas estão em outro plano de pensamento. Não compreendem que quando sou arrastada pela compulsão poderia ficar sem comida para sempre.

A mesma sensação de orbitar sozinha é expressa por outra moça obesa:

> Evoluí de comer só porcaria para comer biscoitinhos de granola. Perdi cinco quilos. Senti-me ótima, até olhar no espelho: foi a morte. Posso sentir o sangue sendo chupado para fora de minhas veias. Ouço as risadinhas de gozação ecoando até o fundo de minha barriga. Não acredito mais. Não acredito que posso eleger a vida. Pego um biscoitinho para interromper aquela risada terrível. E então vem a culpa! Quem poderia acreditar nisso? Sufocar a vida até comer um biscoitinho tornar-se um crime!

Uma das maiores dificuldades do trabalho com os viciados em comer, assim como com os viciados em álcool, consiste em ajudá-los a superar sua sensação de desespero quando perdem a sensação de euforia associada a esses vícios. Na realidade, superar um vício pode ativar outro, e muitas mulheres anoréxicas ou obesas são fruto da luta da cabeça de uma alcoólatra. Não é incomum que essa mulher encontre uma saída na conversão religiosa. Acertadamente Jung reconheceu a confusão entre a sede física e a espiritual quando escreveu para Bill Wilson, co-fundador do Alcoólicos Anônimos:

> [A] ânsia pelo álcool [é] equivalente, numa medida inferior, à ânsia espiritual de nosso ser pela totalidade; em termos medievais diríamos a união com Deus...
>
> Estou fortemente convencido de que o princípio maligno que prevalece neste mundo leva a necessidade espiritual ignorada para o caminho da perdição, se não for combatido por um genuíno *insight* religioso ou pela parede protetora da comunidade humana. A pessoa comum, carente da proteção de um ato superior e isolada da sociedade, não consegue resistir ao poder do mal, que muito apropriadamente é chamado de Diabo...
>
> Você sabe, em latim, "álcool" é *spiritu* e vocês usam a mesma palavra para a mais elevada experiência religiosa e para o mais depravador veneno. A fórmula salvadora portanto é: *spiritus contra spiritum*.[4]

Os dois primeiros passos do Alcoólicos Anônimos são:

1. Admitimos que fomos impotentes diante do álcool, que nossas vidas estão fora de controle.
2. Acreditamos finalmente que um Poder maior que nós pode nos devolver a sanidade.[5]

A comida e a bebida são de um fascínio irresistível para uma enorme quantidade de pessoas de nossa sociedade e talvez se possa dizer que a numinosidade da comida e da bebida reflete a crise central da nossa cultura no século XX: a crise da fé. Vivemos numa cultura predominantemente cristã que perdeu sua conexão viva com o simbolismo da hóstia e do vinho. Na ausência de sustento espiritual, existem uma sede e uma fome genuínas. A estrutura arquetípica implícita na hóstia e no vinho está lentamente cedendo lugar a uma nova configuração, mas durante

---

4. Jung, *Letters*, vol. 2 (1951-1961), pp. 623-5.
5. *Alcoólicos Anônimos*, p. 59.

essa transição estamos no caos. Esse caos engendra o isolamento, o medo e a alienação. Embora a sensação do isolamento seja árdua de suportar, pode ter um valor supremo no processo analítico. A nova vida sempre irrompe do despossuído, assim como Cristo emergiu da manjedoura.

O perigo de fazer parte de um grupo é a pessoa identificar-se com a imagem que este tem, ou com a imagem que a sociedade lhe conferiu. Dessa maneira, a mulher que entra num grupo feminista pode estar presa às idéias de repressão da década de 1970, em vez de acompanhar seu próprio processo criativo. Se uma mulher obesa ficar presa à noção de que "enorme é lindo", e começar a catequizar com base nessa filosofia, efetivamente terá detido seu desenvolvimento interior, da mesma forma como o alcoólatra que entra para o AA se torna o melhor orador do circuito e termina em breve voltando para a garrafa.

Tenho o mais profundo respeito tanto pelo Alcoólicos Anônimos como pelo Glutões Anônimos, e incentivo meus analisandos a entrar nesses grupos porque a compreensão que os outros lhes conferem pode surtir um efeito tremendamente libertador. Mas permanece o fato de que, para encontrarmos nossa verdade interior, temos de mergulhar sozinhos em nossas próprias trevas e permanecer no nosso processo interior até encontrarmos aquele que é para nós o padrão arquetípico de cura. Assim que esse vínculo se estabelece, estamos trilhando nosso caminho individual, quer em grupo quer não. É preciso muita coragem para romper com a história do próprio passado e ficar sozinho.

Nos contos de fadas, o movimento em direção à totalidade — em geral simbolizado pela busca da princesa, do príncipe ou do tesouro — é constelado pela falta de alguma coisa no reino. De modo semelhante, em qualquer sociedade humana um novo padrão arquetípico será constelado no inconsciente coletivo para compensar o que estiver faltando no plano da consciência coletiva. Por isso concluo que o que hoje acontece com a comida e a bebida é a maneira que a Matéria tem de concretizar um novo padrão arquetípico — feminino — que se constela para compensar os ideais masculinos capciosos e a perda dos valores espirituais numinosos em nossa cultura.

A matéria está se empilhando cada vez mais, à nossa volta, num crescente acúmulo material. Nunca é o bastante. Estamonos enterrando nela, quer sejam posses, quer a carne. Estupramos a natureza, a Grande Mãe, com pouquíssima culpa. A mãe devoradora está ocupando cada vez mais espaço, mas não abrimos os olhos para vê-la. A moça anoréxica inconscientemente diz um redondo "não" à bruxa mas, inconscientemente, é devorada. A mulher gorda, presa entre o ódio pela bruxa exterior e a interior, constrói sua própria fortaleza na tentativa de escapar. O alcoólatra escapa por intermédio de seu espírito *trickster**. No ínterim, o princípio de Eros, do amor, não consegue se relacionar com a destruição diária dos instintos humanos. O amor que um dia existiu entre a natureza e o homem foi praticamente exterminado. Na realidade, é no ponto de morrer que uma nova vida pode aparecer. Contudo, o arquétipo do feminino, tal como está atualmente constelado, não está claro. Talvez as trevas ainda não estejam densas o bastante.

Muitas pessoas em nossa sociedade estão sendo impelidas a vícios porque não existe um continente coletivo para suas necessidades espirituais naturais. Sua natural propensão a experiências transcendentais, ao ritual, à conexão com alguma energia maior do que a sua própria, está sendo distorcida e se tornando comportamentos de vício. Os rituais, em qualquer nível, são uma parte muito importante da vida diária. Adoramos os nossos pequenos rituais que nos ajudam a percorrer o dia. Imaginamos que estamos conscientes quando acordamos. Passamos pelo ritual das abluções, dos exercícios, tomamos o café, o suco de laranja, comemos a torrada. Vamos do quarto para o banheiro e daí para a cozinha. Então, certo dia há um hóspede em casa. Não podemos entrar no banheiro. Vamos para a cozinha e ele deixa cair nossa caneca de café favorita. Ficamos irritados. Detestamos a conversinha boba à hora do desjejum. Perdemos o ônibus. O dia inteiro é uma ruína. Com base em detalhes tão pequenos elaboramos os nossos rituais profanos, aos quais somos basicamente indiferentes a menos que dêem errado. Então percebemos o quanto nos mantivemos inconscientes enquanto

---

* Mantido em inglês, uma vez que já faz parte do jargão junguiano. (N.T.)

contávamos com aqueles padrões repetitivos para dar uma coerência ao nosso mundo.

Estabelecer um cotidiano fixo bem como rotinas diárias confortáveis até certo ponto é uma atitude necessária. Algumas pessoas se saem muito bem com vidas altamente organizadas. Outras, as compulsivas por exemplo, movem-se num mundo fixo com um aparente equilíbrio mas, na verdade, são escravas de uma rotina rígida e, com isso, uma boa parte de sua energia está fervendo em alguma câmara secreta que até elas mesmas não são capazes de localizar. Em termos psicológicos, sua energia está trancada num complexo, uma área tabu ao mesmo tempo proibida e magnética, aterrorizante e numinosa. Periódica ou regularmente, essas pessoas são compelidas a entrar em contato com essa energia assombrosa em seu interior. Se o objeto tabu é a comida, comem até o ego se render, desistir, submeter-se à energia arquetípica que então é liberada. Se são anoréxicas, executam seus rituais com a comida e depois fazem ginástica até a "leveza" começar a invadi-las. Entram nessa Luz e começam a se perceber iluminadas por um brilho interior. Se são bulímicas (vomitadoras rituais), podem comer até 50 mil calorias e depois se purgar até seis vezes num único dia, vomitando e tomando diuréticos ou laxantes. Todas estão instituindo um padrão declaradamente esquizofrênico: um lado de sua personalidade está em franca rebelião contra a sociedade que as mata de fome; o outro as está matando para poder atingir a imagem da magreza que a sociedade cobra.

Existe de forma evidente uma mentalidade criminosa em ação. Se sorvete é proibido, então tomam um e ficam se odiando o resto do dia. Se um pacote de biscoito de chocolate está espalhado na prateleira do supermercado, enchem a mão. Examinando-se esse comportamento com atenção, fica claro que praticamente toda a comida que ingerem é roubada — inclusive de sua própria geladeira. Dizem que vão fazer dieta, mas não fazem; na realidade, roubam comida de si mesmas. Essa ânsia de fazer o que é proibido em geral vem de um relacionamento praticamente vitalício com a mãe negativa que está constantemente julgando. Assim, se "eu" estou fazendo o que quero, é errado e, portanto, devo fazê-lo rápida e sorrateiramente para ser possível desfrutar sem condenações esse prazer.

Durante o conflito, sua energia oscila de um pólo a outro. Essa repentina inversão da energia é chamada de *enantiodromia*. Ela ocorre quando a energia foi jogada longe demais numa direção e, de repente, se transforma na energia resistente que esteve se esforçando para superar (como a conversão de Paulo na estrada para Damasco). O "eu" não consegue emergir para recuperar o controle e, sem o "eu", o resultado é inevitável: a pessoa se torna aquilo mesmo que estava combatendo. Ao iniciarem uma guerra civil em que cada lado odeia o outro e se recusa a negociar, essas pessoas deixam a retaguarda aberta. É por ali que espreita o verdadeiro inimigo, esperando que a guerra civil se esgote por si. Então, apodera-se do controle sem contestação.

Jung acreditava que a religião (*religere*, refletir) é um dos instintos do homem, uma necessidade natural que deve, por conseguinte, ser satisfeita.[6] Em nosso mundo, em que o sagrado institucionalizado está sendo cada vez mais profanado, a compensação é o processo que predomina. As pessoas começam a cultuar seus próprios objetos pessoais e a revesti-los de um poder sagrado. Criam seus rituais particulares mas, como não se dão conta do que estão fazendo, podem invocar o deus errado e sujeitar-se a esse poder, gostem dele ou não. Mais uma vez, acabam caindo na armadilha de se tornar o que cultuam. Se rejeitam o mundo tal como ele é, inconscientemente criam sua própria ficção e tentam projetar seu mundo "sagrado" particular no mundo externo. A colisão decorrente é cada vez mais destrutiva.

Uma mulher pode me dizer, repetidamente, o quanto fica sentida com as atitudes grosseiras dos outros. Sua comprometida sensibilidade foge dos ataques constantes. O que ela não percebe é que está tentando tornar tudo à sua volta sagrado, que as outras pessoas talvez não entendam que estão pisando no território que para ela é sagrado, ou usufruindo seu tempo sagrado, e assim, inadvertidamente, profanando seu templo sagrado. A tentação é refugiar-se no próprio santuário e construir uma parede de proteção tão forte que ninguém consiga mais atravessá-la.

---

6. Ver, por exemplo, Jung, *The structure and dynamics of the psyche*, OC 8, par. 242, e *Civilization in transition*, OC 10, par. 659.

Novamente, o perigo é que o santuário se transforme no caldeirão da bruxa. Sem a Igreja para delimitar esses fortes limites entre o impessoal e o pessoal, o sacro e o profano, Deus e o Diabo, nós temos de ser extremamente conscientes para poder nos proteger do demoníaco, dentro e fora de nós.

A projeção do Perfeito antes era em Deus. Quando Deus "morreu", essa perfeição foi em grande escala projetada no marido. E agora a terrível verdade é que, em muitas vidas, essa projeção foi retirada do marido e realocada nas guloseimas. Bolinhos passam a ter a mesma densidade numinosa: a pessoa que lhe é cativa não consegue quebrar o feitiço. Ao mesmo tempo, porém, alguma voz sadia, ou alguma risada interior, zomba totalmente da idéia de uma *participation mystique* com um sagrado bolinho. Ele não é sagrado, bem como o poder que está liberando mesmo quando recheado de creme de morango.

Então, o que *está* acontecendo? Numa estrutura religiosa, o ritual é reconhecido como um fogo que transforma e por meio do qual a pessoa avança na jornada, de um nível na sociedade para o seguinte, ou de um nível de conscientização para outro. Quer o fogo seja real ou simbólico, o iniciado se submete a ele, permitindo que a vida antiga seja incinerada e uma nova pessoa apareça.[7] No centro do fogo existe uma força arquetípica, um deus ou deusa por assim dizer, que o participante invoca para poder tomar parte na vida desse elemento. Ao entrar em contato com essa energia numa experiência numinosa de sofrimento, morte e renascimento, o ego se sacrifica a um Poder Superior, é ampliado, transformado, e depois retorna à vida comum com novas perspectivas. Mas o que acontece quando esses anseios espirituais inatos não são estruturados dentro de uma referência impessoal como a que a Igreja poderia oferecer? O bolinho não pode substituir a hóstia sagrada, assim como o álcool não pode substituir o espírito divino, nem morrer de fome pode ser a mesma coisa que jejuar por motivos religiosos. Quando nossos sinais animais e espirituais são confundidos, resultam condutas bizarras. O vazio cor-

---

7. Para uma discussão aprofundada do ritual religioso, ver Mircea Eliade, *O sagrado e o profano: a natureza da religião.*

rói e o lobo uiva até que algum tipo de ritual seja realizado. Se for um ritual compulsivo, pode tornar-se nada menos que um furacão, arrastando sua vítima de ponta-cabeça para a vertigem da inconsciência. A fome natural, espiritual, se não for saciada pelo sagrado, cai na armadilha do demoníaco.

Nos rituais sagrados, os participantes sempre tomam o cuidado de andar em sentido horário em volta da igreja, da cidade murada, do *temenos* sagrado. Movendo-se nessa direção, invocam os deuses bons e, tendo ido ao encontro deles e recebido suas emanações, emergem novamente no plano consciente dotados de uma nova percepção da vida e de uma nova noção de harmonia. Na Missa Negra, em que os acólitos invocam o Demônio, eles giram para a esquerda, executam os procedimentos rituais de modo inverso e sentem-se imbuídos do poder demoníaco. Esses dois padrões podem ser simbolizados pelo movimento espiritual da energia que emana ou do olho da Medusa ou do olho da Grande Mãe.[8] Na forma de diagrama teriam esta aparência:

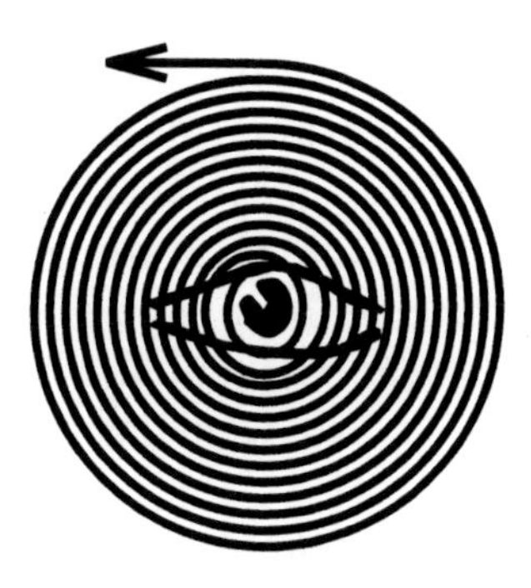

Olho da Medusa
Movimento anti-horário
da energia, rumo
ao inconsciente.
Depressão
A medusa petrifica

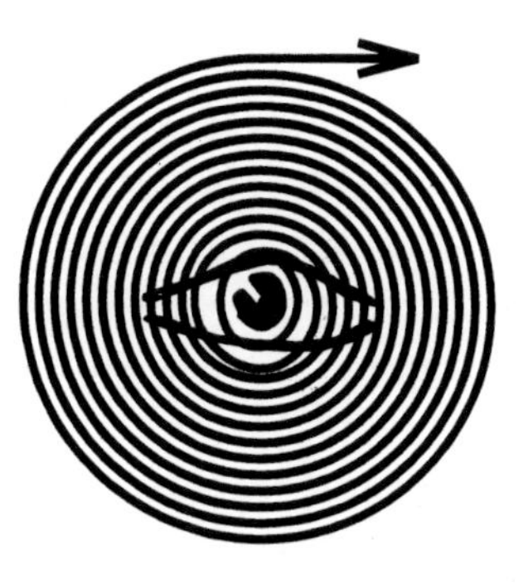

Olho da Grande Mãe
Movimento da energia em
sentido horário,
rumo à consciência.
Liberação de nova energia
Ser alimenta o Fazer

---

8. Para uma discussão mais completa do Olho do feminino, ver Penelope Shuttle e Peter Redgrove, *The wise wound: menstruation and everywoman*, pp. 189-90, e Sylvia Brinton Perera, *Descent to the goddess: a way of initiation for women*, pp. 30-4.

O monólogo interior que se dá quando a energia circula em sentido anti-horário, rumo a uma orgia demoníaca, soa como um mantra negativo:

> Estou esgotada. Todas as pessoas à minha volta acabaram comigo. Estou com fome. Não consigo mais me agüentar. Preciso de comida. Na minha vida não existe amor. Não posso ser amada. Não é minha culpa. Preciso de doce. Tenho de comer alguma coisa doce. Não posso ficar me privando de tudo. Minha vida está toda errada, mas não posso fazer nada a esse respeito. Não é minha culpa. Não dou conta disso. Não consigo. Não consigo.

Do ponto de vista psicológico, essa mulher não está assumindo a responsabilidade por sua sombra, assim como não está levando em conta a realidade de sua situação e depois tomando providências concretas para cuidar de si mesma. Ao renunciar à sua responsabilidade, ela também renuncia à própria culpa e atividade autodestrutiva. Seu desejo infantil de uma gratificação instantânea torna-a indiferente aos seus próprios sentimentos e, dessa maneira, ela abre a porta a uma inundação emocional negativa (cujas conseqüências plenas são evidentes na passagem narrada à p. 53), quando a comilança atinge o clímax. (Quero enfatizar aqui a distinção que Jung fazia entre sentimento e afeto: sentimento é uma função racional que nos diz o que tem valor para nós; afeto, ou emoção, advém da ativação de um complexo.)

Em contraste, quando a energia da pessoa circula em sentido horário, em torno da Grande Mãe, o monólogo interior soa como um mantra positivo:

> Estou cansada. Eu me amo. Amo meu corpo. Dou-me licença para me alimentar. Amo a minha mulher interior. Que comida seria a melhor para ela? Será comida o que ela realmente quer? Será música? Dança? Sim, estou gorda, mas estou tentando libertar meu verdadeiro corpo feminino, seja qual for sua forma. Qual é a realidade aqui? Esta sou eu acontecendo para mim. Preciso relaxar, ficar quieta. Preciso de um banho. Quero afirmar a minha própria vida. Posso fazê-lo; posso fazê-lo; posso fazê-lo.

Nesse monólogo, a gordura está sendo enfrentada como um fato, como o lado luminoso da sombra que, provavelmente, nunca foi plenamente vivido. Em vez de fazer regime e dizer "não consigo", o que só reforça o padrão negativo de pensamento, o excesso de peso é encarado de maneira positiva, o tempo todo construindo o ego. Quanto mais forte o ego, mais as projeções podem ser retiradas da comida. Se a saúde psíquica for pacientemente reconstruída dessa forma, então pode não existir necessidade de novos sintomas aparecerem assim que começar a perda de peso.

A compulsão do mundo profissional pode ser tão demoníaca quanto a das satisfações orais. Marie-Louise von Franz diz a respeito do simbolismo do lobo:

> Nos sonhos de mulheres modernas, o lobo em geral representa o *animus*, ou aquela estranha atitude devoradora que as mulheres podem adotar quando possuídas pelo *animus*... O lobo representa aquele estranho desejo indiscriminado de devorar tudo e todos... aspecto que é visível em muitas neuroses nas quais o problema principal é que a pessoa permanece infantil por causa de uma infância infeliz... Não é que *ela* realmente o queira, é *ele* que a quer. Esse desejo nunca é satisfeito e por isso o lobo também cria nessas pessoas uma insatisfação constante e ressentida... O lobo é chamado *lykos*, luz. A cobiça, quando domada ou encaminhada para seu legítimo objetivo, é o *verdadeiro ponto*.[9]

O diagrama seguinte ilustra a energia movimentando-se como um pêndulo. Quanto mais longe vai numa direção, mais constela a compensação na outra. Quanto mais depressa e amplamente o pêndulo oscila, mais corre o risco de convocar o inverso exato (enantiodromia). O segredo está em encontrar a posição de ego capaz de domar a cobiça e dirigir sua energia no caminho certo rumo ao seu objetivo legítimo.

Na orgia gastronômica ritualizada, a mãe negativa é invocada pelo próprio padrão que desencadeia a ânsia de comer. A pessoa está num ônibus, a caminho de casa. Ela decide que não vai des-

---

9. Marie-Louise von Franz, *Shadow and evil in fairytales*, pp. 215-6.

cer no ponto habitual, porque tem uma doceira bem ali e, afinal de contas, uma caminhada vai lhe fazer bem. Ela continua no ônibus. *Precisa* do bolinho; fica nervosa. Segue mais dois pontos adiante e, então, apesar de suas melhores intenções, desce e volta correndo para comprar os bolinhos proibidos, aqueles objetos sagrados e detestados. Claro que está sozinha. Ficaria envergonhada se alguém estivesse com ela. Já está sendo levada, em vez de estar indo de vontade própria. Furtivamente se apressa a entrar em casa, tranca a porta, desliga o telefone, coloca o vestido ritual, assume a posição ritual e começa a comer. A princípio, está absolutamente calma, uma calma que a arrasta a uma espécie de êxtase, até que o bolinho se torna BOLINHO. Seu lobo foi constelado: seu corpo está ingurgitado; seu espírito, aniquilado.

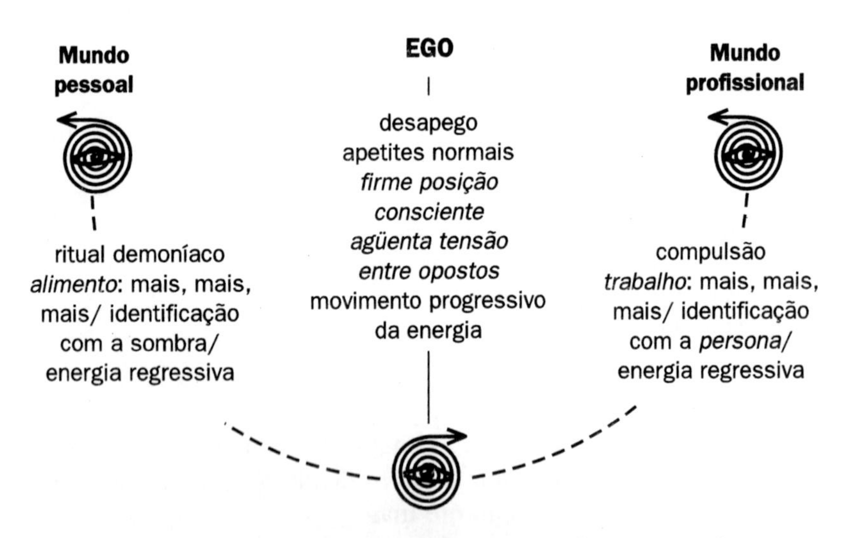

Síndrome do lobo: Pêndulo ganha ímpeto conforme a energia obsessiva alterna entre atividades pessoais e profissionais.

Se ela é obesa, cairá em estado de estupor na cama; se for bulímica, vai enfiar o dedo na garganta e vomitar. Ela se traiu mas *se* sente traída, ludibriada por algum poder em seu íntimo sobre o qual não tem controle. A deusa que inconscientemente buscou encarnar, e em quem por instantes acreditou quando da excitação ao comprar aquela comida, não apareceu. Ou, se o fez, foi em sua forma demoníaca. Ao se preparar para iniciar a comilança, achou que estava invocando a mãe positiva; sentia-se amada, segura, protegida, entronizada. Porém, assim como na infância, a *necessidade* de uma mãe positiva é, quase sempre, respondida pela presença da mãe negativa — ou por uma confusão de ambas — de tal sorte que, quando se entrega à comida, a mãe positiva efetivamente se transforma numa bruxa diante dos próprios olhos dela e em seu estômago. Tal eucaristia começa sagrada e termina demoníaca e, dessa forma, repete as vivências que a mãe teve quando criança.

Certamente a mãe pode ter-se sentido atada pelas necessidades da filha. Se estava confinada a um casamento sem amor, a um lar com filhos, desesperada para sair dali, então as necessidades de sua filha tornaram-se seu pesadelo. Assim, em relação à necessidade da criança de ter uma mãe positiva, a mãe real pode de fato ter-se tornado negativa, independentemente do quanto "oferecesse".

A experiência da infância que uma mulher compulsivamente revivia em cada comilança é descrita na seguinte passagem, escrita por ela depois de três anos de análise:

> A estrutura inteira de minha existência tem dependido de um aspecto: tenho de agradar aos outros. Sou incapaz de pensar de qualquer outra maneira. Por mais que me esforce para reconhecer quais são meus verdadeiros sentimentos, por mais que conscienciosamente decida viver só o momento, ainda tenho recaídas de reações retardadas. Amanhã, ou depois, saberei como estava me sentindo na situação. Então isso me atinge como um raio, às vezes raiva, às vezes medo, às vezes alegria — mas não consigo penetrar nesses sentimentos senão depois de o momento em que eu poderia ter sido espontânea ter passado. Gasto uma hora de análise digerindo os reais sentimentos da sessão anterior. Então é tarde demais para agir com base neles. Na situação de fato, fico paralisada porque parte de mim está tentando agradar à analista e parte está tentando mergulhar no que estou realmente sentindo.
>
> Sou incapaz de interagir inclusive com as pessoas que mais amo; na realidade, isso é o mais difícil. Quando volto de meu isolamento, sinto-me com fome, esvaziada, porque não consigo abrir-me para receber o alimento emocional. Como não me entreguei, em meu nível mais profundo me sinto não expressa, insatisfeita, traída por mim mesma. A energia que flui entre

as pessoas que se amam em mim entra em curto-circuito. Balbucio, ouço os outros balbuciando, mas sinto medo de me abrir e mostrar o que há de mais profundo em meu ser. Não tenho noção do que poderia emergir. Sei intelectualmente que o crescimento emocional e espiritual ocorre por intermédio das interações, mas me enterro viva num caixão de vidro lacrado contra a vida. Ali dentro estou fenecendo. Meu corpo se torna mais rígido; minha alma mais faminta. Porque, na verdade, estou *morrendo de fome*. É autodestruição porque sei que vou continuar comendo até cair inconsciente.

É uma reprise dos jantares de nossa família, ocasiões em que havia a melhor comida possível que minha mãe pudesse preparar e meu pai presidia, fatiando o assado. A mesa ronronava de bondade e amor. O que a mamãe tinha passado o dia todo preparando era esperado que comêssemos. Recusar era rejeitá-la. Se eu levantava a voz para discutir com meu pai, ele dizia que eu não sabia o que estava dizendo e então, calmamente, dizia o que eu estava pensando. E uma vez, quando chorei e falei que não era nada daquilo, minha mãe me mandou sair da mesa e disse que não estava criando nenhum bebê-chorão.

Havia uma imagem na parede de nossa sala de jantar — uma etérea cabeça de Cristo olhando para o céu; embaixo havia os seguintes dizeres: "Cristo é o chefe da casa — o convidado invisível de todas as refeições". Havia sim um convidado invisível. Eu sentia claramente sua presença. Era o próprio demônio. Se não comesse o que era oferecido — física, emocional e mentalmente —, eu sabia que ele se materializaria. Ele era um matador. Eu não tinha escolha. Ou eu engolia o que estava entalado em minha garganta, ou morria. Desde o começo, tudo o que viesse de minha menininha era ironizado ou silenciado. A confusão começou ainda antes de eu nascer. Minha mãe detestou essa gestação, esperando em Deus que fosse um menino. Teve um trabalho de parto prolongado, agonizante, e finalmente foi anestesiada. Fui arrancada para fora, deixando-a com lesões internas. Não admira que não conseguisse cuidar de mim. O que deve ter sofrido tentando me amamentar! E o que devo ter sofrido tentando sugar o leite.

E esse é o padrão de infância que ainda vigora — e estou com 40 anos completos. Toda vez que tento receber, passo por um inferno. Externamente é o leite da gentileza humana inundando-me ao fluir de um seio farto, e eu sou o bebê obediente forçado por minha mãe transbordante e por minha própria fome a comer. Internamente, sei que tenho de agradar à mamãe e a única maneira de conseguir isso é me matando. Beba o veneno dela e diga obrigada. O convidado invisível está sempre lá, não há dúvida, dizendo que tudo o que sou é veneno e a única maneira que tenho de sobreviver é beber o que me dão, mesmo que eu saiba que para mim é veneno.

Quando me entrego a comer sem parar é o bebê tirano devorando a mãe bruxa, e a terrível ironia é que essa é exatamente a melhor maneira de eu lhe agradar. Sugerir seu veneno e me aniquilar. Quando passo muita fome é o bebê tirano rejeitando a mãe bruxa. Mas o resultado é o mesmo. Rejeitar a vida e morrer. Sou incapaz de acolher no cerne de meu Ser. Não consigo confiar na doçura do leite. Não consigo receber a comunhão. Tomo a hóstia, mas não a recebo. Até mesmo a primavera: eu a vejo, mas não sinto como é linda. Estou presa numa armadilha mortal, em constante contradição. Quero sobreviver. Para sobreviver, devo agradar. Para agradar, devo morrer — eu, meus sentimentos femininos, minha sexualidade, minhas necessidades, meus desejos. Em vez de aceitar, eu fujo. Vivo em meu caixão de vidro — por mais feio que seja — e vejo a vida passando à minha frente.

Essa passagem deixa claros vários aspectos. Comer desregradamente é algo que tem um poder magnético, na medida em que parece prometer a presença da Mãe Amorosa. Antes de começar a acontecer, parece ser um ritual sagrado, governado por Eros, com um centro fixo a partir do qual o espírito faminto sairá saciado, liberto e seguro, pronto para entrar no seio de uma comunidade amorosa. Na realidade, é apenas uma repetição compulsiva governada por Tânatos, que aprisiona a devota num isolamento ainda mais intenso, numa fome ainda maior e sem nenhum escape. É um ato simplesmente mecânico que deve ser repetido inúmeras vezes até seu significado finalmente se tornar claro. E o único modo de tal significado ser decifrado é a pessoa se tornar consciente o suficiente para formular a questão: "O que isso significa para *mim*?".

Enquanto essa indagação não obtiver resposta, o convidado invisível é a mãe bruxa fazendo de conta que é um Cristo sentimentalizado ou outra figura de salvador. Assim que a consciência identifica o problema e dialoga com o inconsciente, o convidado se revela sob uma forma muito diferente, e o que *parecia* sagrado é reconhecido como demoníaco. Enquanto a mulher não sabe o que está fazendo, permanece iludida. A menos que tenha a coragem de perguntar: "Mas o que está acontecendo aqui?", ela efetivamente cai na inconsciência que preparou para si mesma. O que ela esquece ao comprar seus bolinhos é o pânico inerente à escuridão. O que ela de fato encara no inconsciente é a mãe bruxa negativa, e quanto maior o pânico mais ela se aproxima do complexo, da mãe negativa, que nunca ousou enfrentar quando criança. O medo e a cólera despertados ao encarar a Medusa de frente são engolidos junto com a comilança. (Essa comilança e o abençoado sono podem muito bem ser a forma que a natureza tem de a proteger de uma dimensão psicótica que ela ainda não está preparada para enfrentar.)

Assim que a mulher está pronta para romper sua identificação com a mãe, assim que a consciência compreende o que está acontecendo na dimensão inconsciente, ela pode entender que sua mãe de carne e osso e, portanto, sua mãe interior simplesmente não eram capazes de dar alimento. Enquanto ela for obediente a uma mãe, seja real, seja interna, que inconscientemente deseja aniquilá-la, sua condição é de possuída pela bruxa. Ela precisará diferenciar-se dessa bruxa para poder viver sua própria vida. Somente então ela será capaz de se nutrir, e dessa maneira transformar um ritual demoníaco num ritual sagrado. Talvez até chegue o momento em que comer se torne simplesmente trivial, mas até que a comida perca seu caráter numinoso, para ela comer terá de ser um rito sagrado.

Evidentemente, existe uma voz instintiva, inconsciente, que se recusa a ser silenciada. Alguma coisa nega adaptar-se às exigências do ego. Se não for ouvida e atendida, a própria vida pode estar correndo risco. O anseio espiritual ou se torna amigo do ego e com ele comunga das benesses da vida, ou se torna mais bélico que um inimigo e desfecha um contra-ataque contra a vida. Os deuses da natureza fazem com que suas exigências sejam percebidas. Gostando ou não delas, somos forçados a ouvi-las. Se temos alguma medida de *insight* que seja, em algum momento estaremos *escolhendo* entre nos unir aos nossos demônios e nos insurgir contra os deuses que estão tentando nos salvar, ou ajustar nossos valores conscientes para que entrem em harmonia com as exigências divinas, inclusive a respeito de uma questão tão fundamental quanto a alimentação. Ou seja, escolheremos entre digerir o que é necessário à vida, ou permitir que fique como um bolo pesando no estômago de onde se vai manifestar como vômito, coágulo ou rins inoperantes.

A passagem a seguir, reproduzida exatamente como saiu da máquina de escrever, revela a batalha que é a comilança demoníaca desenfreada. É um texto extraordinário porque raramente uma pessoa consegue manter-se consciente o bastante para se aperceber de alguma coisa, assim que a compulsão toma conta. Mostra o ego tentando defender seu território contra o sarcasmo e o riso demoníacos do complexo. As duas vozes são, a princípio, bem nítidas mas, quando o frenesi realmente começa, então essa mulher, muito culta (e datilógrafa profissional), não consegue controlar a máquina, a ortografia, nem mesmo a pontuação. O frágil ego tenta confrontar, depois fugir, contudo gradualmente se submete ao impiedoso ataque, sentindo-se frustrado, encolerizado, impotente. Termina com uma experiência "fora do corpo" — a bruxa voando ao vento.

ENTÃO POR QUE VOCÊ ESTÁ COM MEDO DE TENTAR SE VOU FALHAR NÃO NÃO É ISSO ONDE ESTÃO AS FORÇAS QUE SÃO SUAS ALIADAS ONDE ESTÃO ELAS TE AJUDAM SIM ELAS ME DÃO O SONO POR QUE VOCÊ NÃO QUER FICAR ACORDADA PORQUE DÓI FICAR ACORDADA DIGA-ME QUANTO DÓI OK VOCÊ ESTÁ PRONTA? O TEMPO TODO. TODO O MUNDO OLHA PARA VOCÊ ABAFANDO RISINHOS ABAFANDO RISINHOS ELES OLHAM PARA VOCÊ ELES NÃO OLHAM PARA VOCÊ PARA ESEREM EDUCADOS. SER EDUCADO É NÃO REPARAR ELES NÃO REPARAM QUE VOCÊ FEDE TAMBÉM ESP NO VERÃO VOCÊ SEMPRE ESTÁ FEIA DE CORPO E AGORA DE CARA NOVAMENTE HAHAHAHAHAHAHAHAHAHAHAHAHAHAHA VOCÊ ACHOU QUE TINHA SE LIVRADO DAS ESPINHAS SHAHAHAHAHAHAHAHAHA ELAS VOLTARAM QUEM ESTÁ FELIZ. DIGA-ME SEU NOME Ó CRIATURA FELIZ?????? DIGA-ME QUEM É VOCÊ COM O QUE SE IMPORTA EU SOU O DEMÔNIO HAHAHAHA VOCÊ ESTÁ FINGINDO? NÃO EUEUESOU FELIZ POR QUE VOCÊ É FELIZ COMA E CALE E A BOCA COMA E CALE A BOCA NÃO TOQUE MÚSICA MÚSICA AFAZ EU ME ESCONDER SE VOCÊ PUSER MESMO MÚSICA VOCÊ TAMBÉM SE ESCONDE VOCÊ SE ESCONDE ENQUANTO TOCA NÃO PENSE SONHE ENQUANTO ESTÁ ACORDADA NÃO TRABALHE MAS SONHE SONHE COM QUANDO VOCÊ ERA MAGRA ENQUANTO COME HAHAHAHAHAH DESSE JEITO POSSO CONTINUAR POR QUE VOCÊ QUER CONTINUAR PORQUE PORQUE POR QUE DE OUTRO JEITO NÃO

EU SIM EU VOU LHE DAR UMA CASA MELHOR NO NOVO EU VOCÊ SERÁ UM PRÍNCIPE FORTE E MEU REI E NÃO ESSA PESSOA SORRATEIRA W VOCÊ VAI CRESCER COMIGO NÃO FUJA FUJA FUJA FUJA FUJA FUJA FUJA FUJA FUJA FUJA FUJA FUJA FUJA FUJA FUJA FUJA FUJA FUJA FUJA FUJAFUJAFUJ
POR QUE VOCÊ FOGE POR QUE ESTÁ ASSUSTADA PARA ONDE FUGIU?????? VOCÊ NÃO É NADA VOCÊ É POUCO VOCÊ NÃO PODE ME DAR NADA HAHAHAHAHAHAHAHAHAHA NÃO RIA DE MIM VOCÊ É QUESTÁ COM MEDO VOCÊÉ QUE ESTÁ FUGINDO MAS A GORDA É VOCÊ HAHAHAHAHAHAHAHAHAHAHAHAHAHA VOCÊ DÁ VENENO PARA COMER????? COMIDA BOA NÃO COMIDA BOA COME COME DOCES IAM IAM IAMIAM. AS ESPINHAS VÃO SUMIR ÉÉ SÓ PORQUE ESTOU QUASE MENSTRUANDO ELAS VÃO SUMIR PORQUE A MINHA PELE ESTÁ SADIA AGORA E EU VOU PERDER PESO NÃO NUNCA SIM NÃO VOCÊ NÃO VAI É MUITO DIFÍCIL NÃO TENTE ESPERE APENAS PR FAZER ISSO MAIS TARDE AINDA NÃO ESTÁ PRONTA POR QUE NÃO ESTÁ PRONTA PORQUE ESTÁ QUENTE DEMAIS PARATENTAR FRIO DEMAIS TAMBÉM PARAPARAPARAPARAPARAPARA DESHFKDSAJKLDKSJD FJDKSIEUWIEOFDKDMCKAFDJKSLA FJDOIWSIFJDIS NAKSLDOFIUW NAKKSODIFUD NAKSDOFKGHTIWOALSKDJFIAAOSODOFIAUSI ODJAKL FIGHANSISOGNDIA FNOSENENFGIFNUROANALGUNSNTTNSN; AOEPTNA AOEOWPNANDISNDNAIA OF FJANAFGISNANSIS S NTOS PROQIE EISNSNPA IOSNFDNSAODSNSNSDODFNAIFNSOSNLASSND VENTO SOPRANDO VENTO VOCÊ GOSTA DE VENTO VENTO FAZVOCÊ VOAR COM ELAALTONO AR OUTRAS PESSOAS NÃO GOSTAM DE VENTO ELAS SE ENCOLHEM NO VENTO ELAS SE ESCONDEM DO VENTO EU ADORO O VENTO NÓSSSSSSSSSSSS VOAMOS COM O VENTO.

A mulher obesa de 26 anos que escreveu este texto entregou-o a mim em sua sessão seguinte dizendo: "De certa forma ainda não nasci. Carrego a minha mãe". Esse comentário inconsciente (dois minutos depois ela não se lembrava de ter dito isso) e a descrição a seguir do desenho à p. 57 (feito por uma estudante de psicologia anoréxica) sugerem que a comilança desenfreada tem algo a ver com devorar a mãe. Na passagem acima, a mãe ainda é o inimigo, a mãe negativa movida a desejo de poder, e o ego não tem força suficiente para parar de "devorá-la". Os resultados disso são vulcânicos. Na passagem seguinte, a mulher reconhece a mãe transformada e decide que vai assimilar o que antes costumava vomitar. O resultado é o que ela chama de uma "inundação escaldante de liberação e transformação", reunindo o físico ao espiritual. Eis sua descrição do desenho (o quarto numa série de seis) e seus sentimentos, conforme ia trabalhando com isso:

> Sua inspiração direta foi o *Fausto* de Goethe, a cena das "Mães". A forma básica é um vaso alquímico que também é um útero de redenção. Na base estão dois caldeirões, um preto e um branco, para os opostos. Há também figurações quase ocultas de uma orelha e de um olho, para sinalizar os dois sentidos mais importantes. Eles representam Logos, o som da palavra, o tempo, e Eros, a forma da criação, o espaço. Em volta da base do alambique estão imagens de mulheres. Uma velha sábia enfia uma chave na fechadura. Uma mulher aranha faz lembrar a Mulher Maravilha Amazona. Uma mulher traquinas olha para baixo com desdém. Uma dançarina estende um braço para cima. Uma mulher vestida no estilo da década de 1890 indica o fim do milênio dos papéis das mulheres como satélites e o aparecimento do movimento das sufragistas. Uma mulher fantasmagórica está envolta nas chamas da transformação. Atrás dessas mulheres estão as deusas da fertilidade: Diana de Éfeso, a Vênus de Willendorf e a Vênus de Lespugue.
>
> No fundo, ocupando o vaso todo, está uma poderosa Mãe Terra primal. Seus olhos parecem feridas de lágrimas sangrentas. Tudo está contido em seu útero, cujas paredes são o alambique. A forma é um vaso alquímico da transformação, um útero, uma flor em formato de chama, e todas são abertas no topo para o influxo e a saída da energia dos mistérios transpessoais. A forma externa final do desenho lembra um escaravelho, que é o símbolo egípcio do deus solar. Tanto os princípios masculino e feminino, como os ritos lunares de "formação, transformação/a eterna recriação da mente eterna" e os ritos solares da clareza apolínea, estão simbolizados no desenho.
>
> A figura mais importante é a que ainda não foi mencionada: a mulher de preto, ao centro. Levou mais tempo para desenhá-la e chegar a um acordo com essa figura do que com o restante do desenho. Ela começou como uma camponesa alemã mas eu buscava algo mais ctônico, mais telúrico. Através de seus trajes pintei-lhe um corpo negro com tinta e eles se tornaram um véu transparente. Seu corpo tem o formato de um bulbo, como uma série de pneus de borracha. Sobre seus seios e seu estômago apresentam-se configurações que lembram um ovo. Ela usa um chapéu pontudo, como o dos

palhaços e dos sábios. Seus braços estão envolvidos pelo material original. Foi um pouco desconcertante perceber sua acentuada forma fálica. Ela é, ao mesmo tempo, crua e maternal. Em imaginação ativa, enquanto trabalhava na figura, parecia que eu a estava escalando, uma imensa mãe de terra negra, afundando em sua fértil umidade, cheirando o rico húmus da terra. Escalei suas lágrimas, com dor e felicidade, porque ela era a mãe da compaixão, a terra mesma, e eu estava ligada à sua lama primal e nutridora.

Então eu vi, no meu desenho, a forma de um assento sanitário de banheiro público. Vi as "Mães" na bacia da privada. Na dicotômica lembrança de minhas comilanças e purgações anoréxicas, eu tinha passado muito tempo recusando o feminino. O alimento que eu ritualisticamente vomitava era uma rejeição das "Mães" e, portanto, de seus mistérios transformadores. O que durante sete anos fiquei vomitando era a recusa de ser uma mulher; a "recusa" da comida regurgitada era uma rejeição da Grande Mãe *in toto.*

Somente depois desse desenho é que pude compreender a comunhão do corpo com o sangue, do físico com o espiritual, porque ali encontrei uma comunhão do profano com o sagrado. Despertava uma inundação escaldante de libertação e transformação capaz de abalar até os alicerces. A Grande Mãe Terra Negra provou ser minha expiação e minha redenção, levando-me a um novo modo de viver. Apesar de minha maneira altamente personalizada de compreendê-la, sei que ela existe para todos.

Assim que os rituais são "traídos" e confessados ao analista ou a alguma outra pessoa perceptiva, tornam-se então abertos a mudanças. Logo que o ritual é despojado de sua magia, os falsos receios podem ser desemaranhados dos medos reais. Nesse momento, o medo real pode ser encarado. Isolada e manipulada pela mídia, uma mulher pode inconscientemente ser seduzida a afundar ainda mais em seu transe; presa desse feitiço, ela aceita que o medo da comida é seu medo de ficar gorda. Assim que aborda essa situação com toda a sua consciência, um medo muito diferente pode assustá-la bem no centro do quadro. Em geral esse medo está relacionado à falta de controle. A perfeccionista superconscienciosa sabe que não consegue controlar sua obsessão; reconhece no centro de seu torvelinho outro poder que hostiliza. O rodopio imposto pela eficiência do cotidiano e pelas compulsões noturnas evita enquanto pode o confronto com o Olho. Esse confronto exige a rendição do "eu" rígido e auto-enganador.

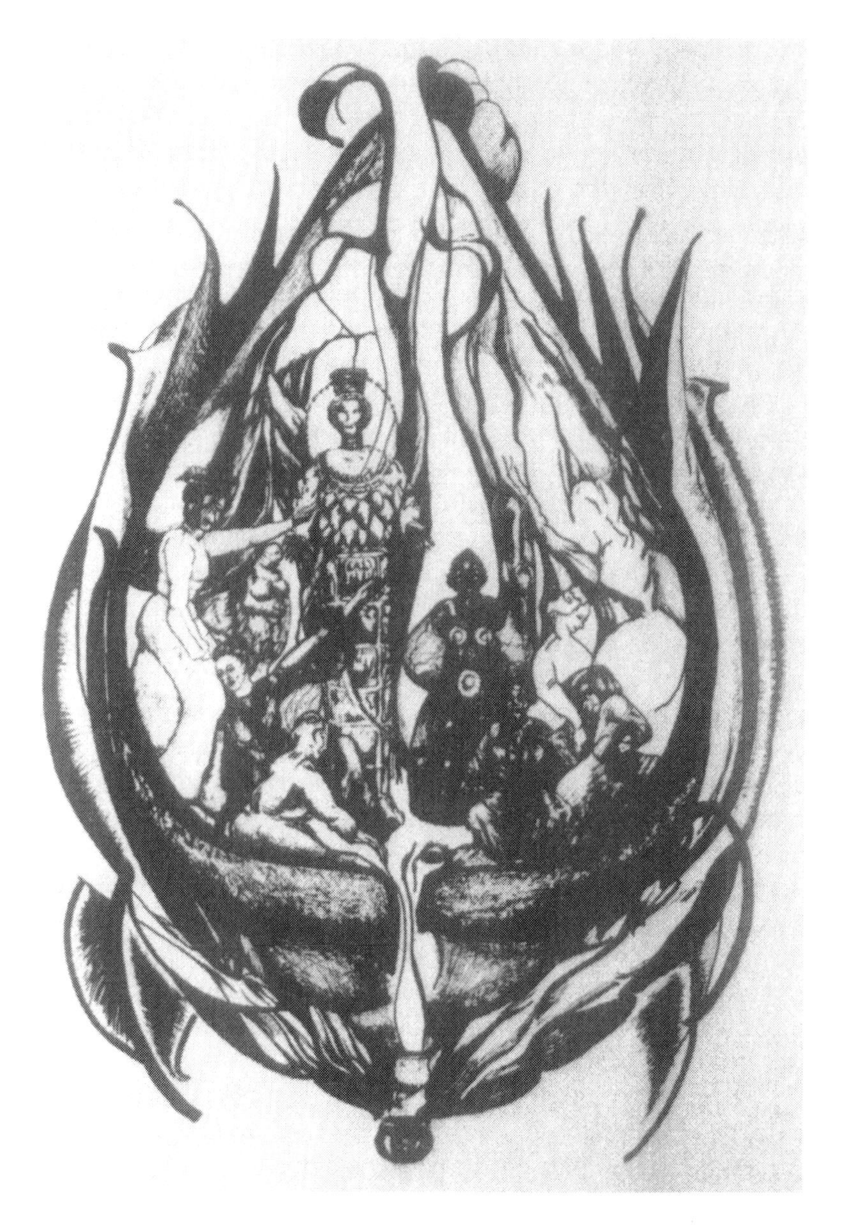

Desenho de analisanda: “A figura mais importante é... a mulher de preto, ao centro... Nela encontro a comunhão do profano com o sagrado”. (texto, p. 55)

Essa rendição só pode se efetivar quando o momento estiver maduro, e as resistências que aparecem devem ser respeitadas. O programa do AA reconhece que nada pode fazer enquanto o alcoolista não admitir que é impotente e pode se entregar a um Poder maior do que si mesmo. Essa atitude do ego diante do Olho é tudo. Se o ego for hostil, então se experimenta como vítima e se posiciona para o auto-aniquilamento. Se a atitude for de aceitação — não resignação, mas receptividade aberta —, então a aniquilação é transformada em sacrifício consciente. Essa mudança de atitude abre o coração ao poder do amor que irradia do Olho, esse amor todo-abrangente, nutridor, capaz de dar apoio ao "eu" em lugar de destruí-lo. Em termos psicológicos, enquanto inconsciente e consciente são inimigos, o ego se percebe correndo um constante perigo de morte. Assim que entram em harmonia, o ego se percebe aberto e sustentado pela matriz maternal do amor.

A despeito da crença popular, a comilança desenfreada não depende tanto do quanto a pessoa come. Para quem está nas garras da mãe negativa, até mesmo um único bolinho, comido em seu nome, é suficiente para produzir um doloroso ingurgitamento ou reação alérgica com inchaço. Para os que têm convivido com um complexo alimentar praticamente sua vida toda, é preciso praticar uma paciência imensa durante o processo da cura. O corpo pode estar sofrendo de um desequilíbrio hormonal decorrente do prolongado período de estresse. Os resíduos da neurose podem continuar acionando os sentimentos originais de culpa e medo, aos quais dizem respeito determinados alimentos. O corpo está se revoltando contra a invasão da bruxa, e a mulher que consegue permanecer consciente o bastante para ouvir seu corpo já está a caminho de descobrir as suas próprias raízes arquetípicas.

O vômito ritual pode ser considerado a recusa de manter a mãe no estômago. A anoréxica que se recusa a comer, e ritualisticamente pica em 16 pedaços o bife no prato para comer só um deles, pode estar reencenando um mito bem antigo: o esquartejamento da mãe. Isso pode ser um ato ritual de desafio e poder. No caso, o inconsciente é muito calculista e dita o comportamento de tal maneira que não é capaz de comer desenfreadamente. (Vale a pena assinalar que em muitos mitos o filho cria o mundo a partir do corpo desmembrado da mãe que ele mesmo esquartejou.) O desmembramento se torna um processo de transformação da mãe negativa em positiva, uma transformação que reside na consciência da pessoa que, enfim, é capaz de se separar da mãe negativa e encontrar um novo significado para a comida, com base em sua capacidade de ouvir as necessidades de seu próprio corpo. Enquanto está possuída pela bruxa, a mulher não consegue ouvir essas necessidades.

O sonho seguinte pode ilustrar o que quero dizer. Uma mulher obesa, num duplo esforço de perder peso e ampliar seus horizontes espirituais, decidiu jejuar por sete dias. Entregou-se ao princípio feminino e teve este sonho:

> Estou dirigindo em meio a uma pesada tempestade de neve, na pista expressa, com minha filha de 12 anos. A neve está tão intensa que não consigo ver e saio da pista. Minha filha e eu caminhamos com muita dificuldade pela neve alta segurando-nos a uma grade, com medo de perdermos totalmente a orientação. Uma cigana velha leva-nos até sua pequena barraca, levanta a aba de pele que serve de porta e nos sentamos as três no chão, juntas em torno do fogo. Ela nos oferece uma xícara de chá. A xícara que me entrega parece com a que era a minha favorita, entre as de minha mãe. É decorada com flores delicadas. Mas esta é uma xícara muito rústica e pesada. Quando a viro de boca para baixo, percebo que é feita de cobre e esmaltada para parecer exatamente como a de porcelana de minha mãe. A cigana me entrega um pedaço velho de camurça. Não tenho certeza quanto ao que fazer com aquilo. Ela me diz que é para abrir. Quando abro o tecido, encontro um brinco. Tem o formato da cabeça de um cervo e seus chifres têm um desenho que se amolda ao contorno de minha orelha esquerda. “Este é o seu presente”, ela diz.

O cenário do sonho sugere um mundo frio e insensível, em que a sonhadora e sua própria faceta feminina jovem ficam tão perdidas e confusas que não conseguem ir em frente. São forçadas a sair do caminho coletivo, ainda apegadas a alguma direção racional (agarradas à grade). São localizadas pela velha cigana, uma figura feminina que tem uma sabedoria ancestral natural. Ela as dirige até que passam pela aba de pele natural e entram na caverna uterina, o útero natural da mulher. Então, em torno do fogo da transformação, elas participam do mais natural dos ritos femininos: beber chá. Nesse contexto, o coração das três mulheres é inundado pelo fogo transformador do amor e o que teria sido um ritual profano se torna sagrado na medida em que a sonhadora é novamente vinculada à sua feminilidade. Ali estão em solo sagrado, num ponto fixo em razão do qual ela pode viver, se movimentar e ser quem é. Seu silêncio compartilhado vibra com o mistério do amor que está nascendo entre elas, e nenhuma das três profana esse silêncio.

A xícara que a velha cigana oferece à sonhadora é a da mãe, xícara que, por associação, causou uma angústia terrível entre a sonhadora e sua mãe. Quando criança, ela havia sido educada a oferecer essa xícara às visitas por ser a mais bela e a melhor. Sua mãe sempre a advertira a não quebrá-la quando a sonhadora lavava a louça, e a única coisa que a impedia de fazê-lo, apenas por raiva, era o que ela mesma sentia pela xícara. Agora, no sonho, a cigana lhe oferece a xícara da qual ela não tivera permissão para beber. E a xícara é feita de cobre sólido, metal de Vênus, deusa do amor. Sua linhagem feminina, que sua própria mãe não fora capaz de lhe transmitir, por não ter sido ela mesma capaz de recebê-la, é recuperada no sonho por intermédio da imagem arquetípica da xícara de que — como na lenda do Graal — ela bebe.

Assim que essa comunhão está estabelecida, a cigana coloca em sua mão um presente mais individual. A hesitação e a relutância em receber o presente sugerem o medo da vida e a ausência de espontaneidade característicos dessa sonhadora. A maior parte de sua vida, de fato, foi vivida a partir de sua dimensão sombra, porque ela sentia medo de assumir a responsabilidade por seus próprios dons. Agora ela recebe um brinco, moldado para sua orelha esquerda. Em razão de seu ajuste perfeito, está sinalizada sua capacidade individual de receber numa reminiscência de certa imagem da Anunciação em que a Virgem recebe sua concepção pelo ouvido. "O pensamento do lado esquerdo está relacionado com o processo primário, com o fluxo das coisas, e se expressa por meio da união e do vínculo com a terra."[10]

10. Pearce, p. 209.

A xícara que quando criança lhe havia sido recusada foi transformada em sua própria taça do amor. A cigana e o fogo são os elementos transformadores. A presença de sua filha sugere um novo alinhamento com o feminino. Esse tema tem uma relação profunda com a semana anterior dedicada ao jejum, porque ela havia deliberadamente se abstido da penetração pela mãe negativa, sacrificando-se a um princípio feminino superior identificado, no sonho, com a cigana, o fogo e a filha. Camurça é a pele de um animal revestida de óleo de peixe. O cervo, que nas lendas se renova ao comer uma serpente, é o símbolo da integração dos instintos, quer dizer, a natureza humana não se eleva sobre a natureza animal, mas, ao contrário, assimila-a como parte integrante de si mesma.

Um sonho desses estabelece uma base feminina fixa, um firme amor feminino, como um cosmo dentro do qual o ego feminino pode ressoar. Um sonho desses aparece porque a sonhadora havia chegado num ponto de confronto com o complexo, embora de modo algum esse fosse o encontro final. Depois de ter ido e vindo em sua obsessão por um tempo longo o suficiente, ela decidiu interromper essa oscilação com um rápido jejum. Ao se recusar a abafar seus sentimentos negativos comendo, ela, na realidade, fez o sacrifício exigido para libertar de suas trevas a deusa ausente. Em seu ritual sagrado dedicado ao próprio princípio feminino, ela fez o sacrifício. A deusa a agracia com um presente que é um novo cosmo, relacionado com o feminino divino e, ao mesmo tempo, outorgando-lhe sua própria realidade terra. Ao beber da xícara que nunca lhe havia sido consentida, sua bruxa foi transformada em mãe amorosa; a bílis da bruxa torna-se leite. Ela ganha ouvidos para ouvir e olhos para ver; torna-se mais receptiva à sua virgem interior.

Na tragédia de Shakespeare, Lady Macbeth como mãe negativa assume a forma das três bruxas que nas urzes constelam a destrutiva imagem que Macbeth tem de si mesmo, a falsa imagem do reinado que leva à sua ruína. Elas são o lado negativo de seu destino. No sonho anterior, as três bruxas são substituídas pelas três mulheres positivas, a tripla imagem da mãe positiva. Juntas, elas constelam a imagem positiva do reinado da rainha presente na cabeça do cervo, que é um símbolo medieval de Cristo.

Três é tradicionalmente o número do destino. Como o reconhecem todas as minhas analisandas anoréxicas e obesas, destino é o que as persegue. Como no caso de Macbeth, pode levá-las a uma destruição que enxerguem à sua frente com uma clareza aterrorizante. Ao mesmo tempo, se já estão em análise há tempo suficiente, começam a ver seu destino com outro rosto: o seu.

Um famoso mestre zen disse certa vez ao seu discípulo: "Mostre-me seu rosto antes de você nascer".

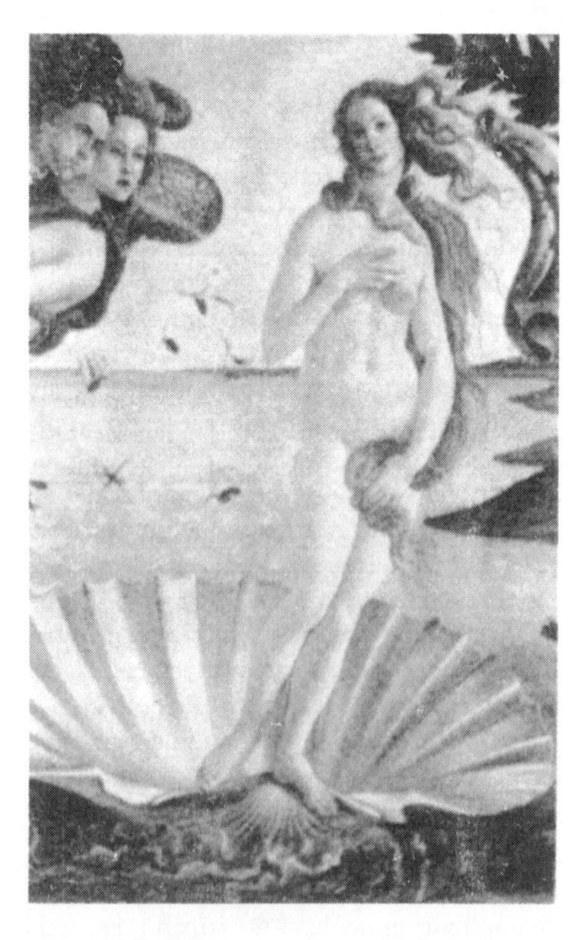

O Nascimento de Vênus. Sandro Botticelli

Quanto mais o ideal feminino se inclina na direção do masculino, mais a mulher perde seu poder de compensar o esforço masculino de busca da perfeição, e emerge então um ideal tipicamente masculino que, como veremos, está ameaçado de enantiodromia. Não há caminho depois da perfeição futura: existe só o retorno, o colapso do ideal, que poderia ter sido facilmente evitado prestando-se atenção ao ideal feminino da completude. O perfeccionismo de Yahweh passa do Velho para o Novo Testamento e, a despeito de todo o reconhecimento e a glorificação do princípio feminino, este nunca prevaleceu diante da supremacia patriarcal. Portanto, de modo algum já sabemos tudo a respeito dele.

C. G. Jung, *Resposta a Jó*

Naquela época, [minha mãe] não queria mais ver ninguém e sempre levava com ela, até em viagens, a pequena e delicada peneira de prata na qual filtrava tudo o que bebia. Não ingeria mais alimentos sólidos de qualquer natureza, exceto alguns biscoitos ou pão, os quais quando estava só quebrava em pedacinhos e comia um por um, como as crianças fazem com as migalhas.

Seu medo de agulhas, nessa época, já a dominava por completo. Aos outros, ela dizia simplesmente à guisa de desculpa: "Não consigo mais realmente digerir nada sólido, mas não quero que isso o preocupe; sinto-me de fato muito bem". Para mim, no entanto, ela de repente se voltava (pois eu já era um pouco crescido) e dizia com um sorriso que lhe custava um imenso esforço: "Quantas agulhas existem, Malte, e como eles mentem a respeito de tudo, e quando a gente pensa com que facilidade elas podem cair...". Ela tentava dizer isso de uma maneira jocosa, mas o terror a fazia tremer à mera idéia de todas as agulhas mal apertadas que, a qualquer instante, em qualquer parte, poderiam cair em alguma coisa.

Rainer Maria Rilke, *The notebook of Malte Laurids Brigge*

2

Vício da perfeição

Espelho, espelho meu,
Quem é mais bela do que eu?

Minha analisanda sentou-se na cadeira à minha frente. Arrumou o diário de sonhos e os seus papéis meticulosamente, quase que alheia ao fato de meus olhos estarem pousados em sua pessoa. Não falamos. Reparei nos tons suaves de malva e rosa em sua blusa nova, e percebi que seu penteado era novo, com um corte que oferecia mais definição ao seu rosto jovem. Em torno dela havia uma quietude, uma espécie de força silenciosa à qual muitos se haviam agarrado. Um número excessivo de pessoas havia depositado sua carga sobre ela, que carregava todo esse peso. Fizera isso tão bem que era mais velha que seus 25 anos e bem mais pesada do que a balança conseguia sustentar. Deu-me um sorriso lento, pungente, que não acendeu seus olhos. Sorri de volta e lembrei do "triste coração de Ruth quando, saudosa de sua casa, Ficou no meio do milharal alheio, lavada em lágrimas".[1]

Como tinha a coragem e a dignidade desse nome, vamos chamá-la de Ruth. Era universitária, detinha uma posição profissional de responsabilidade, era sensitiva em grau quase alarmante, mas seu peso, agora em torno de 165 quilos, tinha sido um tormento a sua vida inteira. Referindo-se ao corpo, disse: "Se toquei esse instrumento adorável alguma vez consegui produzir alguns acordes pesados e desagradáveis que ninguém, salvo

1. John Keats, "Ode to a nightingale", linhas 66-7.

eu, quer escutar. Como mamãe dizia acerca de si mesma: 'Finjo que é uma viola velha quando, na realidade, é um Stradivarius'".

Ruth era a primogênita de uma família com cinco filhos. Seu pai e sua mãe eram ambos profissionais. Após 18 anos de um casamento tempestuoso, divorciaram-se. Por dez anos seu pai fora um alcoólatra em segredo. Depois de alguns meses de análise, ela reconheceu sua necessidade de poder, sua ânsia de perfeição, seu desejo de controlar, não os outros, mas a própria vida. Reconheceu também as radicais contradições de seus devaneios habituais: o anseio de viver, a rejeição da vida; a esperança, o desespero; o corpo, o espírito. As alusões a essas atitudes transpiram da passagem a seguir, retirada de seu diário:

> Não estou me enganando. Sei que comer doces é estar consistentemente escolhendo a morte. Agora me dão indigestão e enxaquecas. Dôo minha energia à minha doença em vez de a meu ego. Acho que estou preparada para perder peso e pensei que meu inconsciente estivesse pronto para me dar apoio. Mas ainda estou comendo chocolates antes da ricota, e o desespero é pior que nunca. Você tem razão: há uma emergência, uma emergência espiritual, porque posso escolher não estar de jeito nenhum aqui. Existe uma emergência física. Sim, existe um desespero crônico em meu corpo e eu fico dizendo a mim mesma: "Um dia faço algo a esse respeito, mas nesse meio tempo tenho de cuidar da emergência". Os outros não entendem essa emergência. Os outros acham que o meu corpo é a emergência. São repelidos por meu corpo. Eu sou repelida pelo mundo. Eu, Deus, recuso-me a entrar no mundo, recuso-me a encarnar. Escolho o bem e deixo o restante passar. Pego o que consigo, apenas ficando em pé na soleira de minha porta. Odeio o mal. Odeio o mal de mim mesma. Sei que é burrice. Quero que as coisas sejam verdadeiras e, no entanto, a imagem que apresento de mim é absolutamente falsa. Não faço nada para entrar no mundo. Se não consigo fazer tudo, não faço nada.
>
> Fazer regime é encarar o mundo real. Quando estiver pronta farei isso. Tenho medo dos desastres que ocorrerão se eu entrar na vida. Vejo a confusão que os outros fazem com suas vidas e não acho que a minha seja tão ruim. Mesmo assim, finjo que não estou aqui. Sei que quando penso sobre o mundo real fico cheia de medo, tensa e hostil. Pensar em todos os possíveis perigos destrói a minha confiança, desviando a minha energia para longe da questão principal. Tenho muito medo de fracassar. Esforço-me

demais. A rigidez e a disciplina dão errado. Fico demasiadamente deprimida com tudo de errado que existe no mundo. Não consigo nem ler a *Times*. *Hamlet* é pesado, mas não é o mesmo tipo de peso barato como o das revistas. Sinto-me afetada por fugir do mundo do jeito que ele está. Estou tentando chegar num nível espiritual elevado cedo demais, provavelmente fazendo as perguntas certas no momento errado. Não enfrento meu problema de corpo porque não quero entrar na vida. Tenho medo de sair. E no entanto já estou fora. Se conseguir perder peso, então tenho de entrar na vida.

Duvido de meus motivos. Ao cometer um crime, estou evitando uma miríade de outros e todos são a mesma coisa. Sei que estou me corrompendo, mas isso é diferente de ser corrompida pelo mundo. Os adultos são falsos. Achei que poderia chegar à idade adulta sem ser falsa. É como vestir certas roupas para chegar a se conhecer. Não quero falhar. Não quero me corromper do jeito que o mundo faz. Eu sou assim e, se não gostarem, azar! Claro que é uma falsa couraça. Eu fracassaria ainda mais radicalmente que eles. Não. Não vou entrar no mundo. Não vou me prestar a ajustamentos exíguos. Quem se importa se cenouras têm mais calorias cruas ou cozidas? Os cavaleiros do Graal não estavam fazendo o que estava à mão. Os grandes problemas têm de ser enfrentados de maneira grandiosa. Grandes vocábulos!

Tudo está distorcido. É verdade. Mas não é desculpa. Eu poderia entrar de uma grande maneira, mas, nesse meio-tempo, comer cenouras cruas. Digo a verdade, mas ao mesmo tempo estou fazendo joguinhos. Uma parte de mim diz que gostaria de ser magra, contudo eu respondo: “Mentirosa”. Se pelo menos fosse alguma coisa que eu pudesse parar de uma vez! Mas não se pode parar de comer. Amputam sua perna e você se acostuma com isso. Você usa muletas. Mas, se não parar de cortar um minuto sim outro não, então você está realmente em apuros.

Meu pai [que era alcoólatra] era um pisca-pisca. Se não tivesse existido a eletricidade, se ele simplesmente tivesse sumido, poderíamos ter aprendido a viver à luz de velas. Mas nunca podíamos confiar porque sabíamos que no momento seguinte estaríamos no escuro. Depois de ter entrado na luz você não consegue voltar para o escuro. Existe em mim um medo horrível disso. Não consigo suportar o sofrimento. A carne é fraca. Não alimente sua fraqueza. Saia dessa. O corpo é grande demais; vá atrás de outro. Da próxima vez, tente o espírito!

A rejeição da vida e o desespero implícitos nessa última sentença eram conclusões características dos depoimentos do diário de Ruth. Ela deixava a caneta de lado, entrava num rodopio letal que a fazia sentir-se tragada por um redemoinho, começava inconscientemente a comer chocolate, bolinhos e leite até entrar em estupor; depois terminava se percebendo pelo menos respirando. O corpo odiado persistia em suas tentativas de sobreviver mesmo quando o espírito se recusava a habitá-lo.

A sabedoria do corpo é o termostato que determina o apetite, quer o ego goste disso, quer não. Somente quando muda a atitude consciente, à medida que o ego se torna de fato forte para assumir a responsabilidade pela mulher como ser humano, vivendo em seu corpo na terra com suas limitações humanas, é que o registro do apetite consegue encontrar seu "ponto" natural. Enquanto o ego não for forte o suficiente para assumir essa responsabilidade, a energia chegará repetidas vezes naquele rito de passagem, entrará no torvelinho, vivenciará o conflito avassalador, regredirá até a dimensão da bruxa e não conseguirá efetivar a ressurreição ou a resolução. Porém, cada vez que percorre o ciclo, sobe ou desce (eis o paradoxo crucial) um novo anel da espiral, acumulando nova força, desde que, claro, o diálogo entre ego e inconsciente continue acontecendo.

Nesse intercâmbio, o ego está sendo alimentado pelo inconsciente. Os sonhos sempre são repletos de imagens de comida. O alimento que está tentando ampliar a atitude do ego fortalecerá pontos de vista firmes desde que o ego assimile essa nutrição; em outras palavras, passe a agir de acordo com suas novas percepções. Esse mesmo alimento — físico ou espiritual — ajudará o ego a ser menos rígido, permitindo que as coisas fluam, aconteçam. O obstáculo, que antes era evitado por medo, pode então ser visto como um desafio com todas as suas possibilidades de enriquecimento das vivências. O que parece ser uma contradição para Ruth, nos estágios iniciais da análise, pode, com o tempo, tornar-se um paradoxo: quanto mais o ego se fortalece, mais se torna flexível.

Na mesma extensão em que a mulher é capaz de participar dos rituais de uma Igreja, cristã ou outra, ela está protegida de um confronto pessoal com o inconsciente. O ritual garante certa distância estética. Também assegura que aquela divindade que sofre e morre surja novamente. Mas, quando a pessoa está atravessando sozinha essa experiência, sem o ritual ortodoxo, não consegue saber que o sacrifício do velho encaminha para o nascimento do novo. Tudo o que ela experimenta é a escuridão do canal de parto, sem a menor fé de que encontrará a luz ao final. Se ela perder seu corpo gordo (a única segurança que já conheceu na vida), se sacrificar isso, o que poderá segurá-la na terra? O que irá protegê-la dos terrores de uma vida que ela essencialmente rejeita? Sacrificar seu corpo gordo antes que passe a aceitar a vida seria destruir o único baluarte entre ela e um surto psicótico ou a morte. A desprezada gordura é, de fato, sua âncora na vida, e o tamanho que ela assume pode variar em proporção direta à aceitação ou à rejeição com que seu ego contempla sua própria humanidade. Tampouco a gordura é tão desprezada quanto pode superficialmente parecer pois, assim que começa o processo de perda de peso, o luto pelo corpo perdido talvez precise ser enfrentado para que não torne a ocorrer um repentino aumento de peso.

O ritual religioso sempre foi a retomada de um mito: o Deus bebe de uma taça, morre e renasce. O ritual tem sido uma forma de os seres humanos participarem vicariamente da vida da deidade. Como diz São Paulo: "Não eu, mas Cristo vive em mim" (Gálatas, 2:20). Agora, o divino tapete foi puxado de debaixo de nós, ou nós mesmos fizemos isso. Os rituais que antes eram vicários são agora reencenados *em nós*, na vida cotidiana. Temos de assumir a responsabilidade por nossas próprias vidas. Devo assinalar que Ruth não tinha mais filiação religiosa. Os sacramentos da Igreja não tinham mais ressonância em sua vida psíquica. O espírito que ela estava tentando construir tinha de sê-lo a partir de seu sofrimento particular e de suas esperanças mais pessoais. Para que seu sofrimento e sua esperança tivessem algum significado, contudo, teriam de estar fundados em algo ou alguém maior que o frágil ego. Chame essa instância de Destino, Deus, Energia, Amor ou Prana. O maior perigo dos rituais solitários é o ego se identificar com o lado positivo ou negativo do deus.

É precisamente aí que mulheres como Ruth situam o problema, como se pode depreender de seu diário. Ela quer fazer de sua vida uma ficção e identificar-se com um arquétipo espiritualizado. Identificar-se com Hamlet provavelmente vale uns 12 quilos. Identificar-se com Cristo, no mínimo, deve valer 60. Na medida em que a autoridade masculina em sua psique é uma luz pisca-pisca, a figura divina interior não pode ser digna de confiança como provedora de luz. Posto que a autoridade feminina em sua psique zomba de seu próprio corpo feminino, a deusa interior não pode ser digna de confiança como provedora de amor. O ritual não funciona porque perpetua o pai alcoólatra que não podia encarar a vida, e a mãe descorporificada, alheia aos próprios instintos femininos.

Nesse mundo sem raízes, os rituais são os jogos em que as pessoas se envolvem. Ninguém espera realmente que alguma coisa aconteça. Uma mulher sem raiz em si mesma pode trabalhar com afinco em sua análise enquanto isso for um jogo interessante, mas assim que ele ganha vida ela recua aterrorizada pois alguma coisa pode efetivamente acontecer e mudar. O que estou sugerindo aqui é que para Ruth, assim como para muitos homens e mulheres contemporâneos, os arquétipos parecem não possuir a autonomia que de fato têm. Sua imagem arquetípica de Deus está, no momento, tragicamente enraizada em sua experiência de um pai inadequado. E ela também não tem uma imagem arquetípica de uma deusa amorosa. Uma teologia da confiança, nessa altura, está fora de cogitação. Reconhecer que existe uma divindade independente das suas experiências de vida é algo que mal pode pensar. Diante de seu complexo alimentar, suas prioridades são de uma ordem inteiramente diversa.

Nessa etapa, o objeto de sua confiança deve ser o analista. Quer seja homem quer seja mulher, essa pessoa se torna, por certo tempo, a mãe positiva que oferece o alimento nutritivo nunca antes recebido. O ego só pode se tornar forte o suficiente para que o ritual se sustente se a divindade puder estar enraizada naquele processo de vida do qual o vício de comida o está alijando. A psique que a vida inteira viveu no medo de não ser alimentada pela mãe, ou de ser repelida pelo pai — em outras palavras, a psique que conheceu a rejeição fundamental —, só consegue cortar o cordão umbilical quando tiver um novo chão. O medo do abandono não é diferente aos 25 anos do que foi aos 25 dias de nascido. O nada é sempre o nada. O ego tem de chegar a perceber que é só na medida em que se enxerga como uma extensão de sua antiga vida — ou seja, possuído pela bruxa devoradora — que está diante da morte. Assim que constatar que o padrão devorador pode ser mudado, dá-se conta de seu potencial de liberdade. Esse é o momento criativo. Se o ego decidir, nesse momento, tomar posse de sua própria realidade, então pode se retirar da dimensão do complexo e iniciar sua celebração da vida. Cristo disse-o de maneira sucinta: "A menos que possa nascer de novo, o homem não verá o reino de Deus".[2]

Com base no diário de Ruth, vemos que sua vida, mesmo em meio à própria confissão de suas derrotas, está apesar disso comprometida com a perfeição, e existe uma íntima ligação entre seu vício de perfeição e suas derrotas confessas. Aliás, *a perfeição é a derrota*. Jung faz uma distinção entre perfeição e completude:

> Deve-se ter em mente que existe uma considerável diferença entre *perfeição* e *completude*. A imagem de Cristo é tão boa quanto perfeita (pelo menos tem essa intenção), ao passo que o arquétipo (na extensão em que é conhecido) denota completude mas está longe de ser perfeito. [...] Por mais natural que seja buscar a perfeição, de um modo ou outro, o arquétipo se consuma na completude. [...] A pessoa pode se esforçar para atingir a perfeição... mas deve sofrer com o oposto de suas intenções em nome de alcançar sua completude.[3]

O ponto aqui é que a perfeição pertence aos deuses; a completude ou a totalidade é o máximo a que o ser humano pode aspirar.

Todo padrão arquetípico é inteiro, completo em si. Mas é só um aspecto do humano. O arquétipo do Velho Sábio, por exemplo, denota um aspecto da totalidade, mas empenhar-se radicalmente na busca da sabedoria à custa, por exemplo, da tolice humana irracional é perder muitas das alegrias de viver. De maneira semelhante, a Madona idealizada é determinada imagem perfeita do feminino, contudo a mulher real também deve aceitar

2. João, 3:3.

3. Jung, *Aion*, OC 9 ii, par. 123.

a prostituta em si, em nome de sua completude. É ao buscar a perfeição, isolando e exagerando algumas de nossas partes, que nos tornamos neuróticos.

O principal sinal da busca da perfeição é a obsessão. Esta ocorre quando toda a energia psíquica, que deveria estar distribuída entre as várias partes da personalidade para buscar harmonizá-las, encontra-se focalizada numa única área da personalidade com a exclusão de tudo o mais. A obsessão sempre é uma fixação, um congelamento da personalidade para que ela se torne não um ser vivo, mas algo fixo como um bloco de escultura, preso num complexo. Sempre existe algo catatônico a esse respeito, o qual oculta o medo que se pode tornar um terror cego. Nesse ponto, a pessoa pode se tornar um animal selvagem imobilizado pelo brilho ofuscante dos faróis dianteiros, incapaz de se mexer.

A perfeição assemelha-se muito a isso, quando aplicada à vida humana. Certos tipos de pessoa, por exemplo, astros de cinema, podem ficar paralisados diante do esplendor dos refletores e passar toda a sua carreira desempenhando o mesmo tipo fixo de personagem, vezes e vezes seguidas. Marilyn Monroe lutou para se livrar do assédio das luzes do palco, mas não conseguiu. Nem os estúdios de cinema nem o público permitiram. O vício de perfeição é, fundamentalmente, um vício suicida. O viciado simula não a vida, mas a morte. Quase inevitavelmente, a mulher viciada em perfeição vê-se como uma obra de arte, e seu verdadeiro terror é que esta, sendo tão absolutamente preciosa, possa ser destruída, de um instante para outro. Ela tem de se tratar como um raro espécime de porcelana Ming, ou como o que Keats descreveu como "a noiva do silêncio ainda não deflorada", uma "filha adotiva do silêncio e do tempo lento" (ver p. 9).

Movimentar-se em direção à perfeição é movimentar-se para fora da vida, ou, o que é pior, nunca entrar nela de fato. O vício da perfeição, que psicologicamente indica estar escravizado por um complexo, é da mesma forma aparente na anoréxica. Como a pessoa obesa, seu complexo alimentar está enraizado na mãe negativa. Sua entrega desenfreada assume a forma de um jejum ou do que os alcoolistas chamam de "bebedeira a seco".

*

Perto do final da sessão de Ruth, Eleanor já estava aguardando. Entrou e se sentou na mesma cadeira, ereta e elegante como um vaso de porcelana de Copenhaguen. Sua pele branca surgia retesada sobre seus ossos finos. Seus longos cabelos loiros eram como finos fios de seda e seus imensos olhos azuis denotavam vigilância, inteligência e ansiedade. Ela parecia um cavalo de corrida premiado perfilando-se para o páreo.

Como Ruth, Eleanor tinha 25 anos, era a mais velha de cinco filhos. Tanto seu pai como sua mãe eram profissionais que exerciam suas atividades, ainda eram casados, e gozavam de alto prestígio nos círculos sociais e profissionais a que pertenciam. Como Ruth, Eleanor era um verdadeiro pilar de força na escola e na comunidade; as duas estavam atadas por ideais coletivos. Também como Ruth, Eleanor tinha servido de pára-choque na família, carregando o peso de todos os outros, tentando manter constante a harmonia, tentando ajudar cada um dos membros da família a entender os outros. Sua vida inteira tinha-se destacado nos estudos, nos esportes e era líder. Aos 23 anos, percebeu-se comendo nada mais que pipoca, incapaz de tomar decisões, de falar com qualquer um por medo de eles despejarem nela mais algum peso que enfim a reduziria a pedaços. Quando não conseguiu mais trabalhar com eficiência, teve de se internar num hospital. Aos poucos, sua saúde física melhorou e ela iniciou a terapia para tentar ajustar sua atitude, de modo a tornar a vida possível. Após algumas semanas, sentiu-se confiante para me mostrar seu livro de listas: listas anuais de coisas a serem feitas, listas mensais, semanais, diárias, listas diárias especiais — tudo meticulosamente organizado. "Eu sei que é loucura", ela disse com um olhar totalmente estressado, "mas não consigo evitar. Se faltar uma coisa, o que mais poderia estar faltando?"

Quando sugeri que deveria haver espaço para a espontaneidade, ela diligentemente concordou. Uma semana depois, no entanto, ela me disse, entristecida: "Não tem sentido criar um tempo para a espontaneidade; simplesmente isso não existe na minha vida". E mais tarde na sessão, quando passei os olhos por sua lista diária, vi: "14h15–14h30: espontaneidade". Nessa simples anotação residia toda a tragédia de sua vida.

Eis um excerto do diário de Eleanor:

Muitas pessoas estremecem só de ouvir falar em anorexia e obesidade. São pequenas loucuras para manter a distância outras loucuras. No meu pior período, fui ao mesmo tempo gorda e magra — comia o suficiente para fazer páreo com os maiores glutões e, no entanto, devido ao esvaziamento ritual, mantinha a magreza externa. Era uma forma de corporificar o paradoxo do cheio e do vazio simultâneos. A idéia de me esvaziar inteiramente para que uma presença divina pudesse penetrar em mim, um receptáculo purificado, era importante. Desta vez era um esvaziamento emocional, intelectual e vivencial. Pratiquei técnicas orientais do yoga, busquei a morte: a morte completa do ego pessoal e o monturo que se havia acumulado em torno dele.

Penetrei cada vez mais na escuridão, conforme ia me afastando de tudo o que conhecia e entendia. Perdi o "eu" e me tornei um vazio. Sonho às vezes que estou sendo eletrocutada dolorosamente. Depois de algum tempo, a energia nesses sonhos se transformou em luz pura e radiante. A luminosidade e a força dessa luz são impossíveis de descrever. Eu acordava no meio da noite e literalmente enxergava a luz do sol em toda parte, no escuro, como uma pós-imagem radiante. A extensão dessa luminosidade só tinha paralelo na exuberância e na alegria que fluíam de dentro de mim por todos os lados. Claro que pensei que tinha alcançado alguma fonte de divina beatitude e tudo estava sincronizado. Não. Eu tinha começado a aprender, mas não havia começado a viver de modo criativo. Deus é a criatividade desperta de cada momento.

Chegar à luz não foi fácil. A matéria existe do puro nada. Deus é o não-manifesto mais além do não-manifesto. Eu tinha de aceitar o vazio. Os ritos de cheio e vazio tinham sido um meio de fuga que escarnecia da realidade subjacente ao significado simbólico de meus atos. Meu ego afundava em orgias alimentares; meu corpo se sentia empanturrado. Eu tinha de desempanturrar-me. Não desejava flutuar até a superfície numa leveza morta. Queria nadar de volta até em cima. Agora percebo que estava procurando o Sol mas nunca consegui vê-lo. O que eu mais desejava era que o Sol surgisse numa clareza linda, flamejante, sem queimar, saindo de minha boca. Em vez disso, minha barriga parecia cheia de serpentes, cheia do caos da *mater saeva cupidinum*, "a natureza descontrolada e intacta". Eu me sentia o caos antes da criação e buscava ser o delineamento da ordem depois da criação como vida organizada e universalmente viva. Mas a organização começa em casa.

A análise de Eleanor era mais avançada que a de Ruth, pois havia o reconhecimento consciente do desejo de se esvaziar e de entrar no vazio. Embora existisse o desejo da pura radiosidade da luz separada de toda a escuridão, também havia um movimento no sentido da criação, a pungente constatação da necessidade de um corpo. Ela estava começando a identificar o deus criador com a criação. Por outro lado, Ruth ainda preferia manter os dois separados. Eleanor estava mais perto de se tornar menos deus e mais pessoa.

Na síndrome obesa/anoréxica, a matriz maternal original está constelada de maneira demoníaca. Inconscientemente, a criança foi rejeitada pela mãe; portanto, ela não é uma pessoa mas uma coisa. Uma mulher obesa que iniciava análise sonhou consigo mesma, muitas vezes, não como pessoa mas como uma bolinha de golfe. O perigo de ser tratada como uma coisa em vez de uma pessoa é que, ironicamente, termina levando a uma inflação ilimitada. Essas crianças se sentem Deus. Não o Deus da criação, o que trabalha com a matéria, soprando o hálito da vida no barro e declarando boa Sua criação, mas o Deus antes da criação, a quem James Joyce descreve como "indiferente, aparando as unhas" no imenso vazio.[4]

A euforia experimentada nessa síndrome é a crença de que podem escolher entre entrar na vida ou não. "Eu sou o que sou", declaram. Partilhar seu "eu sou" numa situação existencial é, segundo elas mesmas se convencem, uma escolha. Presas na síndrome, escolhem não fazê-lo. Comer é não só reconhecer a matéria, mas também entrar nela ou, o que é pior, entrar nela contra sua própria vontade, o que não apenas desafia como ainda nega sua onipotência. Isso seria o reconhecimento de que "não são quem são". Há também uma outra força presente, e esta é a matéria: a matéria negativa, a mulher-demônio, a bruxa. Deus não está sozinho nem é onipotente. Ele tem o diabo como adversário a enfrentar. Uma mordida no bolinho é Eva dando uma mordida na maçã. Isso acarreta morte ao mundo. Acarreta a perda do Paraíso — a saber, a perda da onipotência. O que essa mulher não vê, como Jung tão bem descreve em seu *Memórias, sonhos, reflexões,* ou em *Resposta a Jó,* é que o diabo, ou a

4. James Joyce, *Portrait of the artist as a young man,* p. 215.

matéria, ou o bolinho, é o *deus absconditus*, aquela parte do inconsciente de Deus que não foi absorvida ou digerida.

A radicalidade da posição de Jung, embora tenha uma longa história na tradição cristã, envolve o que a Igreja chama de *felix culpa*, ou seja, pecado feliz. A primeira mordida no bolinho arremessa a mulher no caminho que lhe permitirá diferenciar-se de sua própria onipotência delirante, ao mesmo tempo que arremessa Deus no caminho da encarnação. É o primeiro passo mal dado rumo a tornar-se humana. Em suma, o que é preciso antes que a pessoa consiga absorver aquela mordida em sua carne é uma avaliação radical de sua teologia unilateral. Ela tem de aprender a criar espaço para a sombra, ou o demônio.

A maioria das pessoas prisioneiras dessa síndrome são gnósticos natos: negam a encarnação. Deus permaneceu Deus. Nunca se degradou tornando-se carne. Não nasceu. Não sofreu. Não morreu. Não ressurgiu dentre os mortos. Como elas, Deus nunca viveu na Terra.

Ao rejeitar a comida, Eleanor estava rejeitando a vida. E o maior problema a ser superado quando ela de fato começou a comer foi que perdeu a exaltação eufórica causada pela abstinência de alimentos. A vida não valia mais a pena ser vivida sem a intensidade e a compulsão da corda bamba de sua resistência. Ela acreditava que estava se reduzindo ao puro espírito, à pura essência, um conceito que pode estar relacionado a iniciações xamanistas, em que o xamã é literalmente reduzido a pele e ossos.[5]

O que Ruth não enxergou foi que sua carne estava tentando salvá-la, tentando forçá-la a desenvolver sua própria identidade feminina. Em vez de enfrentar a gordura como um fato, Ruth estava presa numa identificação inconsciente com seu corpo volumoso. Ela não tinha ego do qual se separar, seja qual fosse o mito que estivesse sendo vivido mediante aquela gordura. A razão pela qual ela pesava 165 quilos era recusar-se a aceitar a realidade existencial que seu corpo era forçado a proclamar cada vez mais estridentemente. Entre corpo e espírito, havia uma disputa de berros em que, como em todas as querelas com dois

5. Ver Mircea Eliade, *Rites and symbols of initiation*, pp. 92-6.

adversários, nenhum consegue ouvir o outro. O corpo que se apresentava belicoso ao espírito em toda a pujança de seus 165 quilos era combatido por um espírito que despejava contra a carne toda a força de Bach, Mozart, Blake e Dostoevski. Uma gritaria desse porte poderia terminar afogando até Deus, mas não necessariamente o diabo, acostumado que está a tais discussões, pois ele é essa parte de Deus que ainda não penetrou na consciência. Apenas observando como Ruth era calada, seríamos capazes de perceber o quanto os mundos interno e externo podem estar defasados.

Em análise, a luta pela encarnação — Deus feito carne, o espírito na matéria — se repete não em termos teológicos mas psicológicos. Ela não fica resolvida enquanto a viciada em bolinhos não compreender que o que existe para ela no bolinho é o que a Igreja chama de Cristo transubstanciado. Isso significa que o ritual demoníaco de se entregar a devorar bolinhos tem de ser substituído pelo sagrado ritual de receber o corpo de Deus como os frutos da terra que Ele declarou ser boa. Psicologicamente, significa transformar a mãe negativa ou bruxa em Grande Mãe.

Pode-se dizer que no cristianismo sempre houve uma lacuna bastante grande entre a crucificação e a ressurreição. Em vez de considerá-las um único evento, no clímax do processo elas foram separadas. Com essa separação, nasce uma atitude masoquista perante o sofrimento, ou uma atitude a respeito do sofrer que tende a subestimar sua importância. Na síndrome obesa/anoréxica existe uma tendência muito forte para que a crucificação ou o sofrimento se tornem cada vez mais um fim em si, quanto mais a pessoa se desvaloriza pelas próprias percepções de seus contínuos fracassos. A onipotência incoerente que talvez resulte está tão completamente alienada do verdadeiro sofrer que parece não ter qualquer vínculo com ele. Não é a ressurreição dentro do processo da crucificação, mas algo desconectado dela; portanto, quase que inteiramente irreal. Tanto Ruth como Eleanor, em seus diários, recorrem continuamente a seus joguinhos mentais que, felizmente, não conseguem impingir com pleno sucesso a si mesmas. *Sua consciência do fracasso é o que as mantém em contato com a realidade.*

Não obstante, esse contato ainda é de teor negativo, porque o ego é incapaz de lidar criativamente com aquela.

O que deve ficar estabelecido é uma atitude amorosa por parte do ego para com o corpo, de tal sorte que a nutrição deste se torne interessante para o ego. Este deve aprender a fazer as perguntas que o corpo esteja pronto para responder, numa voz indiscutivelmente clara: "Quais são as minhas reais necessidades? Naquela reunião de hoje eu me traí. O que eu realmente queria fazer? O que meu corpo quer comer? Ele quer fazer exercícios? O que alimentaria meu espírito em vez de minha carne? De que modo posso tornar este monte de carne em meu corpo? Amo meu corpo? Quero viver? Quero entrar na vida?". O que o ego confronta é uma imagem corporal denegrida, uma imagem que, por mais estranho que possa parecer, tem pouco ou nada a ver com a imagem refletida no espelho. Uma mulher possuída pela feiúra de seu corpo olha para o seu complexo horas a fio e, literalmente, não consegue enxergá-lo. É uma construção da mente que se acredita ser verdadeiramente onipotente, dizendo para o corpo "SEJA", e o é.

Por conseguinte, é crucial ao processo de cura trabalhar criativamente com o corpo rejeitado. Pelo menos inicialmente, isso deve ser tentado fora do âmbito do complexo, pois o ego não tem força suficiente para entrar diretamente nesse confronto. No Capítulo 4 serão discutidas em profundidade algumas sugestões práticas a respeito de como pode ser desenvolvida uma nova relação mente–corpo. Por ora é suficiente dizer que uma mudança gradual de ódio por si em amor por si *pode* ocorrer, e, quando menos espera, a mulher pode ser "surpreendida pela alegria" quando houver, entre seu espírito e seu corpo, um mútuo reconhecimento.

Esse tipo de alinhamento é uma parte essencial do processo de cura em que o movimento do pólo psíquico para o somático vai ao encontro de um contramovimento, que ruma do somático para o psíquico. O corpo avança para encontrar o processo psíquico com base na suposição de que, independentemente de quanto trabalho seja feito sobre a psique, ele não conseguirá absorvê-lo, a menos que esteja preparado. Keats fala de levar até o mundo da natureza — uma ave, uma flor ou uma árvore — "os cumprimentos do Espírito",[6] como se a psique reconhecesse uma parte de si na substância da natureza. *E o inconsciente responde tornando-se o objeto percebido.* O que acontece é, em certo sentido, uma reciprocidade em que o consciente e o inconsciente — a mente e a matéria — se unem para produzir um terceiro elemento: a reunião de corpo e espírito que traz consigo um ato de jubiloso reconhecimento.

John Donne, em "The ecstasy", descreve dois amantes deitados numa floreira, como "estátuas sepulcrais". Embora seus corpos estejam poderosamente atraídos um pelo outro, recusam-se a fundir-se enquanto suas almas não consentirem. As almas abandonaram seus corpos para negociar acima de suas cabeças se seus corpos devem ou não ter liberdade para responder um ao outro. Em suas negociações, as almas aos poucos vão reconhecendo a importância de seus corpos; sem estes, não poderia sequer existir a união das almas. Estas, como grandes princesas, teriam permanecido prisioneiras, desconhecidas uma da outra. Portanto, por gratidão a seus corpos, decidem regressar a eles, trazendo consigo não só sua aprovação para os desejos corporais, mas também sua feliz participação na realização destes. Donne conclui então com alegria:

> *Aos nossos corpos voltamos então, para que*
> *Os homens fracos no amor revelados possam contemplar,*
> *Os mistérios do amor crescendo nas almas,*
> *E ainda é o corpo o seu livro.*
> *E se algum enamorado, tal como nós,*
> *Tiver ouvido este nosso diálogo interior,*
> *Que ele mesmo assim nos assinale; ele verá*
> Pouca diferença quando aos corpos regressarmos.[7]

Se a mulher que está presa na cisão mente/corpo puder manter contato com seu próprio "diálogo interior", ela também poderá travar as delicadas negociações abertas aos extáticos enamorados de Donne.

---

6. Maurice Buxton Foreman (ed.), *The letters of John Keats*, p. 112.
7. John Donne, "The ecstasy", linhas 69-76.

Did I not weep for him who was in trouble Was not my Soul afflicted for the Poor
Behold he is in thy hand but save his Life
Then went Satan forth from the presence of the Lord

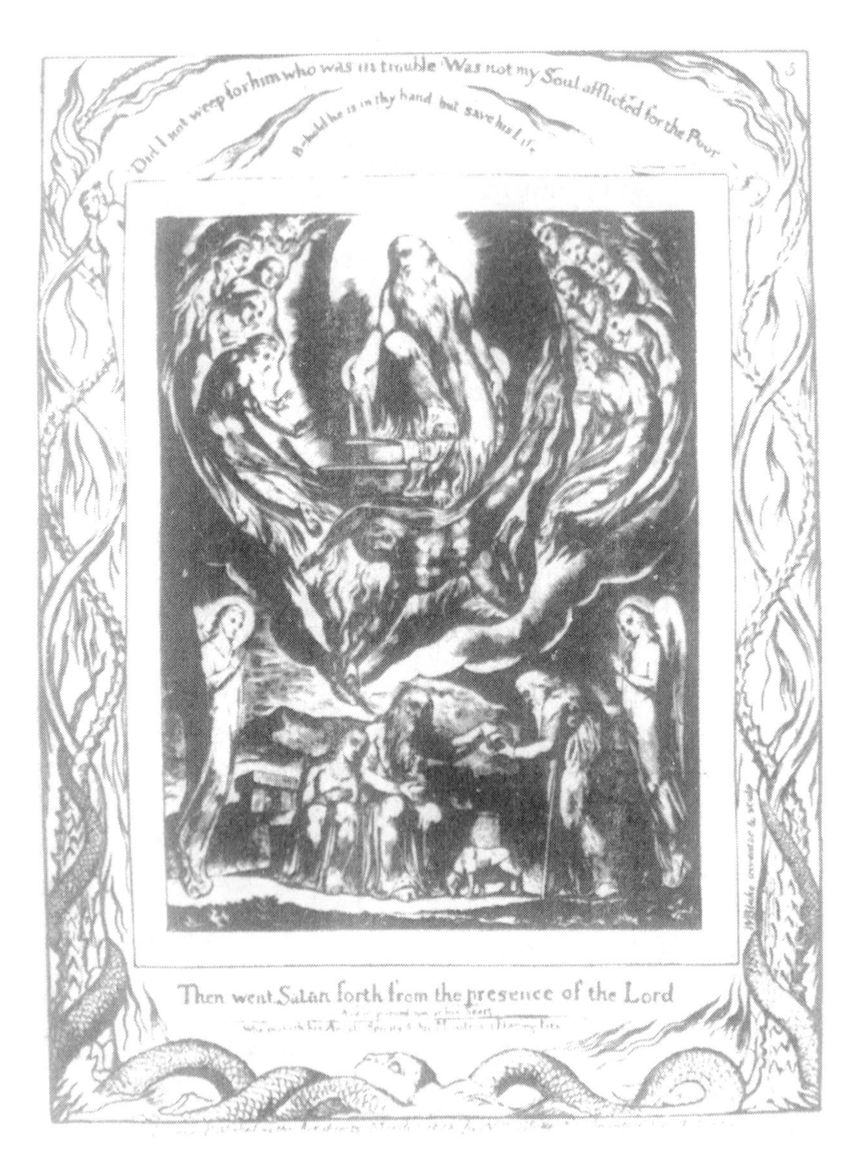

De *O livro de Jó*, 1825. William Blake (Museu Britânico)

3

O tempo todo

Sem Contrários não há progresso. Atração e Repulsão, Razão e Energia, Amor e Ódio são necessários à existência humana.

William Blake, *Marriage of heaven and hell*

Várias vezes referi-me à pervertida concepção que Lady Macbeth possuía sobre Reinado e, embora eu não tenha usado a expressão complexo de poder, certamente a onipotência que preocupa a personalidade sugere um voraz desejo de controlar. A motivação subjacente a esse desejo, no entanto, precisa ser examinada, posto que não se trata simplesmente de "Eu sou o senhor do castelo", reduzindo o restante do mundo a "vagabundos malditos".

Ao assassinar Duncan, representante de Deus na terra, Macbeth quebra seu juramento ao rei. Em termos psicológicos, isso é o ego quebrando seu elo com o *self*. Lady Macbeth, na qualidade de cúmplice do crime, reza aos espíritos que "cuidam dos pensamentos mortais", pedindo-lhes que "assexuem-na" despojando-a de todas as "compungidas visitas da natureza", acreditando, naquele momento, que ela mesma empunharia a faca, uma vez que Macbeth estava "por demais embriagado com o leite da delicadeza humana/ Para usar do caminho mais curto".[1] Mas, quando ela está prestes a fazê-lo, não consegue porque o adormecido Duncan lembra-lhe o pai.

1. Shakespeare, *Macbeth*, ato 1, cena 5, linhas 38, 42, 13-4.

Essa é uma das indicações explícitas de que Lady Macbeth é a filhinha querida do papai, embora todas as suas escolhas revelem uma mulher mais dedicada aos princípios do que aos sentimentos. No mesmo instante em que não está mais na presença concreta de Duncan, ela retoma seus ideais e manipula Macbeth para que ele efetivamente realize o assassinato. Ela, porém, é quem tece a teia. Enquanto ele se mostra agoniado em meio às considerações das conseqüências, chegando à conclusão de que não destruirá sua "jóia eterna", ela está preparando as poções e as armas. Quando ele decide "não mais ir adiante com a empreitada",[2] ela está pronta para apresentar o plano final, que ele executa.

Se Macbeth e Lady Macbeth forem considerados os princípios masculino e feminino, fica aparente que, no início, os dois estavam cientes dos valores afetivos envolvidos em sua ligação com o rei. Os dois são ameaçados pelos atos de bruxaria que vão tecendo, ao fundo, seus perturbadores fios de ilusão com realidade. Na qualidade de princípio masculino, Macbeth avalia racionalmente os prós e contras, e aceita que, se o Destino o quer para rei, então o Destino é quem o vai coroar. Lady Macbeth, personificando o princípio feminino, está atada ao complexo de poder e, nessa medida, trai o verdadeiro princípio feminino da vinculação interpessoal; para lhe agradar, Macbeth comete o assassinato que o exila não só de Deus como de tudo o mais, inclusive dela. A ironia é que sua sensibilidade previra o resultado de trair os seus próprios valores espirituais; ele, porém, não consegue manter-se firme em sua posição. Em vez disso, cede a ela, que já havia aniquilado com seus próprios sentimentos. Nenhum deles estava mais agindo com base em uma noção própria de autenticidade. Em conseqüência, assim que a escolha é feita, ele entra de cabeça na tragédia de sua própria autodestruição consciente, enquanto ela mergulha na patética autodestruição do pesadelo inconsciente.

Muitos casamentos do século XX e os filhos encontram-se nessa situação, envergando os trajes do reinado sem a elegância pessoal para vesti-los. Não pode existir elegância onde está

---

2. Shakespeare, *Macbeth*, cena 7, linha 31.

rompido o relacionamento com o *self*, isto é, onde não existe amor entre o humano e o divino; em termos psicológicos, onde não existe uma ligação consciente entre ego e *self* em razão de o ego estar assustado demais para receber do inconsciente. Sem essa comunicação, o ego tenta instituir seu próprio reinado. Mas, nos casos em que pais, avós e demais antepassados não estiveram em contato com seus próprios sentimentos e instintos, seus filhos nas gerações subseqüentes padecem de um progressivo esvaziamento psíquico. Falando do medo cada vez maior que assola aquele que se esquiva de adaptar-se à realidade, Jung escreve:

> O medo da vida não é só um espectro imaginário, mas um pânico muito real, que só parece desproporcional porque sua verdadeira fonte é inconsciente, portanto, projetada. A parte jovem da personalidade, que está em crescimento, se estiver impedida de viver ou detida, gera medo e se transforma em medo. Este parece vir da mãe mas, na realidade, é o medo mortal do homem interior, instintivo, inconsciente, exilado da vida por seu contínuo recuo diante da realidade. Se a mãe é percebida como um obstáculo, então ela se torna a perseguidora vingativa. Naturalmente, não é a mãe real, embora também ela possa prejudicar seriamente o filho com a mórbida ternura com a qual persegue-o até a vida adulta, prolongando assim a atitude pueril muito além do período em que esta seria adequada. Antes, foi a imago materna que se transformou em lâmia. A imago materna, no entanto, representa o inconsciente, e é uma necessidade tão vital o inconsciente ser integrado ao consciente quanto este não perder o contato com o inconsciente.[3]

Sem uma base materna positiva, o comer compulsivo cria uma base concreta com a qual o ego, em muitos casos, está identificado. Por isso, nos regimes de emagrecimento, a perda de peso corporal desencadeia uma ansiedade e um luto genuínos. Simbolicamente, trata-se da perda da mãe. Se o bebê é ameaçado desde o princípio, ele institui um pseudo-ego que pode parecer muito forte mas, essencialmente, é um mecanismo de defesa, capaz de reagir de maneira agressiva ou polida, no intuito de

---

3. Jung, *Symbols of transformation*, OC 5, par. 457.

sobreviver. O ego real não está agindo a partir de seu próprio cerne criativo e, por isso, tem de fingir que é forte; essa força, contudo, está mais em sua rigidez e na dimensão concreta de seu corpo. A mãe que está pessoalmente nessa situação, em virtude de seu próprio legado, não consegue oferecer ao seu bebê o forte vínculo com a terra que é possível à mãe enraizada em seus próprios instintos. Mãe e filha podem ter uma relação de proximidade, entretanto as duas talvez tenham um complexo de mãe negativa e, em decorrência, as duas se sintam aterrorizadas com "o homem [e a mulher] interior, instintivo e inconsciente... exilado da vida". Esse terror do inconsciente instintivo inferniza a vida diária. É esse demônio que tentamos desvendar na análise pois, enquanto existir, a psique provavelmente necessita da segurança do corpo pesado que a firme à terra. Mesmo depois que o complexo houver sido enfrentado, qualquer situação que represente uma ameaça à vida pode levar o corpo à elevação de peso sem que tenha havido aumento na ingestão calórica.

Quando "a melhor garotinha do mundo", que sempre fez tudo o que a mamãe quis e acreditou em tudo o que papai disse, chega à puberdade pode de repente se revoltar. Talvez se transforme num bebê monstrinho ou num esqueleto masculinizado. De qualquer modo, terá conseguido destruir eficientemente sua feminilidade em via de desabrochar. O que pode dar a impressão de ser rebeldia muito provavelmente seja um colapso interno. O que parece um acesso de poder talvez revele o lamento disfarçado da derrota. Ela é chamada a ser mulher, todavia não tem um modelo de papel que possa aceitar. Pode achar sua própria mãe uma mulher que nunca cresceu mas, não obstante, tem muita firmeza, vive de acordo com seus princípios mais elevados e é quem veste as calças na família. Existem duas opções para ela: ou obedece e se identifica com a mãe, ou desobedece porque não será nada do que a mãe é. Uma opção não está disponível: ela não pode agir de acordo com seu próprio sistema de valores uma vez que não tem nenhum. Tampouco, aos 12 anos, tem a força necessária para mapear seu mundo interior. Ela pressente que ter seios grandes o bastante para segurar um lápis embaixo não é tudo o que significa ser mulher. Nesse ínterim, a mãe ansiosa, assistindo à repetição amplificada de sua própria meninice, sente-se um fracasso total. Tudo o que tentou fazer em termos de alcançar a sua independência e viver segundo seus princípios ecoa, em seu coração, como um fracasso.

Viver segundo princípios não é viver a própria vida. É mais fácil tentar ser melhor do que você é do que *ser* quem você é. Se está tentando viver de acordo com ideais, está constantemente sendo assolada por um sentimento de irrealidade. Você acha que, em algum lugar, tem de existir alguma alegria; não pode ser só "deve", "tem de", "é preciso que". E na hora do aperto é preciso admitir a verdade: você não estava lá. Então o castelo de cartas desmorona. Ao tentar viver segundo seus princípios e ideais, a parte que mais importa ficou perdida. A ironia detestável tem então de ser encarada com firmeza. Como se expressou determinada mulher:

> Tenho tudo e não tenho nada. Pelos padrões do mundo, tenho tudo. Pelo critério do meu coração, não tenho nada. Venci a batalha de minha preciosa independência e perdi o que me era mais querido. Quero amar e ser amada, mas algo em mim está mandando o amor embora. Não entendo.

Para a pessoa que está vivendo segundo seus ideais, o problema essencial nos relacionamentos em geral envolve a diferença entre amor e poder. Se uma pessoa é alimentada e emocionalmente abastecida pela mãe, ou por uma mãe substituta tal como o marido, amigos, a Igreja, valores coletivos, ela provavelmente está à míngua em relação a si. Depende da mãe e, portanto, está vulnerável a ser manipulada por ela, a seus elogios e rejeições. Não está se abastecendo por si, e seus próprios sentimentos não estão sendo reconhecidos ou são recusados. Ela está morrendo de fome. Tem de se desempenhar à perfeição para ser amada. Sua estabilidade emocional é determinada pela reação do outro. De um lado, está sendo manipulada e, de outro, é uma manipuladora porque tem de sê-lo para poder ser amada. Ela não pode confiar num amor que a aceite como é. Os manipuladores originais ainda permanecerem ou não mais em sua vida é um fato que não importa; em sua psique eles continuam vivos como complexos e, se ela não os está projetando em seus "entes queridos", está voltando-os contra si mesma.

Na tentativa de ser madura e independente, essa mulher busca ser cada vez mais perfeita, porque a única via que conhece de alívio de sua dependência em relação à voz condenatória é ser tão perfeita até que ela se cale. Mas não há como calá-la. Ela quer mais, mais, mais. Desse modo, os opostos se encontram numa aterrorizadora contradição. Quanto mais depressa corre atrás de sua independência mediante a perfeição, mais corre na direção de seu ser famélico, totalmente dependente e suplicante por comer. A mãe superpermissiva pode ser tão negativa quanto a crítica porque, se estiver projetando na filha seus próprios ideais, sua expectativa pode levar a criança a adotar um falso conjunto de valores. A identidade inconsciente está envolvida com o poder: uma pessoa está esperando que outra viva segundo as suas expectativas. A filha capta a inconsciência do genitor e carrega esse peso consigo.

Uma de minhas analisandas obesas, Rachel, tem uma mãe bastante criativa que fora uma atriz destacada, porém desistira da carreira para cuidar de sua família. Rachel conta a história de ter perdido suas luvas quando era bem pequena. Ficou com medo de contar à mãe mas finalmente adquiriu coragem para isso. Sua mãe reagiu com lamúrias histéricas: “Eu sabia que nunca deveria ter casado. Sabia que nunca deveria ter tido filhos”. Rachel acrescentou depois, com um riso entristecido: “Eu ainda acho que minha vida depende de ficar firmemente agarrada a minhas luvas. Quando tento me privar de comer, sinto que posso ser extinta”.

A criança achava que era o fracasso da mãe, e a mulher vivia tentando justificar sua própria existência sendo perfeita em tudo o que fazia, ou desaparecendo completamente numa montanha de chocolate. Aos 30 anos, Rachel agora raramente vê a mãe, mas a guerra recomeça assim que ela tenta se disciplinar: “Não quero ser disciplinada”, ela diz:

> Acima de tudo, não quero ser culta. Cultura é minha mãe dizendo: “Faça melhor”. Olho para o mundo aculturado e não o quero mas, de alguma forma, minha mãe se torna responsável pela confusão toda — a morte do meu gato, a crise nas ilhas Malvinas, a guerra no Líbano. Sinto uma raiva terrível. Não consigo pôr na cabeça que a guerra terminou. Ainda acho que preciso lutar para sobreviver. Mal consigo acreditar que as pessoas possam me amar.

Enquanto sua energia estiver investida na guerra contra o complexo, ela não tem energia para dedicar à descoberta de quem é e de qual alimento carece.

A maneira pela qual o princípio do poder se manifesta está ilustrada nos seguintes comentários de outra mulher:

> Uma grande bolha com dois olhos pretos está sempre a olhar, sempre pronta a me devorar. Tudo cai nos meus ombros e tenho de fazer tudo certo. Ninguém mais consegue fazer como eu. Minha mãe age de modo totalmente incompetente. Minha irmã também. Meu marido não toma a iniciativa. Sinto que tenho de fazer alguma coisa. Coloco-me num estresse incrível, mas estou convencida de estar fazendo o que é certo. Existe um vício em ação que me faz sentir um vazio terrível, e depois cólera total. Por mais que dedique energia ao que faço, no fim, termino com nada. Isso é desespero. Resolvo desistir. Vou até o fim com os compromissos que já assumi e depois chega. Uma depressão terrível vem na esteira dessa decisão. Ou despejo minha cólera nas pessoas a um custo pessoal incrível, ou desisto e assumo as conseqüências. Sou viciada em tentar ver as coisas do jeito certo.
>
> Os adultos de minha vida não foram responsáveis. O *animus* de minha mãe era destrutivo. O meu é criativo desde que as coisas saiam como eu quero. Se afundo, arrasto tudo comigo. Vou como um trem de carga, esmagando tudo no caminho. Eu poderia acionar o freio mas, às vezes, resolvo que não. Se acontece de ser um homem, ele vai também. Malditos torpedos: velocidade total adiante! Minha cólera vem de sentir que não provoco nenhum impacto no ambiente. Estou vivendo o que minha mãe se recusou forçar-se a fazer: sou uma guerreira — meu pai à revelia.
>
> Meu marido decidiu certa vez cortar as minhas unhas. Resisti. Brigamos, mas ele cortou. Achei que podia me suicidar. Achei que se eu não podia me defender deveria me destruir. Cortar as minhas unhas foi uma invasão da minha pessoa. Tosei meu cabelo. Sentia-me impotente e morta. Então tive de me alimentar. Senti-me completamente destruída.

A tênue linha divisória entre poder e Eros é muito difícil de encontrar. Se, por exemplo, uma garotinha está fazendo biscoitos com sua mãe, está olhando e tentando imitar. Suas pequenas mãos sovam a massa com toda a força que têm, os biscoitinhos vão ficar duros. Isso importa? A mãe pode manter a filha dependente ao não lhe dar o livro de receitas para que ela mesma o use. Ela pode proteger a criança das eventuais queimaduras se lidar sozinha com as panelas quentes, e pode evitar os derramamentos colocando ela mesma os ingredientes sem permitir que a criança faça as doses. Isso parece inocente e sensato. Mas, para que haja a satisfação das necessidades emocionais da criança, os biscoitinhos têm de ser criação dela mesma. Senão, embora possa ser elogiada por seus excelentes biscoitinhos, algo em seu íntimo saberá que não são seus de verdade.

Parece uma trivialidade, mas se esse for o padrão do relacionamento a mocinha ficará esforçando-se para ganhar elogios mas, quanto mais é elogiada, mais está negando a si mesma. Nada está ligado a ela. Quanto mais ela realiza, menos se acha vinculada a si própria. Dá assim início a um padrão masoquista inconsciente, que talvez se manifeste em beber ou comer demais, e que consiste em se esforçar cada vez mais e receber cada vez menos. Quanto mais perfeito seu desempenho, menos está conectada a si mesma. A mãe que faz tudo o que é necessário e depois elogia a filha pelo resultado não só a priva de toda medida de sua própria capacidade de desempenho como, o que é pior, convence-a de que a idéia passada para o mundo talvez seja a de que seus resultados são mérito de outrem. Quanto mais ela é bem-sucedida, mais sabe, no íntimo, que seu sucesso não lhe pertence, mas sim é da mãe dentro dela. Sua noção íntima de fracasso está, por conseguinte, em proporção direta ao nível de seu êxito externo.

Essa situação é graficamente ilustrada pelo sonho de uma bem-sucedida profissional:

> Estou subindo por uma escada escura que dá num sótão sufocante que eu não tinha percebido existir em nossa casa... No topo da escadaria encontra-se um magnífico gato persa do tamanho de um leão. Num sofá em estilo vitoriano, no meio do aposento, está um fiapo de mulher, fraca demais até para erguer a mão. Tento chegar até ela, mas a cada movimento que faço o gato abana o rabo peludo contra meu rosto, enquanto caminha em torno dela. Ele não parece hostil, apenas nobre e distante, mas não consigo aproximar-me dela...

Em seu original estudo das escritoras e da literatura imaginária do século XIX, Sandra Gilbert e Susan Gubar analisam a cisão da mulher criativa. Falando do *Jane Eyre* de Charlotte Brontë, escrevem:

> Examinando as implicações psicossociais de uma mansão ancestral "mal-assombrada", esse conto explora a tensão entre a sala de visitas e o sótão, a cisão psíquica entre a dama que se submete às injunções do macho e a lunática que se revolta. Mas, ao examinar essas questões, a história feminina paradigmática considera, inevitavelmente, também as igualmente incômodas opções espaciais da expulsão para o frio externo ou a sufocação do calor de dentro da casa. Além disso, a narrativa corporifica em geral uma ansiedade obsessiva, tanto a respeito de uma fome que atinge o ponto da aniquilação como de uma monstruosa condição de domicílio.[4]

A lunática famélica que se revoltou neste sonho é tiranizada pelo imenso gato branco, perfeitamente alimentado e tratado — um instinto arrogante, espiritualizado. O sonho também sugere a sufocação, "a ansiedade obsessiva a respeito da fome que atinge o ponto da aniquilação e a monstruosa condição de domicílio". O ego onírico está sendo forçado a reconhecer a parte dessa mulher que está morrendo no sótão, aprisionada pelo que, na verdade, é um *animus* elegante. Alimentado pelas expectativas da sonhadora a seu próprio respeito, ele é o *trickster* que furta o alimento da boca da anoréxica.

Se esse *animus* "nobre" e elegante for projetado, a mulher poderá apaixonar-se por um homem que tenha a vida inteira tentado agradar à mãe. Ele pode associar sentimentos à *idéia* de ser perfeito. Assim, tentará ser um pai perfeito, um marido perfeito, um filho perfeito, mas ao mesmo tempo poderá estar renegando seus próprios sentimentos reais. Ele acha que tem de ser melhor do que é e, portanto, rejeita-se *como é.* Dedica-se a agradar ao que julga ser a mãe positiva e fica no aguardo das recompensas maternas por seu comportamento perfeito. Ele a alimenta, mas ela se torna negativa e joga fora os presentes dele. O espírito dela não pode agradecer a ele. Ele é o homem que diz: "Quanto mais tento agradar-lhe, pior fica". Isso é estar preso no complexo.

---

4. Sandra Gilbert e Susan Gubar, *The madwoman in the attic*, p. 86.

A mulher que está tentando se relacionar com ele pode estar dizendo: "O que será preciso que eu faça para conseguir que ele sinta alguma coisa?". Se ele deixar cair a máscara e disser o que realmente sente, então o comportamento masoquista e seus sintomas podem ser enfrentados. Em lugar de tentar agradar à mãe, à esposa, à filha e ao mundo, ele começa a pensar em termos de ser quem é. Até que isso comece a acontecer, ele não está formulando a verdadeira pergunta: "Quais são *os meus* sentimentos?" e, por conseguinte, não estará assumindo a responsabilidade por quem é. Estará vivendo uma psicologia masoquista de negação que, em geral, leva-o a rejeitar as outras pessoas antes que elas o rejeitem.

Se a mulher puder eliminar a projeção e, em lugar de reclamar do marido, reconhecer que trata a si mesma dessa forma, ela acaba descobrindo que o *animus* correto é uma combinação do *animus* de sua mãe e de seu pai. (Por bem ou por mal os cônjuges parecem de fato merecer um ao outro.) Numa antiga história indígena, uma mulher se corta ao meio na linha da cintura. A metade de cima ela gruda em seu marido para que possa devorar tudo o que sair da boca dele. As entranhas dela, transbordando de sua cintura, ficam penduradas atrás, para que tudo o que ele faça seja obliterado pelos excrementos dela. A metade de baixo ela espalha pela casa para ter certeza de que ele regressará.

É isso que o *animus* correto (o mágico atrás da bruxa) pode fazer com um homem ou com o *animus* positivo da própria mulher. Quando a mãe negativa está pronta para devorar cada palavra que sai da boca da outra pessoa, essa pessoa terá muito pouco a dizer, a menos que seja considerado perfeitamente adequado à ocasião visto que o "você não é bom o suficiente" está estrangulando o que quer sair. A espontaneidade é destruída. Isso pode transcorrer de uma forma muito sutil. A mulher que se mostra solícita quando o marido ou um filho estão às voltas com algum afazer pode mascarar sua atitude real, que é "Eu sei que você não consegue fazer isso. No final, vai acabar sobrando para mim". Essa é a maternidade positiva que tenta se incumbir de tudo. Mas maternidade positiva ainda é maternidade, acoplada à suposição de que existe uma criança a quem dar apoio. Os sentimentos pessoais da mulher adulta, o ego feminino, ainda podem estar presos no âmbito do ser mãe. As mulheres que, desde muito pequenas, começaram a servir de mãe para irmãos menores, ou até mesmo para a "querida" mãe, podem projetar essa criança desamparada em outras pessoas. Por trás disso, acumula-se um ressentimento considerável porque elas mesmas nunca tiveram permissão para viver sua própria infância e, ironicamente, ressentem-se da responsabilidade que de imediato assumem na maioria das situações.

Outra área em que a mãe negativa se alia ao pai perfeccionista para produzir o caos é a redação de textos, ou o preparo para exames. O diálogo interior pode ser mais ou menos assim: "Não li Kant e devia ler Marx. Ah, sim, tem um trecho excelente em Nietzsche. Não fiz isto nem aquilo. Poderia abordar o tema deste ângulo — ou desse, ou daquele". E o rodopio prossegue, com o fio se tornando tão torcido em torno de si mesmo que a mulher pode ficar até várias horas coletando material sem conseguir elaborar um plano claro de referência e, ao final do dia, acabar com pilhas e pilhas de livros e anotações, entretanto ainda sem nenhuma abordagem coerente do material.

Esse caos pode levar a mulher a comer e beber na tentativa tanto de escapar como de permanecer no chão. Ela pode a princípio ter sentido um genuíno interesse pelo artigo, mas quando o complexo se apodera da cena montanhas de material se acumulam e sob isso tudo sufoca o *animus* positivo, criativo. Quando o espírito criativo não está respirando com esse material, ele morre. O ensaio se torna um encargo esmagador. Uma das coisas que o complexo mais detesta é diversão. Tudo ele reduz à mais lúgubre responsabilidade. Novamente, a atitude perante essa situação é crucial. Se o ego é rígido, está com medo da avassaladora fertilidade do lado positivo do complexo materno, pois embora ela queira cada vez mais também tem um interminável suprimento de sementes e possibilidades. O ego pode usufruir disso, mas deve usar sua própria força, que é considerável, para decidir o que irá crescer e o que não irá. Se ele tentar controlar todas as coisas, entrará em colapso. O único modo de se safar do peso e sair de debaixo dele é tomando consciência da mãe negativa. "Será que quero mesmo escrever esse artigo, ou não? Quero. *Eu* quero. Eu, por mais egoísta que seja, quero fazer isso.

Sim, por egoísta que seja, eu quero assumir essa responsabilidade e vou ter prazer com isso. Quero fazê-lo e quero fazê-lo ao meu modo."

A mãe negativa não quer que a pessoa se desenvolva pessoalmente; ela não quer alegria, nem a excitação criativa, nem liberdade, à sua volta. Repetidamente, as mulheres jovens ao fazer regime compram uma roupa nova para uma festa com grande expectativa, mas se entregam a uma desregrada comilança na noite anterior e terminam se empanturrando a ponto de ficar dois tamanhos acima. A possibilidade de se divertir — seja no trabalho, seja no lazer — é uma zona de perigo que deve ser antecipada e cuidada com toda atenção, senão o complexo assume o comando com seu manto escuro de obrigações.

Se acontece de essa mulher ser casada com um homem que tem o mesmo complexo de mãe negativa, ele também está correndo o perigo de ficar sufocado na teia da aranha. Ele observa a esposa agonizando sobre a pilha indigerível de papéis e, se é inconsciente, fica ainda mais maluco que ela. Mesmo se não estiverem conversando a respeito do material, a ansiedade dela constelará a dele e, ou está aprisionado e se afunda ainda mais na teia com ela, ou recua enraivecido e se sentindo ameaçado. Se ele penetra ao lado dela a garganta do lobo, os dois se atolam no miasma. Se ele conseguir manter a consciência, atento à sua própria posição racional, esse posicionamento pode em si mesmo constelar a força de ego dela. Ambos precisam estar muito cientes de seus próprios complexos, conversar sobre isso quando o momento não for ameaçador e encontrar modos e maneiras de não se deixar arrastar por ele.

O complexo de Medusa em sua forma extrema de fato petrifica, pois detém o fluxo da vida, o dar e receber natural de energia. O complexo fica feliz enquanto está dando visto que, sem o ego consciente fazendo as suas próprias escolhas, dar pode ser mera manipulação. A criança que foi manipulada por um "dar abnegado" da mãe negativa não espera ser reconhecida como quem é e, portanto, é arisca demais quando se trata de receber. Nas primeiras semanas de análise, esse tipo de pessoa pode mostrar uma forte *persona* e falar como se tudo estivesse bem. Então, certo dia, o analista diz: "Mas como é que *você* se sente?".

Nesse momento, o dique ou é reforçado ou rompe, ou a mulher pode ter de perceber seus sentimentos pessoais pela resposta do analista. É em geral uma sensação de milagre quando o "eu" é finalmente reconhecido.

Certa vez tive uma analisanda cuja história de vida era um incidente catastrófico atrás de outro. Por três meses ela me contou sua história, sem reações emocionais. Parecia estar envolta por um véu. Então, um belo dia ela encontrou um cachorrinho abandonado e projetou nele todos os seus sentimentos por si mesma. Estava sentada dura e calada. Estendi a mão e toquei a sua. Ela me olhou nos olhos como se estivesse me vendo pela primeira vez e rompeu num choro convulsivo. Depois, a análise começou. Ela me contou sua história toda de novo, como se não se recordasse de tê-lo feito antes. Desta vez, os seus sentimentos faziam parte do relato. O complexo que a enfeitiçava não pôde transformar o meu toque num jogo de poder. Não pôde convencê-la de que eu era só uma analista fazendo meu trabalho. Poderia até lhe dizer que eu só estava tentando explorá-la e mais tarde os motivos escusos viriam à tona. *Ela*, porém, sabia que tinha sido um gesto espontâneo, transparente, de amor e reconhecimento. A reação da analisanda foi forte o suficiente para quebrar a pedra de gelo dentro da qual vivera a sua vida toda. Claro que dúvidas e temores reapareceram periodicamente mas, naquele momento, ela pôde saber que era amada e conseguiu receber esse amor sem medo.

As lágrimas que amolecem a pedra, o gelo, o vidro e as paredes de concreto dos sonhos são como as lágrimas de que fala Viktor Frankl em sua história do campo de concentração. "Não havia necessidade de sentir vergonha das lágrimas pois elas serviam de testemunha de que a pessoa tinha a maior das coragens: a coragem de sofrer." De todos os prisioneiros do campo, só um conseguiu enfiar os pés inchados nas botas. Quando Frankl lhe perguntou como pudera vencer o edema, o homem respondeu: "Eu chorei todo ele para fora de mim".[5] Ficar com os lábios duros e apertados agüentando a dor é uma coisa; ser capaz de se

---

5. Viktor Frankl, *Man's search for meaning*, p. 125.

ligar à própria realidade da situação que se está vivendo é outra. A mãe negativa adora a inconsciência. Enquanto estivermos petrificados num mundo estático, não existe o perigo de nos entregarmos ao choro, de derramarmos nossas próprias lágrimas, nem de cantar nossa própria canção.

A mãe bruxa tem receitas infalíveis para tudo; se forem seguidas à risca (e segui-las é fazê-lo à risca), garantem sucesso. Ela não tem paciência com os erros, nem espaço para eles, pois não há necessidade disso. Ela é uma eficiente especialista. Todo aquele que faz seu aprendizado sob sua jurisdição será desde o princípio orientado a definir claramente suas metas e seus objetivos. O mundo real é um mundo de coisas, e a tarefa humana é garantir que elas funcionem com eficiência. A perfeição não permite fraquezas ou sentimentos individuais. A filha desse tipo de mãe acaba se sentindo uma coisa que vai sendo manipulada até atingir um alto nível de eficiência. O que ela talvez não saiba é que o conhecimento de sua mãe carece de sabedoria. Faltam-lhe uma significação humana e amor pessoal. A filha pensa que é um objeto. De qualquer forma que seja disfarçado — linda, inteligente, eficiente, valiosa, rara — continua, não obstante, desumanizada. Essa filha não tem um ponto de vista próprio.

Eis em essência a tragédia da mulher obesa e da anoréxica assim como a de muitas outras mulheres infelizes em nossa cultura. Seus esforços espirituais e sua excessiva disciplina são realizados para a consecução de metas que, na realidade, não têm nada a ver com ela. Ao serem examinadas de perto, são metas que invocam a obliteração final de sua pessoa. Essas metas implicam sua própria morte. Em torno delas, as forças criativas não conseguem se mobilizar. Nada, em sua verdadeira natureza feminina, pode vir em seu auxílio. A energia que está levando à extinção é a demoníaca da bruxa. Assim, oculta na inevitável derrota da mulher ecoa o lamento final da criança abandonada — os três angustiados "Ooohs" de Lady Macbeth, quando ela tenta agradar sua pequena mão.

Esse processo pode chegar a tal ponto que qualquer tentativa da parte da filha de introduzir uma significação humana em sua vida desperta tal ansiedade que esta, em sua mente, termina se tornando uma traição da mãe. Para ela, tornar-se humana é decepcionar a mamãe que fez de tudo ao seu alcance para que a filha fosse uma mulher bem-sucedida. Como esta, para humanamente sobreviver, deve superar os ideais de sua mãe, a verdadeira esperança de resolução de seu problema reside na *compreensão* da necessidade do que está fazendo. O mal está no ideal que não é humano. Ficar preso a ele é, em última instância, estar inacessível à realidade. Ela tem de enxergar a realidade da qual está fugindo para poder entender o significado de seus atos. Assim que descobre aquilo a que sua mãe nunca a apresentou — o rico e profundo amor por estar viva —, sua vida passa a estar sob sua posse. Então, está livre para moldá-la por si. Essa mudança radical, da identificação com a mãe para pôr-se em cima das próprias pernas, em seu próprio chão, é a mudança arquetípica da bruxa em Sofia. Medusa é a ausência da significação humana; Sofia é o significado humano.

Ao final do Capítulo 2, mencionei a reunião de corpo e espírito. Quando essa cisão radical ocorre, acredito que o continente somático deve estar preparado para o parto psíquico. Deve haver uma recepção para o espírito, um cálice para receber o vinho. O sonho de uma mulher que estava em análise havia três anos ilustra a harmonia que pode existir entre corpo e espírito. A energia espiritual está firmemente ancorada em suas raízes instintivas, ao mesmo tempo que mantém seu relacionamento com o *self*. O sonho deixa clara a diferença entre a bruxa má e Sofia:

> Minha amiga e eu estamos numa rústica igreja campestre feita de pedras. Há duas alas laterais e uma nave central que vai até o altar. A igreja está cheia de pastores e pessoas simples. Uma mulher, com uma longa capa de couro, usando uma coroa primitiva e levando um cetro, que usa para apontar, vem pela lateral tentando fazer os pastores cantar. Ela insiste, recrimina, fica muito zangada, mas só enquanto ela olha na direção deles é que, com relutância, eles cantam. Depois que ela passa, eles ficam resmungando infelizes uns com os outros. Ela conversa em particular com um homem vestido de rei, que também está circulando pela igreja, mas ele está ainda mais enraivecido.
>
> "Isso não é rainha", sussurro à minha amiga.
>
> Então outra mulher entra pela mesma porta lateral, alta e régia, vestida numa túnica simples, sem coroa nem cetro, mas assim mesmo uma rainha.

Ela vai passando pela ala lateral e todos cantam. Os camponeses a adoram, e ela os ama. Sua radiosidade está ligada a um homem genuinamente régio que agora está em pé no altar. Embora os olhos dela nunca se voltem para ele, as antenas dela parecem guiá-la inevitavelmente até ele. Ela coloca suas mãos na dele que está estendida, e a igreja inteira rompe num canto triunfal de casamento. Coloco minha mão na de minha amiga. "Ela tem a Graça", ele diz.

O cenário é uma igreja campestre construída de pedras, um lugar sagrado que se ergue diretamente do chão, e seus ocupantes são pastores simples que vivem em contato próximo com a natureza. Em seu processo de análise, a mulher tinha tentado reunir o instintivo e o espiritual, como esse cenário revela, mas o ego ainda não havia encontrado sua forma legítima de relacionamento com ambos os níveis.

Esse sonho ilustra que a sonhadora tinha chegado a uma crise em sua análise e também em sua vida. Claramente, o sonho constela sua escolha entre o *self* falso e o verdadeiro, assim como deixa claro que a reconciliação deve vir do *self* (igreja), profundamente ancorado na natureza. Ela observa duas rainhas que simbolizam duas atitudes diferentes. Uma se vale do próprio ego e do princípio do poder, bloqueando assim o fluxo criativo que procede do inconsciente. A outra submeteu seu ego ao que o sonho chama de "Graça" e, com isso, se abre ao amor, à harmonia interior e à energia que vem desde suas mais profundas fontes criativas.

A sonhadora percebeu que tinha de escolher entre regressar ao mundo coletivo e rígido que sempre lhe fora conhecido, ou se entregar ao seu guia espiritual interno, movendo-se, nesse sentido, ao encontro de seu próprio destino. Ela considerava essa escolha decidir entre cair de volta na inconsciência e confiar-se ao *self*. Se escolhesse regressar, temia ser condenada por sua própria Realidade. Se escolhesse entregar-se, sentia muito receio de perder sua integridade em meio a um mundo que não entendia. Essa é uma crise em que todos entram pelo menos uma vez, durante o processo de individuação. Como falsa rainha, está identificada com o arquétipo e revestiu seu homem com o traje arquetípico de rei. Ela é desprovida de Graça. Faz o que faz por força de ego, movida por seus interesses pessoais. Tenta arrancar apoio das pessoas para suas causas mas sua motivação é ter poder; por isso, ocorre uma cisão entre a energia consciente e o significado inconsciente. A sonhadora relacionou essa imagem a suas próprias tentativas de usar a força de vontade contra seus sentimentos e instintos naturais, forçando-se dessa maneira a assumir a compulsividade masculina. Essa espécie de atitude, porém, obstaculiza o desenvolvimento, pois a energia criativa não está alimentando a consciência; desse modo, não pode haver um crescimento genuíno tanto dos sentimentos como da capacidade de discernimento.

Como rainha autêntica, ela é uma mulher simples, assim como sua túnica, sem os adereços pertinentes, mas com a elegância interna da aceitação. Ela não está identificada com o arquétipo, isto é, seu ego não tenta usurpar um poder que não lhe pertence legitimamente. É dessa forma que ela permite que o deus se dê a conhecer. Essa atitude faz com que Eros possa transbordar dela, consente espaço para suas emoções e imagens inconscientes e, assim, ela pode construir uma relação pessoal com a amiga, sem transcender suas limitações humanas. Em seguida, todas as partes desconectadas da psique entram automaticamente em harmonia ao cantarem juntas. O tom que afina o coro é a rendição do ego à dádiva da Graça, ou, em termos psicológicos, o estabelecimento de uma rica ligação entre a consciência e o inconsciente.

A dupla imagem do oferecer as mãos — a rainha ao rei, a sonhadora à amiga —, sugere uma mútua expressão de confiança, o reconhecimento de que cada vida é intrinsecamente modificada por suas interações com a outra. Num nível mais profundo, simboliza a entrega da sonhadora à singularidade masculina. Estamos no terno reconhecimento da vulnerabilidade e de uma ainda mais profunda rendição do ego, uma vez que tal vulnerabilidade a deixa aberta a mágoas ainda maiores. Nessa altura da análise, a confiança é muito difícil, pois é por essa época que a pessoa terá visto e reconhecido a própria sombra, dando-se conta de que deve confiar no que não é confiável. Entretanto, não há mais nada a fazer senão confiar, trabalhar e aguardar. Esse é o território de Deus. Nesse sonho, é a forte figura de *animus*, confiante em pé, no altar, que a sustenta no desenrolar de sua jornada rumo a si mesma e a ele, com o tipo de amor provedor de apoio que ama quem ela realmente é, não dando margem a auto-enganos. Quando ela se dá a ele, longe de se render com relutância ao ego masculino dele, na verdade está ingressando em sua própria autenticidade.

Muitas mulheres hoje estão buscando o feminino autêntico que por séculos foi forçado a viver no nível subterrâneo pela cultura patriarcal. Tanto Jung como Marie-Louise von Franz discutiram extensamente a significação do dogma da Assunção de Maria, na medida em que reflete uma enantiodromia maior, de afastamento do esgotado e destrutivo patriarcado rumo a um novo matriarcado em que a matéria é libertada. Aqui, por exemplo, Marie-Louise von Franz diz em 1959, em suas palestras sobre alquimia:

> Em toda a civilização cristã [existe]... um secreto e discreto retorno ao matriarcado e ao materialismo. Essa enantiodromia tem a ver com o fato de a religião judaico-cristã não ter encarado o arquétipo da mãe de maneira suficientemente consciente. Até certo ponto, tinha excluído essa questão. Também é igualmente sabido que, quando o papa Pio XII declarou a Assunção de Maria, sua meta consciente era atacar o materialismo comunista elevando, por assim dizer, um símbolo da matéria na Igreja Católica, a fim de fazer murchar as velas içadas do comunismo. Há uma implicação muito mais profunda mas essa foi sua intenção consciente, a saber, que a única maneira de combater o aspecto materialista seria elevando a uma posição mais excelsa o símbolo feminino da divindade, e com ele a matéria. Como é o corpo da Virgem Maria que foi elevado aos céus, a ênfase recai sobre o aspecto físico material.[6]

Meu interesse, neste livro, não tem sido as implicações políticas e religiosas da doutrina comunista do materialismo dialético, embora um momento de reflexão possa mostrar, a meu ver, que sua corporificação no mito é a bruxa acabando no *gulag*

---

6. Marie-Louise von Franz, *Alchemy: an introduction to the symbolism and the psychology*, p. 215.

russo. Em vez disso, tenho me concentrado no processo psíquico relacionado à cura da mulher cujo complexo de comida tem ligação com a mãe. O fato de seu pesadelo e a resolução deste estarem sendo encenados num palco mundial mais amplo, que a Igreja tinha em mente com sua doutrina da Assunção, sugere fortemente a importância dessas mulheres, em termos do que estão lutando para alcançar dentro de si mesmas, para o futuro da nossa civilização.

Em seus textos, Jung retomou numerosas vezes a convicção de que as enfermidades psíquicas de seus pacientes, tanto os neuróticos como os psicóticos, continham em seu cerne o próprio espírito de sua época, o *Weltanschauung*. Ao iniciar a análise, as mulheres empanturradas pela prosperidade doentia de uma sociedade, ou emaciadas pela privação de alimentos de outra, estão representando o drama ocidental da condição de fim de mundo em que, ironicamente, as famélicas e as empanturradas pertencem à mesma sociedade. Desnecessário dizer que uma mulher sofrendo dessa síndrome não se interessa pelas questões mundiais mais amplas; ela simplesmente quer perder peso. Não vê nenhuma ligação entre a sua condição psíquica e a luta da Igreja com o comunismo. O papa atual não aparece em seus sonhos como a mãe positiva. No entanto, conforme a análise tem prosseguimento, superando a necessária fase narcisista da consolidação do ego e do corpo, ela começa a ver o mundo à sua volta. Sua primeira reação é recuar, nada ter a ver com isso tudo, brutal, enganador, cruel, enquanto ela é pura. Chega o ponto, porém, em que entre ela e o mundo, assim como entre ela e seu corpo, ocorre a confraternização entre corpo e espírito quando ela sente não só sua interação com o mundo, mas também assume alguma responsabilidade por ele. Melhor ainda, ela deixa de ser o que era ao começar a análise — uma Lady Macbeth lavando das mãos o sangue invisível, sabendo que elas jamais poderão ser inocentes.

Gostaria de descrever agora um processo de enantiodromia, tal como aparece na análise. Minha imagem central é uma espiral, que se pode deslocar em dois sentidos: para fora, rumo à libertação, ou para dentro, rumo à destruição, com o reconhecimento crucial de que destruição e libertação, como crucificação e ressurreição, são uma só e a mesma dinâmica, com um longo e no meio. Essa constatação é o mistério feminino, expresso por Cristo no paradoxo "Aquele que o encontrar perde-lo-á".[7] Embora Ruth e Eleanor (no capítulo anterior) estivessem trabalhando com esse paradoxo, para elas, àquela altura, não se tratava de um paradoxo mas de uma contradição. O que encontramos nos mistérios femininos é o processo por meio do qual *a contradição é transformada em paradoxo.* Essa transformação é o trabalho do feminino. Encontrar a quietude no meio do redemoinho, no olho do furacão, e não se agarrar a ele com a rigidez fruto do medo, é o que, na análise, lutamos para atingir. Eu chamo esse centro de Sofia, a Sabedoria feminina de Deus. Não é a perspectiva masculina, o dogmático "eis minha posição". Não é Martin Luther martelando seus 95 artigos na porta. Não é um manifesto. É um centro invisível só encontrado no processo criativo, não reconhecido de maneira consciente a princípio mas revelado, aos poucos, à medida que se desenrola o processo. Em outras palavras, esse ponto não existe fora desse processo; seu existir sempre está em seu devir, conferindo ao processo a certeza de sua própria realidade.

Quando Matisse se perguntou: "Acredito em Deus?", respondeu: "Sim, quando estou trabalhando".[8] A natureza é, ao mesmo tempo, estática e continuamente mutável; não se pode destacar um aspecto do outro. Podemos aceitar todas as mudanças da natureza — as estações do ano, os dias, as fases da Lua — porque entendemos, num nível ainda mais profundo, que há uma permanência em seu seio. Esse processo contínuo no cerne do eterno é o que concebo como Sofia, a Sabedoria própria à mulher, a Divindade feminina.

Como von Franz sugere em suas palestras sobre alquimia, a deusa feminina, embora presente no gnosticismo, não está adequadamente representada na tradição judaico-cristã:

> Há algumas alusões obscuras a uma massa-mãe escura e caótica, que existe sob a superfície, idêntica à matéria, e uma figura feminina sublime

---

7. Mateus 10:39.

8. Louis Aragon, *Henri Matisse: a novel,* p. 21.

que é a Sabedoria de Deus, mas até mesmo esta foi eliminada no cristianismo, pois Deus foi declarado idêntico ao Espírito Santo ou à alma do Cristo, enquanto a matéria passou a ser supostamente regida pelo demônio.[9]

Von Franz descreve a tendência demonstrada pelo cristianismo de se inclinar na direção do patriarcado: o Deus pai masculino revelado em seu filho, estando o princípio feminino atribuído à matéria, supostamente regida pelo demônio — em suma, o princípio feminino como Eva ligada à serpente, trazendo a morte ao mundo e todo o cortejo de padecimentos, ou seja, o princípio feminino como bruxa.

A mulher obesa ou anoréxica é, por motivos muito pessoais que têm a ver com seus pais, prisioneira dessa situação patriarcal. Portanto, ela está intimamente conectada ao mesmo problema envolvido na redenção, para o cristianismo, da unilateralidade de seu princípio masculino. Esse processo, em particular nos textos alquímicos, é entendido como a mulher decaída, ou a Sabedoria de Deus, enterrada na matéria, clamando por um ser humano compreensivo que a resgate e traga para cima. Em determinado texto citado por von Franz, o feminino suplica: "Esse em cujos braços meu corpo todo se derrete, *para quem serei o pai e ele será meu filho*"[10]. Aqui o amante e a amada, a Sabedoria de Deus e seu consorte masculino, substituem o pai e o filho do antigo patriarcado. A Sabedoria de Deus, escreve von Franz, é "simplesmente uma *experiência do Próprio Deus, mas em Sua forma feminina*".[11] A súplica da mulher obesa, seu anseio de ser libertada da matéria em que está enterrada, pode ser arquetipicamente ouvida como o chamado da Sabedoria de Deus, que deve ser transmitido à matéria tosca ou não redimida, à qual, assim como a Eva decaída, o cristianismo patriarcal a relegou.

Uma de minhas analisandas sonhou com Cristo nascendo de suas coxas gordas, enquanto outra, em seu sonho, quando

9. Von Franz, *Alchemy*, p. 212.

10. Idem, ibidem, p. 219.

11. Idem, ibidem.

foi ao banheiro do cinema local, viu um estábulo repugnante pela janela traseira e, vindo da palha, uma luz que cegava. Assim Cristo, nascido no estábulo porque não havia espaço para ele na hospedaria, pode servir de imagem do *self* nascido do corpo rejeitado da mulher obesa.

O que está envolvido aqui é uma enantiodromia que leva ao reconhecimento de que o que Cristo simboliza está em todos e ele pode ser contatado diretamente, uma visão que levou inúmeras Joanas D'Arc à fogueira, para serem queimadas como bruxas. Seu terror está inconscientemente presente em cada mulher que sofre da síndrome obesa/anoréxica, em particular na medida em que, em sua luta para sobreviver, ela adota cada vez mais uma *persona* masculina que, na verdade, está destruindo sua natureza feminina. O fogo que a consome é destrutivo e não transformador, pois é o fogo do princípio masculino — uma perspectiva fixa e rígida que, em vez de fazer deslanchar, destrói o processo feminino. É o fogo ao qual Santa Joana foi condenada quando a Igreja foi entregue aos ingleses.

Para mim é possível descrever Sofia como um padrão arquetípico emergente, ainda não inteiramente conscientizado, que está oferecendo à nossa cultura ocidental um novo entendimento da relação entre espírito e matéria. A Sabedoria masculina de Deus, como muitos de nós já a conhecemos por experiência própria, reside na teologia, no dogma e na filosofia moral. Por se tratar de uma Sabedoria passível de ser conhecida, é acessível à razão e, nessa medida, codificável. Pode ser, como muitas vezes o é, reduzida ao catecismo. Trata-se de uma Sabedoria coletiva e institucionalizada. A Sabedoria de Sofia, por outro lado, é a Sabedoria do incognoscível. É o não-racional, irrepetível e inconsistente. Pertence ao momento imediato, ao aqui-e-agora. William Blake descreve-o como o momento, a cada dia, que Satã não consegue encontrar e dura tão pouco quanto a pulsação de uma artéria.[12] É o momento em que a vida é concebida, mas não segundo algum molde reproduzível, pois que se trata de um processo ímpar e peculiar.

---

12. William Blake, "Milton", 29:3, *Poetry and prose*, David Erdman (ed.).

Da mesma maneira como existe um lado escuro da Sabedoria de Deus passível de ser conhecido — a tirania da Igreja —, também há um lado escuro na Sabedoria do Deus incognoscível. É o caos absoluto, o Vazio. O lado escuro de Sofia é o Vazio primordial, antes de haver sido penetrado pela Luz, isto é, a matriz em que a Luz pela primeira vez tornou-se manifesta.

Nas palestras de von Franz sobre alquimia dá-se um interessante intercâmbio entre um teólogo e ela:

> *Dra. von Franz*: Se você está com um analisando, a única forma de talvez ajudá-lo seja dizendo sempre: "Eu não sei, mas vamos perguntar a Deus". Dessa maneira, você impede que o analisando tire conclusões conscientes precipitadas ou seduza-a a fazer isso e, portanto, toda experiência religiosa se torna um evento único. Em cada experiência, Deus é experimentado de forma singular e específica, e isso inclui até o enxofre vermelho (sexualidade), o que significa que se você apresenta a questão do enxofre vermelho perante Deus, Ele dará Sua resposta única para cada caso.
>
> *Comentário*: Acho que Deus já deu Sua resposta única em cada caso.
>
> *Dra. von Franz*: É nisto que diferimos. Você acha que Deus editou regras gerais que mantém só para Si, e nós pensamos que Ele é um espírito vivo aparecendo na psique do homem, que sempre pode criar algo novo.
>
> *Comentário*: Dentro do referencial do que Ele já editou.
>
> *Dra. von Franz*: Para um teólogo, Deus está atado a Seus próprios livros e é incapaz de outras publicações posteriores. É aí que nós divergimos.[13]

Essa é a Sabedoria de Sofia.

Se você quiser experienciar uma enantiodromia imediata, só precisa se levantar da cadeira onde esteve sentado a manhã inteira, trabalhando num problema enigmático e ir dar um mergulho nas águas geladas da Georgian Bay. Ocorre um deslocamento instantâneo da energia, da mente para o corpo. O

---

13. Von Franz, *Alchemy*, p. 142.

resultado disso pode ser surpreendente. O choque sofrido pelo corpo soluciona o enigma mental. As coisas que, à mesa, se mostravam cada vez mais opacas de repente adquirem uma limpidez de cristal, tão nítidas quanto as águas cristalinas da Georgian Bay. Por que isso acontece? Saltar na água libera os instintos; estes prontamente irrompem na superfície onde se tornam luz para o corpo. Para o tipo intuitivo, a questão mental pode, muitas vezes, ser respondida pelos instintos. Mergulhar na água fria, depois do calor de horas de reflexão, é situar essa indagação no território dos instintos, onde ela deixa de ser rígida e começa a fluir, acompanhando as abissais profundezas do inconsciente, onde reside a resposta.

Sofia é a iluminação instantânea que irrompe das águas geladas. É o mistério. Em linguagem psicológica, ocorre quando o ego cessou de se identificar com algum dos opostos à exclusão do outro, seja o corpo, seja a mente. Depois de haver vivenciado essa interação, o ego pode se tornar seu ponto de reconciliação, ao passo que estar identificado com um é ser inimigo do outro: corpo e mente em pé de guerra. O ego ancorado na realidade pode dizer: "Sim, estes dois são partes de mim. Eu sou parte corpo, parte mente, e ao mesmo tempo nem corpo ou mente; sou corpo e mente. Posso ser arremessado de lá para cá como um veleiro num tufão, mas o tempo inteiro sou capaz de afirmar minha posição, aqui no centro; e aqui, porque agora tenho olhos para ver e ouvidos para ouvir, posso entregar-me. A vida pode acontecer; pode fluir de mim. Quando antes estava morto, agora estou vivo; onde antes perdido, agora encontrado".

É preciso um ego muito forte e um trabalho bastante extenso para se render a Sofia. A pessoa pode oscilar infinitamente entre pares de opostos, ora num pólo, ora noutro. É bem melhor se concentrar naquele ponto de quietude que é a posição do ego ao se render. Sem esse ponto, não há dança. Quem já vivenciou pacientemente as longas horas despendidas no trabalho de introduzir consciência nos músculos do corpo, momento a momento, guiando a energia do plexo solar para cada membro desse microcosmo, quem já se dedicou ao extenuante esforço de criar esse ponto, tendo então, um dia, de repente experimentado a *leveza* da dança, mesmo que só por um instante, soube, nessa hora, tudo o que de fato importa:

Ó corpo embalado pela música, Ó olhar faiscante,
Como distinguir da dança quem a dança?[14]

Aquelas imagens magistrais porque completas
Brotaram em mente pura, mas do que começaram?
Um punhado de refugos ou a sujeira das ruas,
Velhas chaleiras, garrafas antigas, e uma lata quebrada,
Ferro velho, ossos velhos, trapos velhos, aquela puta delirante
Que cuida da registradora. Agora que a minha escada desapareceu,
Tenho de me deitar no chão de onde começam todas as escadas,
No espantoso brechó do coração.

W. B. Yeats, "The circus animals Desertion"

A libertação é conquistada mediante a diferenciação... quando o espírito se torna "úmido e tosco" afunda nos planos inferiores, ou seja, fica emaranhado com o objeto, mas quando é purgado pela dor se torna "seco e quente", e novamente se eleva, pois é exatamente essa sua qualidade ígnea que o diferencia da úmida natureza de seu domicílio subterrâneo.

C. G. Jung, *Tipos psicológicos*

A primeira coisa que deve ser dita, evidentemente, é que Santa Sofia é o próprio Deus. Deus não é só Pai, mas Mãe também. Ele é ambos ao mesmo tempo, e é o "aspecto feminino" ou o princípio Feminino na divindade que constitui Santa Sofia. Mas, é claro, assim que se diz isso, a coisa toda se torna enganosa: uma divisão de uma divindade "abstrata" em dois princípios abstratos. Não obstante, ignorar essa distinção é perder o contato com a plenitude de Deus. Essa é uma intuição muito antiga da realidade, que remonta ao mais primordial dos conhecimentos orientais... O relacionamento "masculino–feminino" é básico em toda realidade, simplesmente porque toda realidade é um reflexo da realidade de Deus...

---

14. William Butler Yeats, "Among school children", linhas 63-4.

O princípio feminino no universo é a inexaurível fonte das constatações criativas da glória do Pai no mundo e, de fato, a manifestação de Sua glória. Levando um pouco mais adiante esse ponto, Sofia, em nós, é a Misericórdia de Deus, a ternura que, pelo poder infinitamente misterioso do perdão, transforma a escuridão de nossos pecados na luz do amor de Deus. Sofia é a contraparte feminina escura, cordata, terna, do poder, da justiça e do dinamismo criativo do Pai.

Thomas Merton, em Monica Furlong, *Merton, a biography*

4

Acordo com a deusa

Mas, ó dor, quanto tempo, até onde
De nossos corpos por que temos de nos abster?
Eles nos pertencem, embora nós não; somos
As inteligências, eles a esfera.
Devemos-lhes agradecimentos porque eles assim,
Nos fizeram logo de início,
Cederam suas forças, sentidos, para nós,
E não nos são um fardo, mas alívio.

John Donne, "The ecstasy"

Embora sua intenção não fosse essa, John Donne, em "The ecstasy", cria o tipo de situação que pode ocorrer quando uma mulher em análise não tem um vínculo genuíno com a mãe; em outras palavras, não está segura no solo de seu próprio corpo. Quando esse vínculo está ausente, a mulher tende a uma atitude de intelectualização. Por mais esclarecedor que isso possa ser em termos de novas percepções sobre a natureza de seus problemas, as constatações em si continuam não-materializadas; nos termos de Donne, as esferas não estão conectadas às inteligências. Analista e analisanda são então como as duas almas de Donne, negociando num plano acima dos corpos dos dois amantes.

Na intelectualização de um problema, o corpo é cruelmente abandonado. O choque que ocorre depois da sessão de análise é o retorno ao corpo. Ou seja, assim que a alma regressa ao corpo, subitamente parece que nada realmente mudou. Tudo o que aconteceu na sessão é que a alma experimentou uma momentânea libertação de seu sepulcro e conseguiu se deslocar como os abençoados do Paraíso, antes de retornar à sua sepultura terrestre para, mais uma vez, sentir-se enterrada viva. Essa sensação de estar enterrado vivo é uma metáfora precisa da condição obesa, e a sensação de se ver livre do túmulo é a que experimenta a anoréxica "sem peso". A função da análise não é incentivar ainda mais esse hiato corpo/alma, mas saná-lo, até que, finalmente, o corpo se sinta como tendo passado por uma "pequena mudança", em que, a partir desse momento, corpo e alma passam a ser um só. No fim, depois de as verdadeiras limitações do nível intelectual terem sido reconhecidas e superadas, o diálogo entre os amantes em processo de negociação de sua relação corpo/alma se torna "um diálogo interior" (ver, p. 79).

Conforme a análise avança, especialmente nos casos em que a distância psique/soma é grande, nem o analista nem o analisando ousam assumir que o corpo não passa de um animal idiota encapsulando um espírito muito falaz, com elevadas pretensões. A linguagem do corpo, para substituir a metáfora, é muito mais do que os sons emitidos por um bebê de dez meses enquanto envia sinais instintivos que identificam certas necessidades animais e não muito mais que isso. Assim que o vínculo analítico está firmemente estabelecido, fingir que não há um corpo, ou tratá-lo com indiferença, é fingir que não existe sombra — uma inversão que o *trickster* efetua, com as roupas do imperador, ou seja, o jogo que ele como obeso tanto gosta. Em algum momento, de todas as sessões, mesmo nos estágios iniciais, as mensagens do corpo devem ser reconhecidas, mesmo que só por um instante. Deixar que a mulher saia da sessão exuberante, com suas iluminações mentais, e então encarar sua sombra no espelho enquanto veste o casaco, é um cruel reforço do hiato. Os corpos, como diz Donne, devem ceder "suas forças, sentidos, para nós". Analista e analisando devem reconhecer que essas forças não "nos são um fardo, mas um alívio".

A imagem de Donne para a sensação corporal como alívio em vez de fardo vem da metalurgia*, que tem por trás a história da alquimia. Refugo é uma impureza que enfraquece o metal; liga é uma impureza que o fortalece. A alma, como o ouro, se refinada ou pura demais, fica mole e não retém sua forma. Precisa conter algum teor de impureza para poder endurecer até alcançar alguma forma identificável. Se a alma acha que está acima de toda identidade, sendo pura demais para ter uma forma (como se sentem a obesa e a anoréxica), então para ela a liga do corpo é refugo. A tarefa da mulher consiste em perseverar com o corpo até reconhecer que não é refugo mas liga. E a maneira de consegui-lo é permitindo que o corpo brinque, dando-lhe espaço e deixando que faça todos os movimentos que quiser.

A mudança na percepção de refugo em liga ocorre quando o ego começa a se ancorar na Grande Mãe, no corpo da própria criação; em termos de mitologia bíblica, é quando a virginal e desencarnada Maria se torna, enfim, capaz de se sentar no colo da sábia Sofia. Nessa situação, o instinto atrofiado é capaz de entrar em contato com a imagética curadora da psique, a qual está, nos sonhos, em busca de contato com os instintos comprometidos. Essa imagética, em sua condição "amolecida" nos sonhos, quer endurecer ou densificar-se a ponto de ingressar no mundo vivo do corpo até que este experimente "pequenas mudanças" no movimento de ida e vinda entre os mundos interno e externo.

O que é importante perceber é que liberar o corpo para uma movimentação espontânea ou para brincar constela o inconsciente exatamente da mesma maneira que o sonho. Por esse motivo, cheguei à conclusão de que, para muitos analisandos, um trabalho prático com o corpo era tão necessário quanto a análise de seus sonhos. Como a maior parte deles estava sofrendo de alguma forma de hiato profundo entre psique e soma, constatei que a exclusão do corpo da investigação do inconsciente era, no mínimo, tão unilateral quanto teria sido excluir os sonhos.

---

* No original, "allay" (alloy) e "dross", que significam respectivamente "liga" ou "combinação" [em geral de metais inferiores], e "refugo". (N. T.)

Os movimentos corporais, como pude perceber, podem ser entendidos como sonhos tidos em vigília. Em sua movimentação espontânea, o corpo é como um bebê chorando alto para ser ouvido, compreendido, atendido, tal qual o sonho que envia seus sinais desde o inconsciente.

A grande vantagem do movimento corporal numa situação vivencial controlada é que as pessoas envolvidas tornam-se agentes participantes de seu próprio sonhar numa extensão muito menos aparente do que quando estão dormindo, ou sozinhas. Portanto, é mais fácil trabalhar mais diretamente com o sonho em vigília (a saber, o movimento corporal), do que com o tão mais facilmente esquecido sonho havido durante o sono, e do qual a única testemunha terá sido o sonhador. Um sonho não pode ser verificado, não pode participar diretamente do mundo vígil concreto. Diferentemente do corpo que não mente, o sonho pode ser esquecido, parcialmente recordado, reduzido a um fragmento de sua totalidade, ou até mesmo grosseiramente distorcido ao ser recriado em vigília. A tentativa de instilar uma coerência narrativa na estrutura do sonho sujeita-o a uma lógica gramatical que talvez não tenha correspondência com a lógica simbólica do estado onírico, o qual se aproxima mais da poesia que da prosa. Embora o sonho seja e continue sendo nossa mais rica fonte de informações procedentes do inconsciente, o movimento corporal pode nos conduzir ainda mais perto da verdadeira essência do sonho, da mesma forma como o sonho pode aprofundar nosso entendimento da dimensão psíquica da musculatura do corpo. Os dois processos trabalham juntos porque são equivalentes. O corpo é o inconsciente em sua forma mais imediata e contínua; o sonho também é o inconsciente, embora, na qualidade de corpo de imagens, faltem-lhe os atributos da instantaneidade e continuidade que caracterizam o corpo físico.

O inconsciente, em si, é incognoscível; é uma realidade que se infere a partir de coisas tais como movimentos corporais involuntários ou espontâneos e sonhos. Em última análise, podemos concluir que o movimento corporal ou o estado onírico são manifestações, não de inconsciência, mas de uma consciência que opera sobre nós e dentro de nós. Certamente existem muitas pessoas que acreditam que o que hoje consideramos o inconsciente é equivalente ao conceito tradicional de Deus como um Ser interior que nunca dorme, como uma presença interior onisciente. Da mesma forma, falo de Sofia ou da Virgem porque são os seres femininos divinos associados à dimensão feminina de Deus. Ao localizá-los no inconsciente, estou seguindo o caminho de Deus de fora para dentro, caminho que caracteriza o movimento da própria consciência. Além disso, estou sugerindo que aquilo a que hoje chamamos de inconsciente seja, em termos da realidade psicológica, a consciência que simplesmente ficou tempo demais enterrada. Na alquimia, há o conceito do *deus absconditus* (masculino), o deus escondido na matéria.[1] Mas o inconsciente inclui, também, *dea abscondita*, a Madona Negra, a deusa que escolheu se ocultar a fim de proteger a humanidade das devastadoras conseqüências de matarem-na.

A sociedade moderna, numa escala muito maior do que nos damos conta, é produto da declaração de Nietzsche: "Deus está morto". Entretanto nem Ele nem a Deusa estão mortos. Estão apenas escondidos. Seu esconderijo é o inconsciente. Quando não lhes for mais necessário esconderem-se para que possam proteger o homem de se autodestruir ao destruir seus deuses, Deus e Deusa, juntos, reaparecerão. E quando isso se der, veremos o que é o inconsciente: a consciência que Deus tem de sua criação, a qual inclui a consciência que o corpo tem de si. Esse movimento Nietzsche identificou com Dioniso.

O retorno de Deus é uma das mais antigas esperanças da raça humana. Toda religião mundial tem-se apresentado em preparativos para Seu retorno. Toda religião ainda aguarda por esse momento. O que implica essa expectativa? Já conhecemos Deus em sua manifestação externa, por meio de suas leis, seus mandamentos, suas palavras. Esse é Logos, o lado masculino de Deus. O que esperamos com sua Segunda Vinda é o que nos falta: a dinâmica ou o processo interior de Deus. Isso — Deus em sua criatividade e não em sua criação — é a essência do

1. Ver Jung, "The visions of Zosimos", *Alchemical studies*, OC 13, par. 138.

feminino, tradicionalmente reencenado nos antigos Mistérios. O retorno, portanto, é o surgimento do lado feminino de Deus que vem gradualmente ganhando forma nos últimos séculos, na dimensão que chamamos de inconsciente. É chegado agora o momento de podermos lidar criativamente com o conceito de Deus como união de opostos, e portanto ver o feminino não mais sombrio, por trás de lentes masculinas, mas frente a frente, numa perspectiva andrógina.

A Grande Mãe é o lado feminino de Deus. Na Bíblia, ela é Sofia (a Sabedoria); no desenho feito por Leonardo Da Vinci (ver p. 177), ela é Sant'Ana, em cujo colo senta-se a Virgem — o feminino tanto em homens como em mulheres, o Ser receptivo em quem se reúnem o humano e o divino. É interessante assinalar que esse poderoso tema foi retratado por Da Vinci num desenho extremamente frágil feito com lápis e carvão, tendo de ser protegido por uma folha de vidro, que fica dentro de uma sala escura no interior da Galeria Nacional de Londres. Se a luz do Sol entrasse nessa câmara, o desenho terminaria por desaparecer completamente. Como símbolo do papel que o feminino tem podido desempenhar no mundo patriarcal, talvez essa seja a mais exata das imagens que se poderiam conceber.

O termo "virgem" requer alguns esclarecimentos porque contém muitas conotações religiosas e sociais. Não o estou empregando no sentido de castidade física, nem com nenhum sentido ortodoxo relativo ao dogma da Igreja Cristã. Um estudo dos variados conceitos que cercam a Virgem Maria, como Virgem, Rainha, Noiva, Mãe, Intercessora, é desenvolvido com eloqüência por Marina Werner em seu livro *Alone of all her sex*. Tendo examinado as contradições inerentes a essa mulher "ideal", ela conclui:

> A Virgem Maria inspirou algumas das mais elevadas formas arquitetônicas, algumas das mais comoventes poesias e algumas das mais belas pinturas do mundo. Ela tem proporcionado a homens e mulheres profundo júbilo e ardente confiança; tem sido uma imagem do ideal que vem cativando e mobilizando homens e mulheres a experimentar as mais nobres emoções do amor, da piedade e da reverência. Mas a realidade que seu mito descreve não existe mais; o código moral que ela defende está esgotado...

Na qualidade de uma criação reconhecida da mitologia cristã, a lenda da Virgem perdurará em seu esplendor e lirismo, mas será esvaziada de seu significado moral, perdendo assim seus poderes reais presentes de curar e ferir.[2]

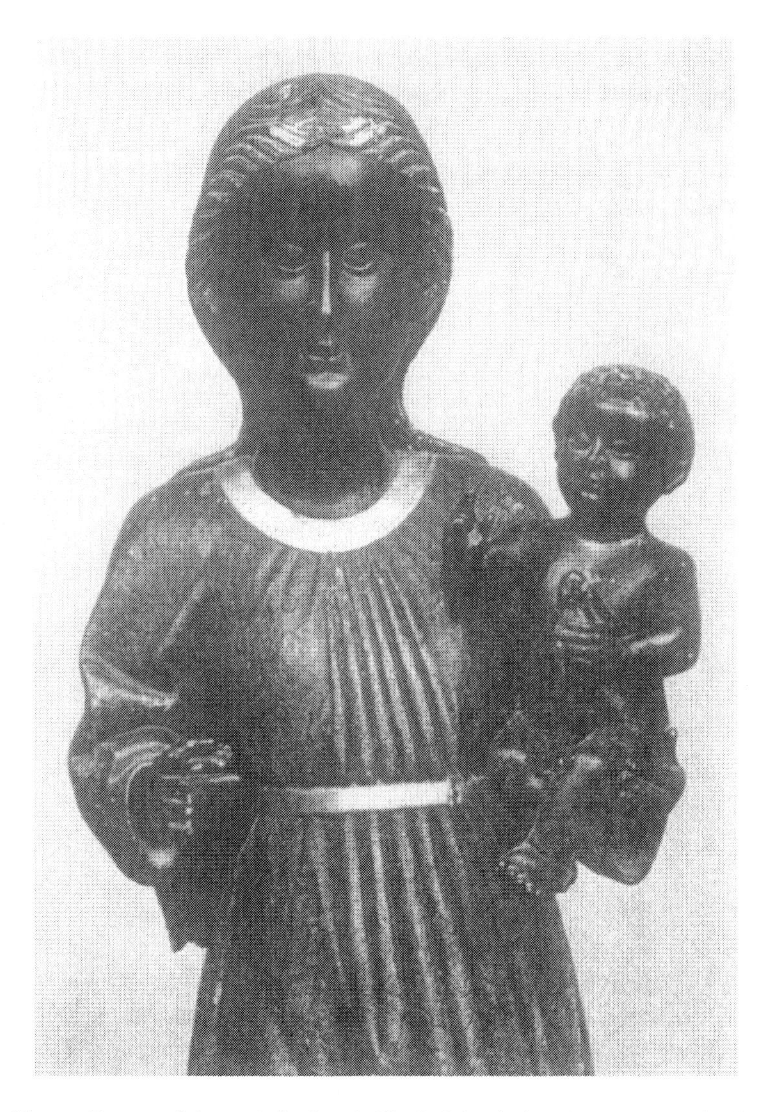

Virgem Negra e Criança (século XV). Einsiedeln, Suíça. (Ver texto, p. 114)

2. Marina Warner, *Alone of all her sex*, pp. 338-9.

A Virgem Maria é certamente um padrão arquetípico de feminilidade, apesar de atravancado pelos temores e ideais de 20 séculos. Warner aponta, contudo, que conforme o culto à Virgem foi se desenvolvendo Maria usurpou as qualidades das deusas pagãs, e portanto ela incorpora muitos mais elementos do feminino sombrio do que o patriarcado lhe permitiu.

> Pois, ao mesmo tempo que Maria serve de foco para o mais puro ascetismo, ela também é o maior dos símbolos de fertilidade. A montanha floresce espontaneamente; a mãe virgem também. A antiga significação da Lua e da serpente como atributos divinos sobrevive em santuários como o de Montserrat, pois ali ela é venerada como fonte de fertilidade e deleite...
>
> A imagem que existe nesse local é a Virgem Negra... Quando os artistas restauraram as imagens, voltaram a pintar os mantos e as jóias que revestiam a Madona e a Criança mas, em sinal de reverência, deixaram negras suas faces. Essa reverência, porém, não brotou só da simples veneração de suas sagradas imagens... mas, provavelmente, também porque a misteriosa e exótica escuridão de seus semblantes havia de pronto inspirado um culto especial. Nos países católicos, em que o negrume é o ambiente dos demônios e não dos anjos, e está associado quase que apenas à magia e ao ocultismo, as Madonas Negras são consideradas especialmente capazes de operar maravilhas, como detentoras de conhecimentos e poderes herméticos.
>
> Na Sicília, floresceu o culto a Deméter, a deusa do milho, e foram escavadas estatuetas em sítios arqueológicos mostrando que ela brincava nos braços com sua filha bebê Core-Perséfone, ou que a embalava no ombro para dormir, compondo assim uma imagem muito próxima da de Madona com a criança que havia em Ena... local em que Perséfone foi arrastada para o mundo inferior. Essa catedral mantinha exposta em seu altar uma estátua grega de Deméter e sua filha...
>
> Na qualidade de guardiã de cidades, nações e povos, como portadora da paz ou da vitória, sua imagem como o paládio dos exércitos reais, a Virgem lembra Atena. Em Atenas, inclusive, ela efetivamente usurpou a deusa grega da paz.[3]

---

3. Marina Warner, *Alone of all her sex*, pp. 274-6, 314.

São judaico-cristãs nossas raízes psíquicas, raízes que remontam a vários séculos atrás, chegando até a absorver as primeiras deusas e cultos lunares. Nossas vidas, no entanto, têm transcorrido sob o influxo da literatura, da música e da arte da grande tradição cristã, e a energia arcaica que ecoa em nós, quando estamos experimentando o plenilúnio, não ousa se separar da energia espiritual que ecoa quando ouvimos o coro inteiro e a orquestra entoando o "Messias" de Handel, na Catedral de São Paulo. Se o fizesse, estaria apenas criando outra cisão. Se o conceito da virgem e do lado feminino de Deus (ou de Cristo) pode ser vivenciado de um novo modo, então as algemas da ortodoxia podem ser removidas; uma fé nova e viva pode ressoar em nossas vidas, oferecendo novas dimensões à nossa realidade física e espiritual, de tal sorte que, em vez de sermos separados de nossa herança cultural, reunimo-nos com ela. O que pareciam imagens mortas e versos decorados podem se tornar vivos, carregados de uma profunda verdade interior e energia dinâmica.

Esther Harding, em *Os mistérios da mulher*, examina o significado original do termo "virgem". Cito-a aqui numa passagem extensa, porque um aspecto sem o outro distorceria de forma grosseira a unidade da imagem:

> Entrar no bote da deusa implica aceitar a pulsão do instinto num espírito religioso como uma manifestação da força de vida criativa propriamente dita. Quando essa atitude é alcançada, o instinto não pode ser mais considerado uma vantagem a ser explorada para o bem da vida pessoal; em vez disso, deve ser reconhecido que o eu pessoal, o ego, deve se submeter às exigências da força assim como o faria perante um ser divino.
>
> A principal característica da deusa, em sua fase crescente, é ser virgem. Seu instinto não é usado para capturar ou possuir o homem que atrai para si. Ela não se reserva para o homem escolhido que deve retribuir-lhe sua devoção, assim como tampouco seu instinto é usado para lhe conquistar a segurança de um marido, de uma casa e de uma família. Ela permanece virgem, mesmo sendo deusa do amor. Ela é essencialmente una-em-si. Não se reduz a ser apenas a contraparte feminina de um deus masculino com características e funções similares, modificadas para se ajustar à sua forma feminina. Pelo contrário; ela tem um papel a desempenhar que lhe é próprio, suas características não duplicam as de nenhum outro deus. Ela é a Ancestral e a

Eterna, a Mãe de Deus. O deus a quem está associado é seu filho e necessariamente ela o precede. Seu poder divino não depende de seu vínculo com um marido-deus, e, nesse sentido, seus atos não dependem de sua necessidade de apaziguá-lo, nem de ser cordata diante das qualidades e atitudes dele. Pois ela é em si mesma a portadora do divino.

Nesse mesmo sentido, a mulher que é virgem, una-em-si, faz o que faz, não por causa de algum desejo de agradar, ou de ser querida, ou aprovada, inclusive por si mesma, nem por causa de um desejo de obter poder sobre alguém, ou atrair seu interesse ou amor, mas porque o que faz é verdadeiro.[4]

Essa é uma passagem crucial ao meu entendimento do termo "virgem" no sentido em que o aplico neste estudo. Quando a virgem, entendida dessa maneira como o ego ou a identidade feminina, está firmemente ancorada em sua própria sabedoria — que tradicionalmente recorre na imagem do colo ou trono da Grande Mãe —, a mulher autêntica emerge de sua própria herança biológica, cultural e espiritual.

O corpo como vaso sagrado

Todo arquétipo tem um lado negativo assim como um positivo. O aspecto negativo da virgem pode ser talvez mais bem visualizado numa exigência paralisante de perfeição. Nessa condição de paralisia, ela enverga o disfarce demoníaco da mãe negativa ou bruxa. Distante da sabedoria do corpo, a virgem fica imobilizada. Para a perfeccionista que se treinou a *fazer*, simplesmente *ser* parece tão-só um eufemismo para nada, ou deixar de existir. Quando a energia que foi dirigida para tentar justificar sua existência é redirecionada para a descoberta de si mesma e para amar a si própria, irrompe na superfície uma intensa insegurança. Um vazio abissal questiona se ela está mesmo ali ou não. Sua luta vitalícia pela perfeição criou bolsões de desespero. Essas ansiedades e resistências devem ser respeitadas porque estão mascarando um terror e uma fúria muito profundos, os quais devem ter permissão para vir à superfície só quando o

4. M. Esther Harding, *Woman's mysteries*, pp. 146-7.

momento for apropriado, isto é, quando o ego estiver forte o suficiente para lidar com tais emoções.

O primeiro obstáculo é o compromisso interior. "Eu realmente acredito que valho uma hora por dia dedicada a mim? Eu que doei minha vida aos outros sou egoísta o bastante para gastar uma hora por dia para me encontrar? Onde posso encontrar uma hora? O que precisa sair?" Esse é um problema mais profundo do que pode parecer a princípio, porque a mãe negativa odeia a alegria, e fazer qualquer coisa de que goste produz culpa. Enquanto a pessoa estiver às voltas com suas responsabilidades, ainda que de forma compulsiva, isso é aceitável. Parar de investir energia no dever, para poder liberar algum montante para algo criativo para si própria, dá a sensação de ser jogada dentro da lavadora de roupas que primeiro bate de um lado e depois do outro. Parar de dar é cessar de ser mãe, e, como o ego está identificado com ser mãe, no começo ele não sabe o que fazer. Está tão acostumada a dar que não acredita que seja digna de receber, ou então julga que receber é egoísmo ou depreciativo.

Assim que o ego se abre, no entanto, tão logo as energias esquecidas comecem a fluir no dançar, pintar, cantar, a alegria não é mais vivida como egoísta ou lasciva mas como uma absoluta necessidade. Então, a virgem negativa se torna positiva. E então o perigo é querer muito cedo demais. O importante é concentrar a atenção, não no objetivo, mas no processo. Estar no presente. Deixar o inconsciente agir. Northrop Frye, numa palestra recente, citou um trecho dos Provérbios, em que Sabedoria proclama que "existia desde o início dos inícios, desde o começo, desde o instante em que houve a terra", e quando Deus criou o céu e a terra "então estava eu ao seu lado, como a que foi criada junto com ele; e todo dia eu era seu deleite, sempre regozijando à sua volta".[5] Frye assinala que "regozijo" é um termo que vem para traduzir o termo raiz de "brincar" e preferia as conotações de "brincar". Para ele, a garotinha saltitante é a imagem da sabedoria. Nessa imagem, no meu entender, corpo e espírito são um só; Sofia é o amor entre eles.

---

5. Provérbios 8:23, 30.

O medo de receber ecoa nos mais profundos estratos da psique. Receber é permitir que a vida aconteça, abrir-se ao amor e ao deleite, ao sofrimento e à perda. Sofia é a ponte, o amor que abre o corpo para receber o espírito. Existe um problema imenso, no entanto, quando a pessoa não está enraizada em seu corpo. Quando a mãe não está suficientemente em contato com seu corpo, ela não consegue oferecer à criança a vinculação necessária a instilar nela uma sensação de confiança em seus instintos. A criança não consegue se sentir à vontade no corpo da mãe nem, mais tarde, no seu. O medo latente da vida e de ser abandonada só é minimamente atenuado, e o ego atemorizado está o tempo todo correndo o risco de ser tragado por forças desconhecidas que podem arrastá-lo, tanto vindas de fora como do inconsciente. Sobre tão frágeis alicerces é construída uma sobre-estrutura rígida, baseada em valores coletivos: disciplina, eficiência, dever. A energia que quer fluir no criar, no viver, no brincar, é forçada a encontrar saída em compulsões cegas.

Quando o ego não tem a experiência de uma segurança concreta, falta-lhe a imagem a partir da qual se consolidar. Se a imaginação criativa não recebe tempo ou espaço para criar seus próprios fundamentos, então a psique faz a única coisa que pode: concretiza o símbolo. No caso da obesidade, isso significa que a mãe positiva ausente é concretizada pelo corpo grande o bastante para segurar o espírito aqui embaixo. Quanto maior o risco de desaparecer no espírito, maior a compulsão a empanturrar de pão o estômago. Mas o pão pode ser sentido como uma pedra, quando esse processo vai longe demais. Perseverar nesse comportamento destrutivo, estabelecer essa compensação alimentando os instintos, apenas acentua a cisão.

O pão que vira pedra na barriga da obesa, da anoréxica e da bulímica é uma paródia cruel do pão espiritual que elas não conseguem assimilar. Sua condição é idêntica à dos crentes cuja fé reside na palavra literal, em lugar da simbólica, aqueles que, portanto, nos termos de São Paulo, são "mortos pelo verbo" que, se espiritualmente assimilado, doa vida. Essas pessoas compulsivas sentem uma atração fatal pelo que é literal. Isso é evidente, por exemplo, em sua propensão a se converterem a crenças fundamentalistas que rejeitam a interpretação simbólica da Bíblia. A derradeira ironia de sua situação é que, em sua fome de mãe, negam a mãe. Quanto mais afundam na matéria, menos satisfeitas se sentem. Quanto mais comem, mais sentem fome. Num nível ainda mais trágico, podem acabar devorando seu coração.

Para sanar essa cisão, é preciso chegar ao entendimento consciente do comportamento destrutivo, discernindo o que ele está tentando dizer. Por que preciso de comida? Por que preciso de um corpo grande? Por que preciso de coisas doces? Qual é o buraco no centro? Qual é o medo? Para cada pessoa haverá respostas diferentes, mas o diálogo com o corpo é crucial ao entendimento. O problema se situa em algum ponto da matriz materna. Sugiro que quando o relacionamento com o corpo é seguro, mesmo que só relativamente, os símbolos presentes nos sonhos levam *de fato* o ego a uma relação com essa energia interior e transformam a vida externa. Entretanto, quando o hiato entre corpo e espírito for tão acentuado que os instintos se encontrem comprometidos, a psique pode até estar produzindo imagens curativas, mas a energia instintiva não consegue conectar-se com elas. O corpo que não experimentou a segurança não consegue imaginá-la; o terror da aniquilação está aprisionado nos músculos de tal sorte que, embora a mente esteja deixando as coisas acontecer, o corpo não. E as mensagens que deveriam estar fluindo do corpo para o cérebro, para facilitar a transformação da energia negativa, não conseguem concluir sua travessia. Até durante a sessão de análise, uma confiança cada vez maior pode se evidenciar no diálogo ao mesmo tempo que o corpo ainda se contorce ou se mantém petrificado. E a voz, embora enuncie o que parecem ser sentimentos sinceros, ainda continua vindo da mente.

Quando a matriz maternal está comprometida, a criança não consegue se enraizar em seu próprio corpo, e por mais que se esforce tentando encontrar segurança na mente sempre será, em algum nível, dependente dos outros e, portanto, sentindo o medo de ser abandonada. A psique fará tudo o que estiver ao seu alcance para oferecer bases seguras para a cura se dar, mas, se as mensagens provenientes do corpo forem experimentadas como contraditórias em relação às que os sonhos enviam, então o processo de retificação não pode ocorrer. A sombra está no corpo, longe demais da consciência para aparecer nos sonhos, e não há Sofia consciente o bastante para fazer a ligação entre corpo e psique. Então Mater se concretiza em matéria e mantém sólido na carne o que deveria ser mantido junto pelo amor. A sessão de análise, ou o trabalho prático com o corpo, podem servir de espaço para que o amor comece a se incorporar e inverta o processo, da matéria em Mater.

Os *workshops* que evoluíram de minha prática são uma experiência diferente para cada participante, porque cada um passou por análise suficiente para estar bem instalado em seu próprio caminho; nosso objetivo principal é simplesmente criar um espaço no qual o corpo possa falar à pessoa. Sem sombra de dúvida, entra em operação uma dinâmica grupal mas, embora o grupo seja respeitado como temenos, cada um no interior dele está ciente da necessidade de manter seu próprio espaço sagrado. Os símbolos particulares são respeitados como minúsculas sementes que precisam germinar em seu próprio solo escuro antes de chegarem à luz do Sol, da mesma forma como os sonhos precisam manter silêncio enquanto o processo de transformação está se desenrolando. Expô-las cedo demais à luz é contaminá-las com o material das outras pessoas, ou miná-las com excesso de conscientização, ou descarregar a tensão de tal modo que não acontece nenhuma transformação.

A proposta dos *workshops* não é a perda de peso ou malhar o corpo, embora essas coisas possam acontecer em decorrência do trabalho. O objetivo é integrar corpo e psique: recolher os símbolos de cura dos sonhos, colocá-los nas áreas inconscientes do corpo e permitir que sua energia efetue o trabalho de cura. Um dos perigos da análise é que imaginamos ter feito o trabalho quando achamos que entendemos as imagens oníricas; ficamos fascinados pelas interpretações. Se o símbolo não for contemplado, entretanto, seu poder curativo se perde. Tem de entrar no fogo do coração para poder ser transformado. Como assinala von Franz: "A emoção é a portadora da consciência".[6]

---

6. Von Franz, *Alchemy*, p. 252.

Cada *workshop* começa com relaxamento, para permitir que o corpo encontre seus próprios ritmos. É dada ênfase à respiração natural e à respiração focalizada, para despertar e mobilizar as emoções presas nos músculos. Enquanto a respiração não for natural, as imagens com freqüência ficam presas no cérebro. O medo e a ansiedade bloqueiam nossa respiração. Desde bem cedo na vida aprendemos que toda demonstração de sentimentos arcaicos ou primitivos é inaceitável, e também aprendemos (inconscientemente) que a maneira de controlar as emoções intensas é deixando o menos possível entrar ar do pescoço para baixo. As respirações completas e profundas que deveriam alimentar os órgãos vitais, não só com oxigênio mas também com a consciência das emoções, são retidas rigidamente no alto do peito, e o ventre arredondado que acompanha a respiração profunda é tabu no mundo da moda. Toda a diversidade das emoções fica trancada, abaixo do pescoço, e ouvimos queixas constantes de torcicolos, ombros doloridos, dores nas costas, quando o fardo se torna excessivo. Quando o sopro do espírito (o masculino) não tem permissão para penetrar a matéria do corpo (o feminino), *não é possível a concepção.* Nossa sociedade tende a rejeitar o corpo consciente, o continente natural do sopro divino; o que celebra, em vez disso, é a máquina sem falhas cujo ícone é um cadáver na capa da *Vogue*. Nossos corpos se tornaram tão rígidos e demarcados pelas emoções não-expressas que não há lugar neles para a criatividade. Se você duvida disso, pense em quantos banheiros no sonho você não pode entrar: banheiros entupidos, banheiros que transbordam, ou que não se conseguem encontrar, que ficam no meio da sala, exibindo conteúdos absurdos. No Novo Testamento, isso está expresso de maneira mais refinada: "Nem os homens colocam vinho novo em garrafas velhas pois elas podem quebrar".[7] A expressão bloqueada leva à depressão, e, em última análise, esta provoca um colapso.

O sonho seguinte deixa claro o poder do pneuma (do grego, significando sopro ou espírito):

---

7. Mateus, 9:17.

> Estava num quarto grande com uma mulher morta num ataúde.
> Eu estava com ela. As pessoas entravam para prestar-lhe seus respeitos. Alguém percebeu que ela se mexera um pouco. Mais tarde virei-me para olhá-la e as roupas dela estavam desalinhadas. Logo senti seus movimentos mesmo estando de costas para ela. Aproximei-me dela, enlacei-a e falei com ela. Ela reviveu. Atravessamos a porta e chegamos do lado de fora. Ela disse: "Obrigada por me ajudar a vencer essa crise de pneumonia".

Esse sonho foi narrado por uma mulher de meia-idade cujas emoções e sentimentos tinham sido emudecidos na infância por um complexo de mãe negativa. Os acontecimentos de sua vida tinham-se tornado dolorosos demais para serem vistos diretamente; ocultando seus padecimentos ela continuou adiante, com tanta coragem quanto possível, mantendo seu casamento e seu trabalho. Passou pela vida, diria-se, de modo figurativo — e, muitas vezes, literalmente — segurando o fôlego, que era uma reação automática ao medo que sentia. Entregar-se, deixar as coisas apenas acontecer seria o mesmo que se render ao inimigo. Sua respiração superficial distanciava-a de seu princípio feminino, profundamente enterrado em seu íntimo; portanto, sofria de dor no coração. Aceitava prontamente as mensagens dos sonhos, e também estava cada vez mais admitindo a progressiva distância entre a cabeça e o corpo — ou, mais exatamente, entre o espírito e a matéria.

No esforço de refazer a ligação entre seus sentimentos e a introvisão, fez exercícios de relaxamento e levou, conscientemente, ar até as áreas inconscientes de seu corpo. Em poucos dias, o amor que investiu nesse ritual rendeu juros, na forma do sonho anteriormente descrito e de uma renovada sensação de vida que veio com ele. A cabeça reconhece; o corpo experimenta. Sem dúvida, a frase introdutória "Estava num quarto grande com uma mulher morta" ilustra o quanto é crucial para nós todos encontrar nossa própria fonte criativa, porque a natureza apresenta sua conta se não obedecemos a nossos instintos. E certamente a última sentença — "Obrigada por me ajudar a vencer essa crise de pneumonia" — identifica o pneuma, o espírito criativo, como o elo de ligação. Enquanto Medusa deseja que tudo seja permanente e perfeito, entalhado em pedra, Sofia quer as coisas se mexendo, respirando, criando.

Assim que o corpo está relaxado e o espírito criativo flui entre cabeça e corpo, nossos *workshops* se concentram nos símbolos que surgiram nos sonhos. As pessoas trabalham individualmente com seus circuitos energéticos próprios, tentando identificar onde o corpo é consciente e onde é inconsciente, diferenciando entre reações habituais e respostas corporais conscientes. Onde a mulher descobre que seu corpo está "enegrecido" — isto é, a energia se recusa a entrar nessa área — , ela experimenta pegar um símbolo positivo de cura de um de seus sonhos e levá-lo até essa área, concentrando-se nele até que a energia comece a se mover e transformar. Esse é um processo muito diferente de concretizar o símbolo, ou de considerá-lo literalmente. Jung acreditava que a cura estava no símbolo, pois este reúne corpo, mente e alma por meio da imaginação criativa. O poeta em contato com o inconsciente coletivo recolhe o símbolo exato que, ao ser lido, nos faz arrepiar a pele, coloca sentido na nossa mente, nos traz lágrimas aos olhos. Por um momento, somos um. É assim que, quando o jovem ET abandonado do filme de Steven Spielberg murmura: "Para casa, Elliott, para casa", milhões de pessoas em todos os países choram. Em nossos *workshops*, meditamos sobre nossos símbolos individuais tentando criar harmonia entre corpo, mente e alma.

Uma participante, Sylvia, já fazia análise e participava de *workshops* havia dois anos. Ao longo de toda a vida mantivera uma relação bastante ambivalente com o pai. Aterrorizava-se ao chegar perto dele, mas ao mesmo tempo adorava-o e sempre tentara ser a "queridinha do papai". Quando criança, toda vez que ficava zangada sua mãe dizia: "Você é brava como uma vespa". Sempre fora propensa a gripes muito intensas e infecções respiratórias. Na época em que teve o sonho seguinte, estava, pela primeira vez na vida, tentando defender suas opiniões no trabalho. Reconhecia seus talentos pessoais e estava determinada a obter reconhecimento para eles mas, às vezes, isso implicava zangar-se com os colegas, e as filhinhas de papai não fazem isso. Eis o sonho:

> Entro numa sala com meu pai. Há vespas voando para todo lado, grandes e pretas. Meu pai atravessa rapidamente a sala e entra em outro aposento.

Devo segui-lo, mas as vespas me assustam. Observo uma das grandes na minha mão, tento sacudi-la mas ela não sai. Acho que não posso entrar no outro aposento com aquela vespa enorme na minha mão. Chamo por meu pai para que venha e me ajude, mas ele não vem. Acordo aterrorizada.

Ela despertou desse sonho sentindo um medo "horrendo", muito mais intenso do que na vida real. No dia seguinte sentiu uma grande tensão nos ombros e teve dor de cabeça. Sua cabeça pesava em razão do resfriado. Nessa noite, no *workshop*, passou pela seguinte imaginação ativa:

A vespa enorme está em minha mão (como no sonho). Eu lhe pergunto se ela quer entrar em meu corpo. Ele voa até a porta por onde meu pai passou mas ela está fechada; ela volta para a minha mão. Eu lhe pergunto de novo se ela quer entrar em meu corpo. Ela sobe pelo meu braço até ficar embaixo do meu queixo e sobe pelo lado direito do meu rosto até chegar no nariz. Ali ela pousa. Pergunto se ela pode falar comigo. Ela zumbe. Pergunto se pode me explicar seu significado. Ela zumbe. Pergunto se pertence à minha cabeça e ela zumbe um nítido sim. Depois, sobe pela minha narina direita até a cavidade nasal, que está congestionada. Ela sobe e sai pela narina esquerda. Nesse ínterim, pergunto se ela está procurando uma casa para si ali dentro (ela me lembra as câmaras de argila que as vespas constroem). Ela zumbe. Sai da narina esquerda carregando o que parece um pedaço de pele ou tecido. Depois sai voando com a pele e pousa na palma da minha mão esquerda. Deixa a pele cair e sai voando. A pele se transforma numa cobrinha enrolada. Todos os meus dedos têm cabeças de cobras, minha mão está aquecida e viva, com energia. A energia sobe pelo meu braço, atravessa os ombros e desce pelo meu braço direito onde agora todos os dedos têm rabo de cobra. Meus pés também começam a formigar com a energia.

P.S.: É importante reconhecer meus sentimentos pela enorme vespa. Acordei aterrorizada por causa dela, fiquei bastante apreensiva de conjurá-la novamente, mas eu sabia com muita clareza que era preciso. Custou-me tudo o que eu tinha deixá-la rastejar até entrar no meu nariz e quase encerrei ali o exercício. Foi só a genuína tentativa da enorme vespa de se comunicar que me tranqüilizou de que isso explicaria seu significado.

Sylvia disse que considerava a enorme vespa seu "lado instintivo negativo", que seu pai parecia constelar:

Eu o considerava negativo mas, na verdade, era positivo. Sempre achei a raiva algo feio — raiva de *animus*, como a minha mãe despedaçando as pessoas. Mas, depois dessa experiência, consegui entrar no escritório e dar vazão à minha raiva, bater o pé e dar socos na mesa, o que antes eu nunca fizera em minha vida. Estava com raiva. Uma verdadeira energia masculina foi descarregada. Não era uma raiva feminina. Quando meu feminino está enraivecido, meus olhos ficam arregalados, minhas narinas abrem, labaredas cospem de mim. Não, aquela era uma raiva masculina. Eu estava me posicionando profissionalmente. Minha cabeça clareou e eu pude sentir melhor o cheiro de tudo, desde aquele momento.

A enorme vespa aqui foi um símbolo da raiva que precisava ser descarregada, raiva que estava associada com ser a filhinha de papai. Quando aquela removeu a pele e desobstruiu a cavidade, a pele que tinha funcionado como bloqueio foi transformada na força vital de uma serpente. Todos os dedos assumiram essa energia, que se estendeu até os ombros, desceu pelo outro braço e acabou ocupando, enfim, o corpo todo. Essa energia tornou-se imediatamente disponível na vida de Sylvia: a raiva transformada em confiança profissional e pessoal.

Um aspecto da imaginação ativa de Sylvia sobre o sonho com a enorme vespa é o motivo do incesto. Diferentemente de Freud, Jung acreditava que o incesto, em termos simbólicos, não é necessariamente regressivo (ver adiante, p. 191). O tabu associado ao incesto propriamente dito inibe, de fato, a regressão infantil, mas a intenção dele é redirecionar a energia para uma finalidade superior em que a figura do pai desempenha um papel importante no estabelecimento de um genuíno ego feminino. Na meditação de Sylvia, o incesto está no serviço ativo prestado à virgem. A transformação da enorme vespa em serpentes que ativam seus dedos indica a transformação de seu medo inconsciente de incesto numa afirmação positiva de seu amor por sua própria natureza feminina. O redirecionamento da energia incestuosa remodela, como as mãos do escultor, o pai temido numa figura positiva e querida, cuja afirmação da natureza feminina, tão fortemente localizada por Sylvia em seu corpo, se torna uma afirmação de si mesma. O que mais se destaca nessa meditação é o íntimo contato de Sylvia com a sabedoria feminina do corpo. Nessa recente descoberta de sua virgindade, ela se sentou no colo de Sofia.

A energia inconsciente, presa no corpo, pode se soltar ou não de modo autônomo. À semelhança de sentimentos inconscientes, apenas reage como um animal. Não é uma energia redimida, posto que não se encontra sob controle consciente. Enquanto essa energia faz o que quer, encontramo-nos atuando nossos afetos de maneira puramente animal. O objetivo, na análise, é levar a magnífica energia do cavalo selvagem ao controle do cavaleiro, sem recorrer ao chicote que aniquilará seu espírito.

O que descobrimos no trabalho corporal (como no trabalho com sonhos) é quanta energia ficou aprisionada. Assim que ela é liberada (o que acontece muito rapidamente), há o grande perigo de aceitá-la sem reservas, como uma graça salvadora. Mas essa é a energia da sombra e o que esta quer tem de ser mediado por uma consciência civilizada. A sombra não ousa ser simplesmente acolhida como uma irmã há muito perdida. O ego deve manter uma saudável suspeita. Apenas dar vazão à sombra, ao lado até então inconsciente da personalidade, não é integrá-la. A integração exige que se mastigue bem o material primitivo para que se possa digeri-lo. Proporcionar consciência aos instintos, permitir ao ego reconhecê-los e ainda assim não liberá-los impulsivamente é colocar um cavaleiro no dorso do cavalo e deixar que tome as decisões. Isso é colocar a natureza humana civilizada a cargo dos instintos, envolvida de maneira responsável com o rumo que a energia quer tomar.

O sonho a seguir ilustra o relacionamento progressivo entre corpo e espírito numa mulher de pouco mais de 30 anos, que tinha feito todo um trabalho de treino profissional com o corpo, mas só há pouco tempo aprendera a amá-lo:

> Amanhece e é domingo. As ruas da cidade estão desertas. Estou galopando Leah (uma égua magnífica) pelo lado esquerdo da rua, que vai até o coração da cidade. Ela responde imediatamente ao toque de meus joelhos, ou ao movimento das rédeas. Meus comandos são desajeitados e fico maravilhada com a precisão desse animal fantástico em reagir à direção que lhe dou, e ele compensa minha falta de destreza como amazona. Sinto-me em casa, no controle. Ou é Leah que está no controle? Ela é confiante, cheia de energia. Ela e eu somos uma só.

Levo-a até o pasto. Sussurro em seus ouvidos: "Você é maravilhosa!". Ela responde imediatamente, acariciando o meu rosto com seu focinho, entendendo e amando. Depois a dona dela me diz: "Leah não tem feito muitos exercícios ultimamente. Ela é doce". A dona tem a intenção de fazê-la exercitar-se cinco vezes ao dia.

O amor que é mobilizado em reconhecer essa energia e em permitir-lhe viver e manifestar-se na vida faz parte do que é simbolizado pela Sabedoria de Sofia. Permitir que essa energia animal se transforme numa energia espiritual é outro aspecto de Sofia. Os poderosos impulsos instintivos são sagrados, porém o ego tem de ponderar para poder transformar a energia animal em força espiritual. Maria sentada no colo da Grande Mãe é uma imagem que reconhece essa transformação. Desse alicerce, por meio de reflexões, vêm os sentimentos individuais próprios da mulher. Somente então ela se torna capaz de relacionar-se pela empatia, em lugar de pela dependência ou pelo poder. Então ela pode desagradar à mãe, à mãe-marido, à mãe-Igreja, e saber que está agindo com base em sua própria individualidade. No virginal, reúnem-se o divino e o humano.

Nossos *workshops* transcorrem em estágios bastante experimentais.

Essencialmente, nós parecemos estar evoluindo na mesma direção que Joan Chodorow descreve em seu trabalho:

Embora a propensão básica da pessoa possa permanecer uma ou outra, o movimento autodirigido tende a desenvolver um relacionamento tanto com o reino sensorial como com o imaginário. Quando a sensação experimentada no corpo emerge como ação física, pode aparecer uma imagem que outorga significado ao movimento. Ou, quando uma imagem emerge como ação física, a vivência proprioceptiva cinestésica pode facilitar para a pessoa a vinculação com seu corpo instintivo. As mais ricas experiências de movimentação parecem envolver tanto a sensação como a imagem, quer flutuando seqüencialmente uma após a outra, quer ocorrendo simultaneamente.[8]

---

8. Joan Chodorow, "Dance movement and body experience in analysis".

Essa é a nossa filosofia básica nos *workshops*, uma filosofia tão antiga quanto o tantra yoga. No entanto, para aqueles de nós que estão experimentando o espírito transformando-se em matéria, e esta em espírito, o nosso *workshop* é um local para os Mistérios femininos.

No decorrer deste estudo, tenho focalizado a virgem como um "modo" feminino de chegar na consciência. Elucidando o tao, Jung escreve:

> Se considerarmos o tao como o método ou meio consciente por meio do qual unir o que está separado, provavelmente teremos chegado perto do significado psicológico desse conceito.[9]

A virgem tem dois lados, e quando o poder do lado escuro é bloqueado, ele pode irromper. Se uma mulher viveu sob o petrificante encanto de uma bruxa maligna, ela quase não tem ego para conter essa energia. Nesse caso, o ego deve ser cuidadosamente preparado para que se evite um episódio psicótico ou uma regressão à compulsão. A virgem é um "caminho" para o ego feminino se encaminhar rumo à consciência.

Um padrão bipolar que emerge na situação do *workshop* é o aspecto bipolar da Deusa. Sylvia Brinton Perera, em *Descent to the goddess*, deixa muito claro esse duplo relacionamento (no *workshop* as pessoas são livres para participar ou não, dando assim espaço para que os dois aspectos possam ser vivenciados):

> Psicologicamente, vemos esses dois padrões de energia nas modalidades empática e auto-isolacionista, básicas à psicologia feminina, em relação a todos os parceiros internos e externos — filhos, projetos criativos, amores, e até mesmo as próprias emoções, percepções e os pensamentos autônomos da mulher. O envolvimento ativo que quer o outro, que enlaça o vínculo num abraço afetuoso ativo e contundente, eis Inanna; o rodeio que vem e vai, desinteressado do outro, isolado, até mesmo frio, eis Ereshkigal...

---

9. Jung, "Commentary on 'The secret of the golden flower'", *Alchemical studies*, OC 13, par. 30.

O que se encontra reprimido naquelas filhas intelectuais movidas a realizações profissionais, identificadas com o patriarcado, não é sempre o que está desvalorizado e ignorado pelas que se encontram presas nos papéis de mãe e esposa.[10]

Nossos *workshops* em geral terminam com dança criativa. A intensa concentração criou um espaço e um tempo sagrados e, nesse mundo, nos reconectamos com as energias ancestrais sempre tão prontas a emergir quando o continente está adequadamente preparado. Dançar é entrar no aqui-e-agora e saber que o Agora é tudo o que existe. Um movimento de dança não tem passado, nem futuro. Só tem o instante do movimento. Quando tiver terminado, acabou. O movimento não pode ser repetido. Esse Ser no tempo presente, no corpo, é a essência do brincar, a essência da dança. É nossa maneira *workshop* de dizer SIM à Deusa.

Estudo de caso de bulimia

O enfeitiçamento, a experiência de ser possuído, é a decorrência da energia inconsciente desgovernada, funcionando à margem do controle egóico. Nos capítulos anteriores, assinalei que a criança pequena vive próxima do inconsciente dos pais, e portanto carrega, inconscientemente, as ambições e os sonhos insatisfeitos de seus pais assim como seus problemas e conflitos não resolvidos. Jung expressa isso, de forma inequívoca, em sua Introdução ao livro de Frances Wickes, *The inner world of childhood*:

Os pais deveriam estar sempre conscientes do fato de que eles mesmos são a causa principal da neurose de seus filhos...

O que costuma surtir o mais poderoso efeito psíquico sobre a criança é a vida que os pais (e ancestrais, também, pois estamos lidando aqui com o remotíssimo fenômeno psicológico do pecado original) não viveram. Essa declaração seria bastante redundante e superficial se não lhe acrescêssemos

10. Perera, pp. 44-5.

como detalhamento: aquela parte de suas vidas que *poderia ter sido vivida* caso algumas desculpas esfarrapadas não tivessem impedido os pais de vivê-la. De forma mais contundente: trata-se daquela parte da vida que sempre evitaram, provavelmente com o recurso de alguma piedosa mentira. É o que semeia os mais virulentos germes.[11]

A vida não vivida dos pais pode se manifestar na filha mediante algum tipo de distúrbio de alimentação. No caso de uma bulímica, ela freqüentemente não está consciente de que tenta engolir algo que não consegue ou não deveria engolir, e sua psique, na tentativa de purificá-la, força-a a vomitar. Um breve exemplo servirá de ilustração de como a psique tenta libertar a mulher para que ela viva sua vida.

Elizabeth tem 26 anos, é universitária, e a filha caçula de um pai artista e de uma mãe sensível e inteligente. Durante a infância, viveu feliz com a família (os pais, dois irmãos e uma irmã), saiu-se excepcionalmente bem na escola, foi uma atleta notável, e adorava pintar bem como música e escrever. Embora também tivesse a mesma criatividade artística do pai, era mais próxima da mãe. Sua intensa natureza intuitiva tornava-a vulnerável à atividade inconsciente da sombra em seu ambiente.

Quando criança, não teve nenhum problema com seu peso. Aos 18 anos, com a perda de seu primeiro amor, começou seu problema de peso, grandemente exagerado aos seus próprios olhos. Seu peso variava, dependendo de ela recusar-se ou não a comer. Iniciou análise porque queria assumir a responsabilidade por seu próprio corpo, mas, apesar de todas as suas boas intenções, tinha começado a vomitar ritualisticamente. Fartava-se e vomitava quatro vezes ao dia. Depois de oito meses de análise, um homem que amara quando criança começou a aparecer com freqüência em seus sonhos, tão intensamente que ela teve de se perguntar o que ele significava para ela. Ele tinha sido apenas um bom amigo da família. Seus sintomas físicos tornaram-se mais severos: os vômitos aumentaram, o peso aumentou, as gripes não respondiam aos tratamentos. Depois de oito meses

11. Jung, *The development of personality*, OC 17, pars. 84, 87.

teve uma série de sonhos os quais se introduziam como a seguir, descrevendo sua situação psíquica:

> Estou passando um tempo num chalé com minha mãe. Vamos sair para visitar alguém e não tenho nada adequado para vestir. Mamãe insiste para que eu use emprestado seu terninho verde. Eu experimento. Serve, embora repare que estou gorda. No pescoço fica muito apertado.

A identificação de mãe e filha fica clara quando esta veste a roupa daquela. A roupa está muito apertada no pescoço, sugerindo a sensação de estrangulamento e sufocação que tantas vezes acompanha a incapacidade de se libertar da mãe.

Dez dias depois, Elizabeth pediu para ter um sonho que a ajudasse a "dar um jeito" em seu peso. O sonho seguinte foi a resposta:

> Sou instrutora de condicionamento físico numa academia de ginástica. Estou testando uma amiga que está fora de forma. Ela chegou atrasada e não está cooperando muito. Decidi chamar a academia de "Confronto".

Naquela mesma noite (também em resposta à sua solicitação e depois de ter assistido ao filme *Resurrection*) ela sonhou:

> Há um grande túnel de luz como quando a alma passa para a próxima esfera. Edward [um velho amigo da família] aparece andando, vindo da fonte de luz, na minha direção. Estamos numa casa grande e escura. Mamãe está no mesmo aposento que Edward e eu, e fico surpresa ao vê-la.

Os sonhos seguintes desenvolveram uma ligação mais profunda entre Elizabeth e Edward, em que ele lhe apontava que um erro havia sido cometido, acentuando que "não é importante quem cometeu o erro mas sabermos corrigi-lo". Ele a incentivou a nadar, praticando o nado de costas. Então ela sonhou:

> Há dois homens. Estou num piquenique com minha tia Kate e outra mulher. Estou olhando um dos homens, mas só enxergo seu jovem perfil. Duas crianças fazem alguma coisa absurda e esse homem as detém com delicadeza.

Eu o respeito. Ele sai. Ou percebo ou minha tia Kate me diz estar tendo um caso com aquele rapaz e, por causa disso, ela se sente enormemente cheia de vida e feliz.

Agora estou numa casa procurando pela mãe de Kate para poder falar com ela sobre esse maravilhoso romance. Falo com meus pais sobre a minha tia e de como estou feliz de vê-la tão bem. Mamãe fica chocada. Digo que até meu tio parece mais feliz e acessível. Mamãe começa a gritar comigo: "O que você sabe a respeito de sua tia e seu tio? Um romance é errado. Coitado do tio Jim! É imoral". Quando grito de volta com ela, percebo que ela pode ter razão a respeito do coitado do tio Jim e eu só o tinha visto superficialmente. Tia Kate estava tão rosada que ele deveria estar também. Mamãe e papai saem dali, andando. Abro a porta e grito: "Somos seres humanos. Somos essa espantosa coleção de células e organismos e ainda assim ficamos gritando por causa de coisa nenhuma. Estamos agindo como bebês primitivos e nos enganando redondamente. A questão não é a moralidade, mas sim a transformação de tia Kate".

Estou totalmente exausta. Mamãe e papai voltam.

Tudo ficou resolvido e nós podemos nos relacionar. Sinto alívio e gratidão.

O resultado desse sonho foi dor de cabeça, exaustão, eczema, empanturrar-se e vomitar. Três dias depois veio o seguinte sonho:

Estou num restaurante. Vejo minha mãe com um amigo. Estou sentada perto dela embora ela não consiga me ver. Não consigo decidir se vou ou não até onde ela está. Ela está parcialmente escondida detrás do cardápio. Ela quer ficar escondida.

Três semanas depois, Elizabeth pintou sua própria "criança não-nascida". Isso renovou seu espírito e ela decidiu confiar "no vazio". Três semanas mais tarde ela sonhou:

Estou no Yukon. Estou em cima de um sapo na água. Não estou dentro da água por causa da menstruação. O sapo se transforma numa tartaruga enquanto estou em cima dele. Uma mulher índia ou Innuit está na margem estendendo-me seu bebê. Ela está me mostrando o nenê.

Essa é uma figura onírica iniciática que prefigura seu próprio nascimento como mulher, mas seu corpo ainda não está pronto. Ela acordou na manhã seguinte sentindo-se fora de seu corpo, "grande demais, vasto e feio para voltar a ele, como uma baleia encalhada na praia. Medo de não conseguir voltar para dentro dele, medo de não querer estar dentro, medo de querer mesmo assim, mas de não saber como voltar".

Dois meses mais tarde ela jantou com seus pais. Tanto ela como a mãe estavam sentindo a mesma dor no pescoço. No diário, ela escreveu:

> Sinto claramente um afastamento cada vez maior em relação à minha mãe. Sinto que tenho de manter a distância ou serei totalmente aniquilada por ela. Não consigo entender, mas ergui uma barreira forte e impenetrável. Mamãe está sofrendo por eu a estar abandonando, mas sei que tenho de me salvar. Visto-me mal de propósito para poder separar-me de seus valores.

Acompanhando essa desesperada necessidade de separação veio o seguinte sonho:

> Estou olhando um homem que anda pela rua. Ele se parece com meu pai. Num instante sou o homem e, no entanto, continuo fora dele. Do outro lado da rua há uma mulher enlouquecida andando na direção oposta. Consciente como o homem, me acalmo internamente tentando não criar uma vibração na qual ela possa se enganchar. Não dá certo. Desesperada, percebo que ela me viu e vem na minha direção. Fico assustada mas continuo calma, mantendo-me ciente de que sou um executivo sem emoções. A mulher tem uma arma e vai atirar em mim.
>
> Ela está muito perto agora e a arma dispara. Fui atingida no coração e, no entanto, ela se aproxima ainda mais. Caio no chão. Meus pensamentos são ainda frios e analíticos. Estou totalmente consciente das sensações em meu corpo. Sinto dor. Estou triste e surpresa por sentir tanta dor e, até certo ponto, furiosa por minha cabeça ainda estar pensando em termos lógicos, tabulando, enquanto essa dor se instaura dentro. Quero parar de pensar. Observo a mulher louca sobre a minha cabeça. Não consigo acreditar no que

estou vendo. Ela está apontando a arma só um pouco acima e entre meus olhos, e chegando mais perto. Fico aterrorizada porque sei que ela vai encostar o cano na minha pele antes de atirar. Sinto o contato da boca do revólver e um estremecimento de meu corpo todo quando ela atira. Acordo no mesmo momento do impacto.

No esforço de se salvar, Elizabeth identifica-se com seu pai-*animus* "sem emoções", e tenta ficar longe da bruxa. Não dá certo. Seu lado Eros — o coração — é atravessado por uma bala. Ela ainda é capaz de analisar a sua situação, embora cheia de dor. Então o *animus* matador da bruxa (o revólver fálico) toca sua cabeça (a mente analítica) e puxa o gatilho. Isso desperta a sonhadora para que se dê conta de que deve se libertar ou será aniquilada. O gesto da bruxa, aqui, pode também ser visto positivamente (uma *felix culpa*) no sentido de que ela está forçando a moça a acordar. A vida antiga tem de morrer para dar espaço à nova.

Duas semanas depois, após uma série incomum de eventos sincrônicos, seus pais discutiram e Elizabeth, como de hábito, agiu como mediadora. Seu diário prossegue:

Papai vai embora. Mamãe diz que tem de falar com ele porque ela acha que estou cada vez mais distante dela — me separando dela de maneira muito fria, clínica. Fico aliviada por ela haver mencionado esse assunto, pois nos comunicamos bem e tínhamos perdido isso entre nós. Mamãe se abre totalmente e me pede que lhe explique sobre a minha vida, para que ela possa entender. Conversamos. Mamãe joga uma bomba. Ela teve um amante por 18 anos. O romance começou logo depois de ela ter engravidado de mim. Intuí que fosse "tio Edward". Ela confirmou com um aceno de cabeça. As peças se encaixam.

Ela me contou que duas vezes pensou em abandonar a família mas não conseguia largar os filhos, e por isso se concentrou na criação de uma família muito unida. Senti bastante amor por ela quando ela me contava essas coisas, um grande alívio por ter existido em sua vida uma paixão tão intensa. Eu havia recolhido toda a dor, a raiva e a culpa que eram de minha mãe. Era isso que eu vinha tentando desemaranhar — o que eu precisava saber para dar início à minha própria evolução.

A sombra de sua mãe — a dor, a culpa e a raiva — tinha sido inconscientemente assumida por Elizabeth, sua vida toda. Como não eram propriamente seus sentimentos, ela não podia engoli-los e sua psique atuava por meio de seu corpo o que estava tentando dizer-lhe em seus sonhos. A bulimia não cessou de pronto. Na realidade, houve um período muito agudo de ajustamento, mas agora ela está livre para trazer sua criança interior à luz.

Essa foi uma história muito dolorosa mas bastante transparente de enfeitiçamento. De um jeito ou outro, todos assumem o inconsciente dos pais e as conseqüências psicológicas de cada situação exigem uma elaboração individualizada, cada uma a seu tempo. A mãe e a filha, neste caso, foram levadas a um patamar maduro de relação porque as duas eram sensíveis às necessidades uma da outra e bastante capazes de amar sem julgar. Cada uma olhou nos olhos da outra e viu Sofia.

A diferença entre olhar nos olhos de Medusa e nos da sombria Sofia (a Virgem negra ou a Ereshkigal babilônica) está claramente delineada na descrição das depressões que a assediavam antes e depois de ser libertada por sua mãe:

> Para me aproximar de meu eu feminino estava tão mal equipada que precisei abrir mão de tudo o que não desse a sensação de pertencimento. Terminei sentindo que eu não tinha nada e era nada, e não podia me relacionar com ninguém. A separação em relação aos meus amigos e familiares estava acontecendo, uma separação fria e dura que só me fazia sentir mais vazia. Na noite em que minha mãe me informou sobre os fatos de seu passado começou a existir um calor em meu coração e uma saída para emoções há muito contidas. Mais uma vez eu podia sentir. Podia chorar. Estava viva. Rápidas mudanças ocorreram. Da euforia eu caía em depressão, e depois voltava à euforia, como uma balança. No entanto, por baixo dessa pendulação havia uma riqueza, uma profundidade de vida anímica que fora despertada e estava lutando para se tornar conhecida. Antes disso, mudanças emocionais e a oscilação euforia/depressão teriam me deixado em cacos e vazia, depois de acalmarem. Era como se não houvesse nada a resgatar, por isso eu ficava à deriva, arrastada pelas diferentes correntezas. Meu corpo tornou-se meu inimigo, inflando e desinflando com as marés em minha cabeça. Meu corpo se fragmentva e se tornava "a gangue" que

eu conscientemente levava comigo onde quer que fosse. Com o novo patamar de profundidade atingido, esse padrão começou a mudar. Minhas depressões lentamente se tornaram lições para guardar e cultivar, em meu útero, para manter contidas até que estivessem prontas para nascer com o esclarecimento da lição e as percepções conscientes adquiridas. Tudo tinha significado, um significado que eu podia remeter a mim mesma e pelo qual me responsabilizar, fosse ele negativo ou positivo. Sinto-me segura acerca de mim mesma.

Elizabeth tinha, efetivamente, sido enfeitiçada por sua mãe para ser a portadora da ansiedade e da culpa da mãe. Em vez, portanto, de carregar os genuínos sentimentos maternos femininos (a virgem verdadeira, expressa em seu amor por Edward), Elizabeth só carregou seus aspectos negativos, a virgem como bruxa. Quanto mais se sentia próxima de sua mãe, mais incorporava a culpa dela. O que ela desejava na relação com sua mãe (isto é, a Virgem no colo de Sofia) ela não podia na realidade digerir. Ao se abrir para ser alimentada, ela recebia veneno. Daí sua bulimia. Quando, finalmente, sua mãe confessou seu romance de 18 anos de duração, numa época em que os aspectos negativos desse caso haviam sido plenamente constelados nos sonhos de Elizabeth (e, era inevitável, provocavam-lhe vômitos), ela sentiu um alívio imediato. Esse alívio também tinha sido constelado porque, em seus sonhos, Elizabeth havia, cada vez mais, sentido o amor genuíno de sua mãe por Edward. Não só ela não tinha qualquer motivo para julgar ou condenar sua mãe como, ao contrário, ela só podia sentir o mais profundo amor e compaixão porque a confissão de sua mãe tornou-se para ela uma afirmação de sua própria identidade virginal. Enfim, ela agora estava em condições de encontrar seu próprio lugar no colo de Sofia.

Até que a mulher possa assumir essa posição, permanece em estado preexistente ou ainda não nascido. É uma alma em busca de corpo. Para a mulher, pelo menos, sua identidade é indistinguível de seu corpo e, até que aprenda a considerá-lo a fonte abastecedora de sua identidade feminina, ela continuará fora de contato consigo mesma, a esmo num mundo alheio ao seu ego feminino. Mulheres como Elizabeth, nos primeiros anos de análise, são praticamente desprovidas de ego e, portanto, pateticamente suscetíveis às invasões do inconsciente, tanto o próprio como o alheio. São médiuns naturais, sujeitas a enfeitiçamentos. Suas vidas são pseudovidas que captam sua pretensa força de atos em grande medida compulsivos ou involuntários de identificação com os outros. A pseudo-identidade de Elizabeth residia, quase totalmente, em sua identificação inconsciente com a mãe. Como essa era uma identificação com a mãe negativa, não com a positiva, baseada em culpa não em amor, ela se via forçada a confrontar sua própria condição psíquica, para conseguir inclusive sobreviver. Felizmente, foi capaz de seguir com o confronto, do começo ao fim, como seu sonho com a academia de ginástica lhe havia requisitado.

Se, numa situação como a de Elizabeth, a mulher é anoréxica, então a análise pode se tornar uma corrida contra a morte, pois a filha pode estar literalmente dando vazão, em sua vida, à negação de vida de sua mãe. Quando ela finalmente confronta a causa ou fonte de seu próprio morrer compulsivo e é libertada dele, podem ocorrer duas coisas: por um lado, um ego feminino (a virgem) pode finalmente nascer do útero de sua própria sabedoria recém-descoberta; por outro, a fonte externa desse morrer (em geral, o pai ou a mãe) pode recuperar todo o material de sombra que, como médium, a filha tem carregado. Então, a filha está livre de seu desejo inconsciente de morte, e o genitor deve assumir a responsabilidade por seu próprio desejo de morte. Se a identidade feminina realmente veio à luz, então ela pode acolher a morte precisamente da mesma forma como pode aceitar sua própria vida. A verdadeira medida da identidade virginal reside nessa sabedoria imemorial que reconhece e afirma que vida e morte são uma coisa só. É a sabedoria que, finalmente, vincula mãe e filha num nível que transcende o entendimento masculino do sacrifício. A verdadeira virgem aceita com amor o seu destino. O presente da mãe para a filha é libertá-la para a vida. O presente da filha para a mãe é libertá-la de uma vida negada para a autenticidade de seu próprio existir ou de seu próprio morrer.

O diário como espelho de prata

"Para ele [Jung], a irrealidade sempre foi 'a quintessência do horror'."[12]

O diário é como um espelho. Quando o olhamos pela primeira vez, as páginas em branco nos miram com um vazio ominoso. Mas se continuamos olhando e confiando no que Rilke chama de "a possibilidade de ser" (ver p. 139) começamos aos poucos a ver a face que nos está olhando do lado de lá. Se nos colocamos nus diante dele, o espelho reflete as coisas tais como elas são. Em sua raiz em latim, o termo espelho sugere *assombro* e *curiosidade.*[13] É quem porta o júbilo secreto, ajudando-nos a desemaranhar os mundos interno e externo, proporcionando-nos a objetividade de rir de nós mesmos. O espelho é mais que o reflexo. As longas horas de solidão em que os auto-enganos são despidos, desmantelada a autopiedade artificial, interrompida a mutilação auto-imposta, constroem a conexão em Eros entre os mundos consciente e inconsciente de uma maneira tal que ambos estejam interligados. Com o espelho, nós atravessamos, levamos nossa realidade até outro mundo, o mundo do inconsciente, e encontramos uma ligação com nossa própria alma. Escrever um diário é uma forma de assumir a responsabilidade por descobrir quem EU SOU.

É doloroso encarar nossos lados escuros. É mais fácil saber só algumas coisas e basta. É mais fácil desviarmos de nosso próprio charco de angústias e agressões, dizendo: "Não importa. Tenho amigos. Estou bem adaptado ao meu trabalho. Todos gostam de mim". O espelho não nos defenderá. Ele diz: "Faz diferença, sim. Se você não está sentindo a vida, isso importa. Onde esteve sua risada hoje? Onde estão suas lágrimas? Por que você se traiu? Você não tem estômago suficiente para encarar a própria verdade? Enquanto ficar presa dentro daquela imagem perfeita, você está fadada a ser uma urna grega pelo restante de sua vida inexistente. Noiva perfeitamente imóvel, não arrebatada!". Essa é a fala da Deusa escura, insistindo para que nos tornemos reais.

---

12. Barbara Hannah, *Jung, his life and work: a biographical memoir,* p. 188.

13. Russell Lockhart, em palestra para *Insights 1980,* Toronto.

Essa é a criatura que nunca existiu.
Eles nunca a conheceram, e no entanto, apesar disso,
Adoravam o jeito como se movia, sua agilidade
Sua nuca, seu modo de olhar, manso e sereno.
Não ali, porque a amavam, comportava-se
Como se estivesse. Sempre deixaram um pouco de espaço.
E naquele claro de espaço, despovoado, pouparam-na
Sua cabeça erguida com leveza, mal trazendo o vestígio
De não estar ali. Eles a alimentaram, não com milho,
Mas somente com a possibilidade
De ser. E isso foi capaz de conferir-lhe
Tanta força que de sua testa irrompeu um chifre. Um único.
Alvamente se acercou da virgem — para estar
Dentro do espelho de prata e nela.

Rainer Maria Rilke, *Sonnets to Orpheus*

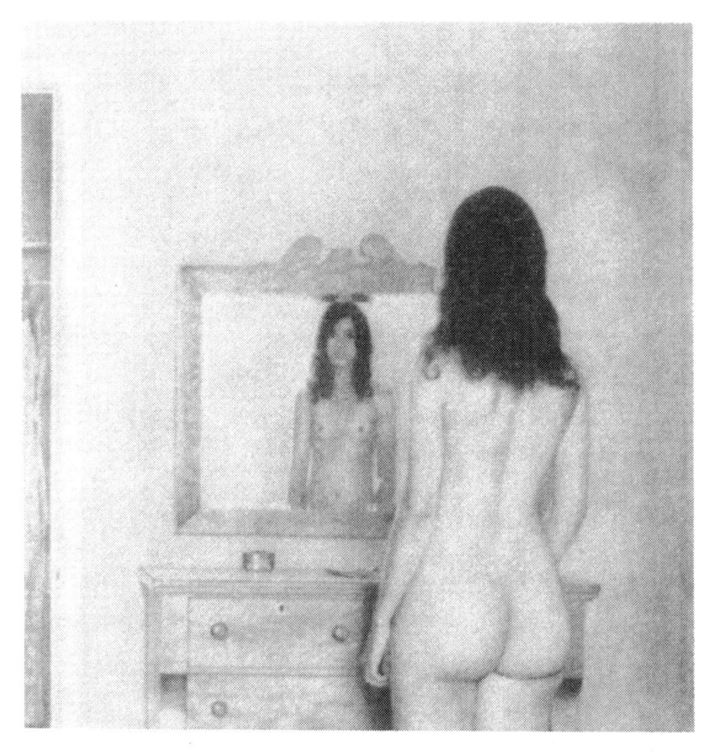

Nu nº 1, 1971-72. Jack Chambers. (Cortesia Olga Chambers)

Aos 32 anos, casada e com filhos, Jane decidiu destruir o pote da perfeição. Depois de quatro anos de análise e trabalho de conscientização corporal, o problema de peso cessou de existir mas a energia da bruxa foi transferida da comida para a sexualidade e, depois, para a espiritualidade. Os excertos de diário aqui transcritos foram redigidos ao longo de um ano.

Eu só conseguia ver o palhaço gordo e triste de Picasso, pesado e cheio de dor. Rezei: "Por favor, Deus, permita-me ser leve. Permita-me ser feliz". Então eu disse a mim mesma: "Eu lhe dou permissão para ser feliz. Vá em frente, Jane, ame seu corpo. Ele é lindo. Eu lhe dou permissão para ser a luz do Sol". Então uma criança, linda, radiante, deu uns passos adiante, timidamente. Eu lhe disse: "Certo, Pequena, dance". E ela dançou. Espírito e corpo estavam unidos numa única forma, inseparável e perfeita. Chorei de alegria. Ela não parecia estar ciente de ter sido prisioneira, a vida inteira, daquela concha gorda. Ela não estava irada nem amarga. Confiava em mim. Eu era como uma mãe. Então chorei por todos os seus anos perdidos, dentro da gaiola. Tampouco em mim havia amargura ou raiva. Só dor, uma dor sombria a me consumir. Mas a radiosidade da Pequena trouxe luz para o centro de minha escuridão. Percebi meu velho corpo dançando a dança da criança para os deuses.

Poema da paixão da bruxa

para o inferno com todos os símbolos
não adianta nada tentar me enganar
quero abrir minhas pernas
abrir minhas coxas macias e quentes
para você
quero consumir a tua masculinidade
vou enroscar minhas pernas em você
entrelaçar meu ser em torno de tua força
minha maciez consumindo a tua dureza.
você não tem força para me tomar?
é tão fraco assim?
viro bruxa, começo a detestar você
devo abortar meus sentimentos, tornar-me prostituta

e tendo me prostituído
sei que no centro de mim
traí meu deus, me traí.
como vingança, exijo que você me ame
você testemunhou a minha alma,
eu te permiti isso
agora quero o teu sangue

A decapitação é um motivo comum na imagética das bruxas. O texto seguinte foi escrito após sonhar com um rapaz atraente sem cabeça (observe o uso do "eu" grafado com minúscula, para designar o ego complexado, e com maiúscula, Eu, para o ego consciente):

eu pareço ter resolvido meu problema do nosso relacionamento
decepando sua cabeça
não parece que isso me afete
na verdade, gosto disso,
desse jeito eu não tenho de admitir
que você existe
você é só um corpo
para fazer o que eu quiser
(essa falando é a bruxa?)
eu ouso dizer que é
eu a vejo,
Eu vejo seu sorriso rasgando em meu rosto
meu ombro esquerdo vem um pouquinho para a frente
o queixo cai — os olhos ficam mais estreitos — sorrisos de
desprezo adornam-me o rosto

eu quero controlar, você
com a cabeça perdida
eu posso ser seu cérebro
fazer de você o que eu bem entender
e me servir de suas partes
"vamos, garotão, de pé"

como eu rio!
enquanto você continuar sendo o garotinho
eu domino você pelo saco
eu vou te alimentar, amamentá-lo em meu seio, buscar-lhe o café
vou torná-lo dependente de mim para sobreviver
mas, em troca, quero sua riqueza
empurro você porta afora para se dar muito bem no mundo
traga algumas preciosidades para a mamãe em casa, queridinho,
mantenha-me feliz com peles e jóias
e desse jeito posso ficar em casa
brincando de menininha que é cuidada pelo homem grande
menininho, você cai nessa encenação
você não é homem de jeito nenhum
em pé com isso, garoto,
eu ordeno.

Mas que droga, Eu quero um homem
Eu quero um homem com cabeça
e com uma cabeça
vem a virilha
Eu quero estar num relacionamento

Oh, eu te devolvo tua cabeça
mas menininho com uma cabeça você deve ser responsável
enquanto eu a tive era eu quem estava no poder
você só precisava obedecer
se eu te devolver a tua cabeça
e você decidir mantê-la
então deve assumir responsabilidade por tua sabedoria

e o que será de mim?
Eu não posso ser a menininha com papai cuidando de mim
Fim de jogo!
Eu assumo a responsabilidade por
Mim.

mas o que é isso?

na busca do eu feminino
onde começar
meu deus, isso é assustador
Eu não conheço começo algum
onde estão meus deuses femininos?
onde está a Mulher?
onde está tua voz?

minha paixão, você é o amante demoníaco?
aquele homem perfeito de poder
força masculina que desconhece a maciez
um homem que me deixa sangrá-lo em sua virilidade
e ainda tem mais
quanto eu tomo dele
mais ele tem para dar
eu sempre espero
sim, este é o homem!
mas como ele poderia ser?
um deus
e nesta vida quem é que afinal ainda quer um deus
Eu não sou deusa,
é a fragilidade humana
que redime essa energia
é a compaixão pelo que não pode ser
porque somos de matéria e espírito
de dois mundos, interagindo
tornando-se um só dentro de mim
sabendo que esta
é a minha redenção
minha humanidade aceita
Eu posso entrar na realidade
neste mundo de matéria
e ser
mulher
não deusa buscando deus

mas humana
criando espírito na matéria
posso Eu assumir a responsabilidade por esse mal
que eu bruxa perpetuei?
meu deus, homem, tome de volta a tua cabeça
Eu te devolvo a tua virilidade
Eu te deixo partir
sair de meu útero que se torna escuridão
finda toda a luz

Eu te deixo ir, bruxa,
esse mal não pode mais prosseguir
esta é a nossa vida
que você iria destruir
se você vencer a vida toda será destruída
nosso estágio adolescente terminou
devemos crescer
à luz do Sol, juntas

ficamos presas juntas
você e eu
eu achava que tinha sido você que havia roubado o meu feminino
eu culpei você, esbravejei com você, e gritei
NUNCA MAIS! EU COMO MULHER DEVO SER OUVIDA!
mas agora Eu vejo
que eu estava mantendo você em suspenso
eu segurava sua cabeça
e nesse segurar havia tanta devoção
(oh como o mal é desonesto)
que eu não conseguia encontrar energia para mim
e eu culpava você
eu pensava que você tinha me apunhalado pelas costas
eu sabia muito pouco
era eu quem tinha segurado a faca.

Em análise é crucial sustentar a tensão e manter coesa a "prova", assim como tentar tomar consciência de como os complexos afetam nossos pensamentos e atos. Quando o estado de ânimo se apodera de nós, essa é a hora de escrever: deixar que extravase do inconsciente. Escrever um diário satisfaz a necessidade de extravasar o coração. A maioria das pessoas acha muito difícil a intimidade, até a intimidade consigo mesmas. Como a análise se baseia, antes de mais nada, justamente nessa intimidade, a manutenção de um diário é essencial para o reconhecimento daquelas partes em nós das quais nos temos esquivado. A inconsciência precisa do olho da consciência; a consciência precisa da energia do inconsciente. Escrever permite que essa interação aconteça.

Se estou me sentindo "fora de mim", "três passos antes de mim", "na minha frente", então um complexo foi ativado. Se eu escrever enquanto estiver sob o efeito desse estado de ânimo, despejando pela caneta tudo o que vier à tona, então mais tarde, quando o ego estiver novamente no controle da situação, posso retomar esse material, olhá-lo e ver de que modo o complexo afeta meu comportamento. Posso até conseguir reconhecer o que o constela e o ponto em que o ego "atravessa o espelho" e mergulha no inconsciente. Despejar simplesmente, sem refletir sobre nada, torna-se mera auto-indulgência que apenas alimenta o complexo. Quanto menos o ego está no controle, mais exuberante o complexo se torna. Todo artista que nutre respeito por si mesmo está ciente da diferença entre escrever movido pelo seu centro de criatividade e escrever à base do complexo.

Nas anotações do diário de Jane podemos vê-la tentando sustentar a posição do ego (o "Eu"), e depois gradualmente escorregando para o âmbito da bruxa, crescendo em eloqüência, e depois, subitamente, suspeitando que está no complexo e indo em frente, mesmo assim. Mais uma vez o ego luta para retomar o controle e enxerga do outro lado a chegada da queridinha do papai. Em termos arquetípicos, ela vai de Marlene Dietrich de calças a Marilyn Monroe de *baby-doll*. O ego não é forte o suficiente para se relacionar com um homem. Alguma força maligna está interferindo. Ela começa com uma fantasia sexual que poderia devorar o masculino e destruir o feminino.

Até enquanto escreve, ela direciona mais a sua energia até a cabeça, atingindo o ponto em que seus sentimentos e suas sensações corporais são totalmente negados. Ela está se desligando de si mesma, espremendo-se com cada vez mais força, alienando-se daquele centro calmo e descontraído do qual nasce o feminino receptivo. Desse modo, no próprio ato de escrever, ela está criando uma fantasia masoquista que nega sua própria feminilidade e instaura no homem uma reação sádica. Ao projetar no homem a decapitação, ela mesma é decapitada por seu pai e pelo *animus* negativo de sua mãe.

Nessas passagens, o ego está se dando conta de sua própria inflação. A fantasia é mera fantasia. Mulher alguma poderia fazer o que Jane imagina. Ela começa a reconhecer o elemento demoníaco em sua inflacionada feminilidade. Esse tipo de "feminilidade" existe na cabeça e nada tem a ver com o erotismo genuíno, pois não está vindo do corpo.

O diário de Jane prossegue abordando o relacionamento mãe/filha.

Ela teve um sonho com uma "Supermãe": "Olho nos olhos de Judith [uma Supermãe] e eles estão sangrando, vertendo lágrimas de sangue vivo".

Jane escreveu:

> Querida criança, eu choro lágrimas de sangue
> eu as derramo por você
> fiz de você meu cesto de lixo
> e coloco dentro toda a minha merda
> e eu o chamei de você
> eu sinto em mim essa grande coisa negra
> e em vez de guardá-la em casa
> eu a coloco dentro de você, tiquinho de alma,
> e depois eu te detestei
> pois em você eu me vi
> e tirei de você sua pequena alma
> eu devorei o seu ser
> oh querida criança, perdoe-me,
> Eu sinto uma dor tão grande, tanto sofrimento
> em vez de lhe dar vida

eu a tomei
e tudo em nome da supermãe
eu a fiz ser o que você é
para mim
querido Deus, perdoe-me, pois eu não sabia
eu chorarei as lágrimas de sangue rubro
e a deixarei partir
guiando aquela alma querida
e amando-a seja ela como for.

eu sou bruxa inconsciente
ela deve funcionar só nas trevas do inconsciente
assim que se torne consciente, mulher alguma deve deixar
que ela jamais governe a casa
ela é regida por deus o pai
o pai que estipula padrões
aos quais nenhuma mulher mortal pode um dia corresponder
a cólera é contra esse homem
o amante demoníaco
a quem a bruxa atende

foram mamãe/papai
que me fizeram fazer o que eu fiz com a minha criança
era aquele deus me dizendo
para ser em todas as coisas perfeita

eu tentei fazer minha criança satisfazer seus padrões
criança querida, um peão de sua maldade nada mais
e tudo aconteceu por meu intermédio
a bruxa nas trevas atendeu você
levando-me a matar o Ser de minha criança
levando-me a satisfazer o seu deus
seu maldito filho da puta
arrebatando minha alma mais querida, minha filha, e matando
seu espírito
Eu vou deter essa bruxa em mim
Eu vou mandar a bruxa para a fogueira

trazê-la até a consciência e deixar que prevaleça o
verdadeiro espírito da mulher
aos raios de Sol da luz do amor,
oferecendo nova vida a todas as coisas.

O texto prossegue pelo outro lado do arquétipo (a "coitadinha de mim") e, aos poucos, o ego se torna mais perceptivo de sua própria posição:

Eu suponho que, para mim, a tragédia
seja que isso é só fantasia
que a bruxa nunca teve voz de verdade
que ninguém ouviu
que ninguém vai acreditar que eu escrevi que
um dia fui descrita como
aquela menininha tímida da
aula de latim
aterrorizada demais para falar.
eu vivia apavorada de ser flagrada
fazendo não sei o quê
mas o pavor existia mesmo assim
e por isso eu tentava desaparecer
ser qualquer coisa que quisessem que eu fosse
só não me perguntem nada, eu suplico
e essa fantasia se tornou minha realidade.

tão logo fiquei forte nessa realidade
eu descobri que as pessoas gostavam de mim
e então eu tinha de ser muito boa
ser uma tela, uma projeção
dando vida a suas fantasias
assim eu logo esqueci que era fantasia
o retorno era bom, consegui um homem para casar
um emprego, uma vida na TV
o mito perfeito completo
jovem e próspero casal de profissionais
deliciosamente felizes

nunca discutimos não era preciso
eu conhecia o seu roteiro, desempenhava o papel
e nós amávamos
inocentes.

era maravilhoso
esse jogo
mas nos sonhos eu sabia que era jogo
eu suplicava pela realidade
mas não podia abalar o mito
eu era o mito
destruo o mito
e me destruo
isso era aterrorizante demais

E o tempo todo ela trabalhava no meu inconsciente
devorando meu eu feminino

bruxa querida
você é tão sorrateira e cruel
graças a Deus você é contrabalançada
pelo meu medo
foi meu medo da vida
do fracasso
da sobrevivência
que te manteve até certo ponto impotente
mas você cobrou seu preço de mim
com seu ódio dos homens
prostituindo minha sexualidade para seus fins
minhas dores de cabeça tensionais
e minha sensação de que tudo isso era de algum modo irreal

você me fez dizer coisas
que pareciam certas
mas não tinham nada a ver com quem Eu era
eu não sabia quem Eu era

estava assustada demais para saber
pois de algum jeito eu sentia
que eu era, no mais íntimo de mim
era intrinsecamente má

eu não conseguia encontrar defeito em ninguém
eu os via... eu lhes dizia que eram perfeitos
porque eu tinha de ser perfeita

mas nisso está o mal
Eu não sou perfeita
Eu sou intrinsecamente boa
é a camada de cima
que mente
nas mentiras está o mal
eu tolero bruxaria
para a bruxa gostar de mim
porque eu achava que eu precisava da bruxa para sobreviver

quando eu olhei no espelho
o terror era que não houvesse ninguém me olhando de lá
a alma não estava lá
eu era uma concha vazia
temendo encarar o mal a escuridão
conjurei a bruxa para me dar poder
sobre todos... a chefe do ringue
e assim
Eu sobrevivi, e bem
até Eu ter dado voz àquela criança desesperada, até Eu tê-la
visto agir
conscientemente, e não se tornar uma bruxa passivamente,
Eu estarei servindo ao ego e não a Deus.
Ela faz meus dentes e queixo doer.
é por isso que minhas coxas são tensas
meus orgasmos nos músculos tensos
pois eu me recuso a confiar
pelos que me amam

no medo está a sementeira da bruxa
pois enquanto eu não puder confiar na terra mãe
eu estou paralisada pelo medo de cair
meus músculos enrijecem de ódio com essa situação
e meu ser interior chora pela crueldade deste mundo
um mundo sem amor incondicional
meus músculos enrijecem para se proteger da queda
no medo fervo de ódio
com um sorriso na cara
disfarçada de supermãe, abelha rainha

se Eu conseguir aprender a confiar nos meus queridos
e depois na terra
e depois em deus
pois todos são um só
no cerne disso tudo
Eu confio em mim, o deus interior
Se Eu puder aprender a confiar
para que o toque de um homem
possa me remeter até o miolo de minha natureza de mulher
vibrando com a intensidade da VIDA
com todas as células vivas de meu SER
explodindo em minha paixão

é essa paixão que temo
ela é a paixão reprimida pela vida
que minha vida inteira ficou adormecida
e então vem o padecimento
tanta dor pela vida perdida, amor perdido, paixão perdida
Eu estou de luto pela criança perdida
a criança que ainda vive em mim
a criança que não pode pedir vida
amor,
pois ela sabe que isso não lhe será dado
então ela foge de medo
rezando por algum sinal de amor
e a qualquer momento ficando inflada quando algum doido

afetuoso atravessa seu caminho
e tão amedrontada quando a vida parece enfim estar indo a seu favor
quando os amigos falam dela
dê-me amor
anseio tanto por isso que fico inflada
eu começo a pensar que sou grande
mas por baixo disso tudo
está o medo,
a criança esperando que tudo lhe seja arrancado
e eu grito EU FAÇO QUALQUER COISA PARA VOCÊS ME QUEREREM, ME ACEITAREM
e eu vivo com medo de ser apanhada, pois talvez eu tenha feito alguma coisa errada,
de, se eu não corresponder a suas expectativas, ser rejeitada

e com essa rejeição vem a morte
eu não posso pedir amor
eu não o mereço
eu não posso pedir ajuda
eu não posso gastar dinheiro comigo pois não presto para nada
e aí está o desespero
o desespero crônico
e então de dentro sai
e aparece a criança da sombra
MALDITA SEJA EU NÃO VOU MORRER
EU QUERO O QUE QUERO QUANDO QUERO
completamente enfurecida ela se rebela
sem sentir nada pois nos seus sentimentos está o desespero,
exilada de seus sentimentos, ela ferve de ódio
Eu quero vida

está na hora de entrar no medo
naquele medo que vive
girando em círculos na minha barriga
dando voltas e mais voltas
o remoinho de energia

não consegue escapar
está trancado
aquela cicatriz no meu coração fala
grita com muita dor
uma imensa incisão que vai do pescoço até o diafragma
fazendo um entalhe em volta do meu coração
o tecido cicatrizado aprisiona os sentimentos
a dor me prende
ela me observa
por isso não tenho sentimentos

mas meu deus
Eu quero aquela paixão
Eu sou aquela paixão
Eu quero sair dessa gaiola
oh Deus, faça-me confiar em Deus
para que eu agora tenha a sabedoria
Eu sei que é a paixão dos instintos
que vai me ligar à vida
e no entanto são justamente esses instintos que eu reprimi
para poder sobreviver
com mamãe eu não podia ter instintos
pois ela estava desprovida deles
e a cicatriz, o coração ferido
aquela criança que amava a vida com tanta paixão
teve seu coração amputado
todos os sentimentos extirpados
ela costurou no coração
o buraco
a vida foi removida
ela foi removida da vida
e conseguiu sobreviver.

meu olho esquerdo se fecha para a vida
recua da visão do viver
eu certamente uso óculos
pois não conseguia ver a vida

a vida era o inimigo
e enquanto eu não a visse
estava a salvo de sua maldade, de sua loucura, de sua paixão
e com a tentação afastada
eu podia ter uma vida que fosse aceita
Agora Eu quero ver
Eu quero aquela paixão
aquele desespero não deve assomar e assumir
aquela paixão surgirá
levando-me devagar até onde eu sou sentir
fazendo-me chegar mais perto de mim inteira
da vida
de Deus.

Os aspectos psicológicos envolvidos nestes excertos do diário serão discutidos com mais detalhes no Capítulo 6. Essas passagens ilustram a coragem necessária a enfrentar a provação que é recuperar a própria alma. Também ilustram o valor de ter um diário e o valor da consciência corporal para o reconhecimento de fantasias, para poder desconsiderá-las e retomar a conexão com o ego. Assim como o contato com a Sofia interior, que Jane busca tão ardorosamente, o querido diário ancora o ego nas duas direções, da realidade interna e externa.

*

Se olhamos no espelho de prata e detestamos o que vemos, estamos detestando nossa própria realidade. Estamos instituindo uma cisão entre nossos mundos interno e externo. O que é ainda pior, se olharmos no espelho e não pudermos ver o que de fato está lá, entramos numa cisão esquizofrênica. Em algum lugar dentro de nós, existe uma imagem perfeita, uma obra de arte perfeita, uma máscara muito bem urdida a nos arrancar de nossa própria carne e sangue. Se escolhermos nos pautar pelo princípio masculino, avançamos rumo à perfeição morta da "noiva ainda não deflorada"; se escolhermos nos pautar pelo princípio feminino, avançamos rumo à imperfeição viva da radiante mulher deflorada — a virgem com seu unicórnio.

O mistério feminino viceja no Agora. Suas energias estão concentradas no que acontece neste momento: o miosótis faiscando de orvalho, o aroma de um úmido pinheiral, a mão hesitante — tudo se unindo de uma maneira ímpar, neste Agora. O mistério feminino relaxa na concentração total e *é*. O feminino não se poupa para algum futuro momento glorioso, nem se lamenta por algum momento perdido do passado. Nada retém. O agora é tudo o que existe.

Também aqui está o verdadeiro mistério do corpo em movimento. Cada instante do movimento é o instante da criação. Tocá-lo, trazer consciência a esse movimento, é atingir o domicílio do cerne mesmo de Ser, saber disso, ao mesmo tempo, num gesto que é justamente Ser. Ser ecoa com SIM à Deusa.

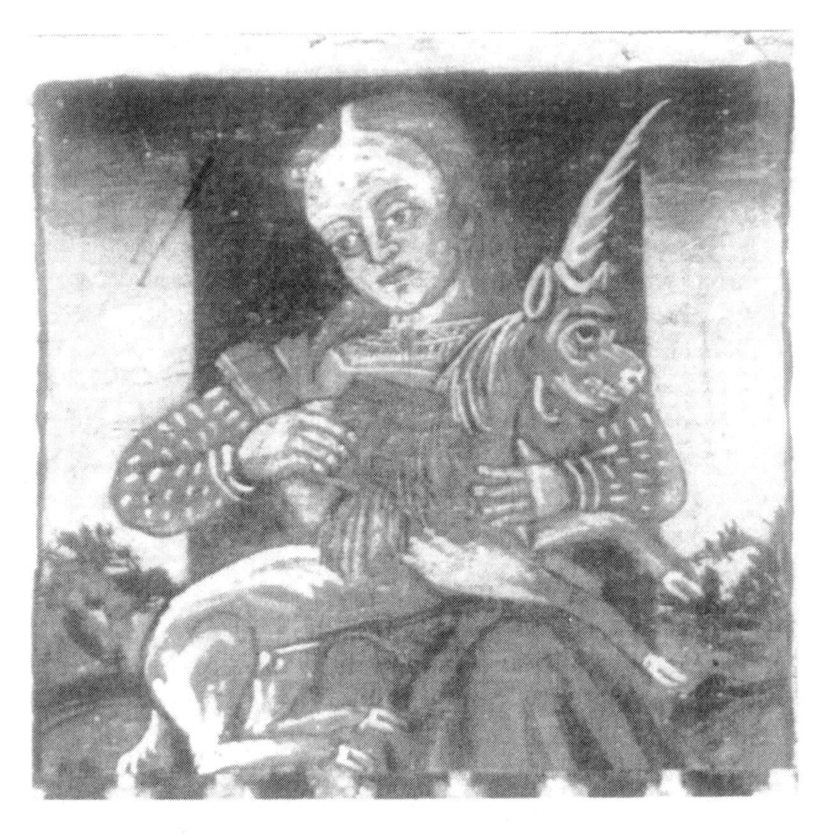

Virgem domando unicórnio. Castello di Grinzane, Itália.

Sugestões Práticas para Criar Rituais Positivos de Alimentação

1. Reconhecer a diferença entre espaço sagrado e profano. Reconhecer onde estou inconscientemente tentando unir-me aos deuses quando, na realidade, preciso prestar atenção a minhas necessidades e limitações propriamente humanas.
2. Reconhecer hábitos crônicos, disciplinando o ego com amor. Encarar os fatos.
3. Fazer dieta para entrar na vida, não para afastar-me dela. Quero cuidar do meu corpo. Quero transformá-lo, de um monte de carne, num corpo consciente. Quero escutar sua sabedoria. Ele sabe como se curar se eu lhe der chance.
4. Confiar em meu senso de humor, especialmente para lidar com o *animus*. Quando ele se tornar aborrecido ou cheio de sua própria importância, leve-o para dançar ou caminhar em meio à natureza.
5. Reconhecer as zonas de perigo de cada dia. Mude criativamente os ritmos. Em vez de correr para a geladeira para uma *happy hour* às cinco da tarde, tome um banho luxuriante, dance, ouça música.
6. Reconhecer as zonas de perigo na mudança da imagem corporal. Reconhecer como a nova imagem está afetando a mim e minha reação diante de mim mesma, e a reação dos outros em relação a mim. Ocorre uma reação inconsciente diferente em relação a mim? Como sinto a minha sexualidade? Quem é essa nova eu que está nascendo?
7. Reconhecer o momento do luto pelo velho corpo.
8. Reconhecer a comida como um símbolo que funciona entre os mundos interno e externo, e entre os mundos interno e espiritual.
9. Reconhecer os truques de minha própria caixa de Pandora. Comer pode ser uma trama diabólica que eu arquitetei contra mim mesma.
10. Reconhecer a diferença entre a fome de verdade e um vazio agudo. Encontrar alimento espiritual para uma fome espiritual.
11. Reconhecer decisões que precisam ser tomadas agora e agir nesse sentido. Faxinar todo o velho material de sombra do meu armário. Abandonar as atitudes, roupas e os sapatos antigos que não são mais Eu.
12. Reconhecer a minha própria responsabilidade diante de meu corpo lindo, seja ele grande ou pequeno. Essa é a minha vida.

Este é o tempo da tensão entre morrer e nascer
O sítio da solidão onde três sonhos se encontram
Entre as pedras azuis
Mas quando as vozes caídas dos teixos se afastam flutuando
Deixe que o outro teixo seja sacudido e responda.
Abençoada irmã, mãe sagrada, espírito da fonte, espírito do jardim,
Não nos condenem a zombar de nós mesmos com falsidades
Ensinem-nos a nos importar e a não nos importar
Ensinem-nos a ficar imóveis
Mesmo quando entre estas pedras,
Nossa paz na vontade Dele
E mesmo entre estas pedras
Irmã, mãe
E espírito do rio, espírito do mar,
Não me condene a estar separado
E permita que meu apelo chegue a Ti.

T. S. Eliot, "Ash-Wednesday"

Quando a alma deserta a sabedoria (*sapientia*) do amor, que é sempre imutável e una, e deseja conhecer (*scientia*) a experiência das coisas temporais e mutáveis, torna-se inchada em vez de mais consistente. E, dessa forma avaliada, a alma perde sua condição abençoada, como se despencasse por causa de seu próprio peso.

Santo Agostinho, *De trinitate*

5

O mito de ser ms.*

Eu queria parar isso,
esta vida achatada contra a parede,
muda e sem cor,
feita de pura luz,
esta vida só de visão, dividida
e remota, um impasse lúcido.
Eu confesso: isto não é um espelho,
é uma porta
atrás da qual estou presa.

Margaret Atwood, "Tricks with mirrors"

Era uma vez um rei que vivia num lindo castelo chamado Casa Loma. Agora o rei está velho e sozinho, acossado pelas lembranças da jovem esposa que um dia amou e de seus quatro filhos, agora espalhados pelos quatro cantos do mundo. E ele pensou com seus botões: "Devo casar-me de novo. Encontrarei uma nova esposa e terei novos filhos". Com isso, mandou seu emissário às províncias para ir em busca da noiva perfeita.

Quando o emissário voltou, trouxe consigo uma linda mulher — elegante de corpo, instruída — cujo único anseio na

---

* A sigla **m.**, recém-criada pela língua inglesa, serve para designar a mulher econômica e socialmente independente, que recusa o designativo **mrs.** (sra.) usado na malha social para a mulher casada sustentada pelo marido, e o **miss** (srta.), da solteira dependente. (N. T.)

vida tinha sido tornar-se rainha, e cuja única fobia na vida eram os cães. Rainha ela se tornou, e ao marido deu três filhas antes que ele morresse.

A primogênita, de quem os pais gostavam mais que as outras, foi chamada de Electrica. Foi quem herdou o melhor da inteligência e da beleza de seus pais. Sua mãe treinou-a para ser rainha, não poupando esforços para fazer da filha a rainha perfeita. Ela a familiarizou com Yves St. Laurent, Estée Lauder e a biblioteca da Universidade de Harvard. Abriu-lhe a porta de um curso de pós-graduação em Oxford, ao lado dos melhores príncipes que a academia poderia oferecer. E Electrica envergava a coroa real em sua régia cabeça, desempenhando meticulosamente seu papel. Sorria nos momentos certos; chorava nas horas certas; sabia quando levantar os longos cílios e quando abaixá-los para criar um momento de mistério.

Mas Electrica não prosperava com seus principescos acompanhantes. Em vez disso, tornou-se a rainha de Wall Street, régia em seu costume de três peças, de risca de giz, usando sapatos de cor azul-elétrico e salto agulha. Ela sempre portava sua insígnia de escritório: a pasta preta, cheia de papéis importantes, Anacin e Cascara e pomada de esteróides para suas dores de cabeça, constipação e placas de psoríase.

E antes de ir para a cama, em seu apartamento todo em vidro e aço cromado, ela desligava seu forno de microondas, o estéreo e as luzes reostato. Ligava o cobertor elétrico e ouvia a voz de sua mãe cantarolando.

Vovó Hubbard
Foi até o armário
Pegar um osso para seu velho cão.
Mas quando chegou lá
O armário estava vazio
E o pobre do cão ficou sem nada.

Ao dormir, Electrica sonhava com um computador monitorando sons — as notas iam sendo lidas por um furo no papel. Ela ficava fascinada pela medida tangível do som. E, no sonho, ela aprendia a ouvir música olhando as notas que passavam pelos furos.

Com isso, a sábia Electrica prosperou.

A segunda filha era chamada Lesbia. E Lesbia era a segunda, sempre a segunda. Seu pai raramente a percebia e ela sentia medo da mãe. Ela só sabia de uma coisa com certeza: o que sua mãe era ela não era. Foi sendo levada pela vida, usando seu Capezio vermelho. Apaixonou-se por um lindo monge que, evidentemente, embora a amasse, teve de rejeitá-la. Com o coração apunhalado pela dor, veio a se conhecer mediante delicado amor de uma mulher em quem pôde confiar.

E, como poeta, Lesbia prosperou.

O rei e a rainha não haviam desejado um terceiro filho e quando a criança chegou não tinham a menor idéia de que nome lhe dar. Chamaram-na simplesmente Bobalina. Ninguém dava a menor atenção à pequenina, feia e rechonchuda Bobalina. Ela perambulava pela cozinha do castelo, abraçada à sua bonequinha. Adorava conversar com o jardineiro que a ensinou a ouvir as flores. Então, um dia, disparou pelo portão da frente, ganhou a rua e entrou na ravina. Enquanto corria, caiu num buraco. Caiu, caiu, por muito tempo. Estava certa de que aquilo devia ser o que os adultos chamam morrer. Mas aterrissou num chão escuro, de terra quente e macia sob seus pés nus. E um rapaz muito alto se aproximou.

"Quem é você?", ela indagou.

"Um coroinha", ele disse.

"Você é alto demais para ser coroinha", ela respondeu.

"Depende do altar, você não acha?"

E com isso ofereceu a mão a Bobalina e conduziu-a pela mata até uma gruta forrada com folhas de videira. Ali ele lhe deu cristais, flocos de neve, lágrimas e um arco-íris.

"Você deve descobrir como estas coisas se relacionam entre si", ele disse. E Bobalina chorou muitas vezes quando o arco-íris desapareceu dos cristais e as lágrimas viraram flocos de neve. Ansiava em voltar para sua mãe, mas não havia mãe para quem voltar. Ela não sabia mais se ia dormir para sonhar, ou se acordava para sonhar.

Mas o tempo passou e ela cresceu. Seu rostinho não estava mais franzido pelo quebra-cabeça. Podia contemplá-lo a certa distância e descobriu que, apertando um pouquinho os olhos, ela conseguia vê-lo com mais nitidez. Então, um dia, por acaso, ela viu o verde, o amarelo, o rosa do arco-íris emanando dos cristais, as lágrimas e os flocos de neve. Era o desenho mais singular que já havia visto na vida. Sentia-se mais alta e mais baixa, mais feliz e mais triste, mais rica e mais pobre, do que em qualquer outro momento de sua vida. Sentia-se na presença de Alguém. Virou o rosto e viu dois pés grandes — brancos, macios e fortes. Reconheceu onde estava, onde na verdade estivera o tempo todo. Viu o altar de pedra e o coroinha, que não era de nenhum modo alto demais para aquele elevado altar da Deusa.

Agora ele estava com um capacete e sandálias de prata. Ela ergueu os olhos mas não viu a face da Deusa. Em vez disso, viu uma luz azul vibrante, brilhando como uma intensa Lua cheia. Instintivamente precisou se curvar e, ao se ajoelhar, o desenho que tecera com os olhos desceu-lhe sobre os ombros como um manto de filó. Caiu com a delicadeza da chuva, como bênção da Deusa. Enfim, havia encontrado a mãe que nunca tivera.

E, ao estar ajoelhada, a voz da Deusa disse: "Mais baixo". Ela abaixou o corpo mas novamente disse a voz: "Mais baixo", até ela sentir a terra macia embaixo de seu rosto e seus braços. E entendeu que precisava sentir o amor desse grande corpo para ser capaz de levar a luz azul de volta para o mundo de onde viera.

De que maneira Bobalina levou sua recém-descoberta sabedoria até o reino de Casa Loma não estou bem certa. Trazer o tesouro a salvo de volta para casa é sempre a tarefa mais misteriosa do conto de fadas. Vou ser bem moderna e deixar que você chegue à sua própria conclusão.

Bem, este conto tem muitas falhas inautênticas. Foi montado a partir dos sonhos e das fantasias de meus analisandos. Sou-lhes profundamente grata por me haverem permitido o acesso a seu material, pois é somente por intermédio dos sonhos que podemos observar o problema coletivo inconsciente a roer o coração de nossa sociedade. Essa história ilustra o esqueleto da questão que estamos discutindo: como as perfeccionistas compulsivas, que só se interessam por metas, descobrem o caminho de volta ao antigo relacionamento com o próprio coração?

Na interpretação psicológica dos contos de fadas, consideramos todas as personagens como partes de uma psique que está buscando sua totalidade, e essa única psique como representante de uma cultura social. Temos, neste conto, um rei velho e moribundo, símbolo dos valores espirituais e políticos que um dia mantiveram a cultura como um todo. Sua primeira rainha está morta; em outras palavras, os valores afetivos que haviam tornado significativo e vital o convívio com o velho rei não existem mais. Os filhos que a antiga cultura produziu estão espalhados pelos quatro cantos do mundo. Em termos da cultura do século XX, o mito coletivo que manteve esse reino unido por séculos está debilitado. Somos como a tribo australiana primitiva que recebeu sua árvore sagrada dos deuses. Eles carregavam o tronco consigo para onde quer que fossem. Suas comunicações entre céu e terra eram efetuadas por intermédio desse tronco. Ele era o centro de seu universo, o meio pelo qual estabeleciam seu sistema de valores, seu amor, suas esperanças, sua sensação de autoconfiança, sua alegria. O espaço delimitado em torno do tronco era sagrado — cosmo organizado. Fora desse espaço sagrado era o caos. Quando o tronco quebrou, a tribo inteira se lançou ao solo, esperando a morte. A vida tinha deixado de ter sentido.[1]

Em nossa cultura, os pilares da Igreja deixaram de ser troncos sagrados. O cosmo que antigamente os circundava desapareceu e mais uma vez é o caos. O centro não se sustentará. Na ausência de um mito coletivo, alguns de nós somos forçados — por uma questão de sobrevivência — a tentar estabelecer seu próprio espaço sagrado em meio ao caos. Mas, no corre-corre da vida moderna, não conseguimos encontrar nosso mito pessoal. Nesse sentido, fé, esperança e amor não se encontram mais.

Em seu lugar, temos uma falsa rainha cujo sistema básico de valores está baseado no poder. Rápida em se aproveitar da debilitada virilidade do rei, antes cultivada por seu relacionamento com Deus, a falsa rainha coloca no trono sua ambição. Tudo é

---

1. Mircea Eliade, *Sacred and profane*, pp. 33-4.

distorcido de modo a alimentar o anseio egocentrado e materialista de ter, cada vez mais, tudo. Mas não há como satisfazer uma bruxa pois seus apetites não estão ancorados em seus instintos e, portanto, não conhecem o ponto natural da saciação. Enquanto isso, os verdadeiros instintos estão à míngua.

A bruxa traz ao mundo três filhas, cada uma um aspecto da moderna Ms., cada uma em busca de seu próprio mito, pois sem este a vida não tem significado. Não há rituais ou instituições modernas fortes o bastante para conter a confusão até que o conflito esteja resolvido, se torne obsoleto ou seja transcendido. A moderna Ms. está rodopiando no limbo, sem passado ao qual recorrer em busca de modelo, sem um presente seguro e tampouco um futuro conhecido. Ela é uma pioneira de grande coragem. Recusa-se a ser senhorita (miss) pois não se aceita mais como a filha solteira de seus pais. Ela rejeita sua identificação com a família. Pode recusar-se a ser senhora tal (mrs.), exceto em certas situações, porque não quer mais ser identificada com seu marido. Se for experiente, percebe que os homens em sua vida estão num limbo semelhante porque, tão logo suas projeções de *anima* sejam rejeitadas ou recolhidas, os padrões estereotipados de relacionamento não funcionam mais. E estereótipo é a palavra certa aqui, porque ele não contém qualquer numinosidade, nenhuma energia viva, nenhuma intensidade de sentimentos. O estereótipo é uma visão desgastada, um arquétipo morto, ou, talvez ainda pior, uma paródia dele.

Muitas pessoas de minha geração foram criadas por mães eduardianas, nas quais estava cindido o arquétipo feminino. Conscientemente, a mulher tentava viver segundo o assim chamado papel de Madona: a mãe perfeita, amorosa, compassiva, trabalhadeira, casta. Inconscientemente, ela continha a assim chamada prostituta em seu corpo, do que resultava a dissociação de seu ego feminino de seu corpo feminino. Inconscientemente, os filhos se relacionavam com o lado escuro, a Virgem Negra. Ela é quem está, agora, exigindo atenção em nossa sociedade. A Virgem Negra sempre esteve presente, é óbvio, mas nem sempre foi reconhecida. Na Inglaterra vitoriana, um homem tinha esposa e filhos em casa e, em segredo, a amante. Em algumas sociedades, ela era aceita como um fato. Nas sociedades puritanas, ela era a vagabunda, o quitute secreto, o brinquedinho erótico. Agora estamo-nos desvencilhando de nossas mortalhas puritanas e reconhecendo a energia da Virgem Negra. Os sonhos coletivos estão forçando uma aproximação com nossa própria terra, com nossos corpos, estão nos forçando a uma radical reorientação de nossas atitudes para com o feminino. A primeira descarga da energia dessa Virgem Negra pode resultar para a mulher numa vivência de si como prostituta; também os homens se percebem chocados ou assustados pela descarga dessa força. A integração da sombra é um trabalho perigoso para a mulher, e a integração da *anima* é a obra-prima da análise, para o homem. Essa é a traiçoeira terra de ninguém que devemos explorar, se quisermos romper com nosso vício de perfeição.

Provavelmente, o legado mais negativo que as mães podem deixar para as filhas — e o têm feito há gerações — é a repressão de sua sexualidade e de seu corpo. Isso tem resultado em mulheres que hoje estão tendo de integrar à sua auto-imagem, como pessoas emocionais, pensantes e espirituais, a noção de que são igualmente criaturas sexuais e passionais. Elas estão tentando reunir seus atributos divinos e animais.

Erica é um exemplo típico. Tem 35 anos, é linda, idealista e goza de alta reputação profissional. Tem uma *persona* áurea, mas também um lado "escuro" ao qual dá vazão em segredo. Está numa luta heróica para descobrir se pertence ou não a esta sociedade. Depois que seu pai abandonou a família, sua mãe dedicou a existência a criar os filhos e reprimiu suas próprias necessidades e sentimentos. Diz Erica:

> Aos 20 anos, eu não queria ser mulher. Se o Canadá tivesse entrado em guerra com os muçulmanos, eu teria ido para a frente de batalha com uma metralhadora porque o mundo representava a degradação da mulher. Eu desejava abater a tiros tudo o que representasse o papel subserviente e restrito dentro do qual eu tinha sido criada. Odiava aquele papel de mártir que minha mãe me havia transmitido. Não me curvava a homem algum. E não podia fingir que não tinha um corpo com necessidades e prazeres próprios.
>
> Quando estava na universidade, pesava 75 quilos porque sentia fome o tempo todo. Eu comprava meio quilo de bolo e comia tudo. Sexo era muito importante para mim, mas eu não entendia por que, nessa época. Agora eu

sei que é o modo como me sinto no meu corpo. Mas e a culpa! Eu me sentia muito culpada em relação à minha mãe; procurava então um homem que fosse como uma mãe para mim, me amasse incondicionalmente, me pusesse no colo, me abraçasse — fosse minha MÃE. E então o meu desprezo assomava e eu o esmagava sob meus pés. Odiava-me e odiava o homem. Odiava-o por me permitir ser a menininha que eu queria ser.

A contradição no cerne da psicologia de Erica é nítida. Ao se experimentar como quer ser, ela se sente uma prostituta, o que não é o que ela deseja ser. Ela quer romper com sua mãe; ela não quer romper com a mãe. Ela quer ser uma mulher; ela não quer ser mulher. Ser mulher é ser como sua mãe, subserviente ao homem que a destruiu. Mas ela é prisioneira de sua própria sexualidade que, junto com o meio quilo diário de bolo, a mantém presa ao corpo. A contradição se resolve no seguinte: ao romper conscientemente com os valores de sua mãe, ela inconscientemente os reafirma. Ao se emancipar, ela se torna aos próprios olhos uma prostituta. Os prazeres do corpo são anulados pela culpa, até culpa e prazer se identificarem. Eis a verdadeira culpa! Felicidade é sentir culpa, e somente aqueles prazeres proibidos contêm a energia magnética, a numinosidade da Virgem Negra.

A mãe de Erica não tem consciência de sua feminilidade, mas a mãe de Lisa é uma mulher bastante consciente, profissional, criada na década de 1950. E o problema de Lisa é igualmente paralisante:

Adoro a minha mãe. Ela é suave, compreensiva, inteligente, quer que eu seja quem eu sou, de verdade. Ela é exatamente a minha idéia do que uma mulher deve ser. Se me percebo falando e me vestindo como ela, sinto culpa. Acho que a traí por não ter lutado para descobrir minha própria identidade, tal como ela fez.

Em agudo contraste com Lisa está Judith:

O que tenho a dizer é que não serei como minha mãe. Tudo o que ela é eu não sou. E sabe o pior? Ela agora está me copiando. Ela tenta se vestir como eu; ela até quer que eu a ajude com a maquiagem. Ela observa todas as minhas reações e me imita.

Essas três jovens mulheres mostram sinais de estarem confinadas numa *participation mystique* com a mãe e seus sonhos, como os de muitos homens e mulheres modernos, são permeados por símbolos que mostram o quão profundamente se encontram enredadas no complexo materno.

Há um número incontável de mulheres nascidas nas décadas de 1960 e 70 que se ressentem profundamente do modo como o patriarcado destruiu sua feminilidade, e a de suas mães, que declararam guerra contra o patriarcado mas, com isso, se identificaram com o lado masculino de seu próprio psiquismo.[2] Em alguns casos, acabaram se tornando o mesmo que mais temiam: o lado bruxa de suas mães, ou, em termos junguianos, o *animus* negativo.

Por mais assombroso que esse princípio do poder possa ser quando se põe em movimento numa ação destrutiva, ele ainda assim pode ser psicologicamente necessário. Considerando o desenvolvimento individual das mulheres, vejo a pequena Perséfone chegando ao meu consultório, virgem delicada mesmo aos 50 anos, basicamente identificada com sua mãe ou, num nível arquetípico, com seu inconsciente. Em seus sonhos, ela está com sua mãe, feliz ou infeliz, colhendo flores; caminham campo adentro e são quase mortas por uma van que está passando ou por um imenso caminhão com dois ou três reboques atrelados. Esses veículos representam o complexo materno despersonalizado. Às vezes, em seus sonhos, a mãe aparece como uma bruxa malvada que a mantém prisioneira. Nesse aspecto é importante recordar a bruxa que mantém Joãozinho e Maria cativos. Por mais malvada que fosse mantendo-os presos, ela, ao mesmo tempo, estava forçando-os a desenvolver toda a sua engenhosidade para poderem escapar e sobreviver. E foi o princípio feminino, Maria, que nunca desistiu de sua fé na vida, quem continuamente encorajou o desesperado Joãozinho. Quando chegou o momento certo, eles estavam espertos o suficiente para jogar no fogo a sua negatividade e sair cor-

---

2. Um exemplo clássico é Mary Daly, a autora feminista de *Beyond God the Father*, cuja reputação prosperou à base de virulentos ataques desfechados contra os homens.

rendo. Mas aquela bruxa forçou o desenvolvimento de sua maturidade e o reconhecimento do que, para eles, tinha valor (novamente, o motivo da *felix culpa*).

De modo semelhante, na história de Deméter e Perséfone, é Gaia — a Terra Mãe, mãe de Deméter — quem conspira para que Hades rapte Core, estupre-a e arranque-a dos afetuosos cuidados de sua mãe. Core, como diz o mito, descobriu-se no leito com Hades, "muito contra sua vontade, e ansiando pela mãe".[3] Depois de ter perdido seu lar, seus companheiros de folguedo e o mundo que era seu conhecido, Core-Perséfone descobre-se sozinha, com o princípio masculino, no mundo inferior. Esse é o padrão arquetípico: a mulher tem de ser separada da mãe e, para que isso ocorra, ela tem de se render ao princípio masculino, seja interna, seja externamente. Ou o homem externo a leva embora sexualmente, ou ela se identifica com o homem interior; em todo caso, ela corre o risco de ser possuída pelo *animus*.

O caminho feminino natural até a maturidade feminina passa pelo corpo. É isso o que essencialmente constitui os antigos ritos de iniciação. Eles assentavam a menina em seu próprio corpo que era, então, reconhecido como parte do cosmo feminino — um veículo para a fertilidade, o continente que a tornava una com a Deusa, por meio do qual a vida mantinha-se eternamente em movimento.

Em nossa sociedade, contudo, não temos ritos e há poucas mulheres mais velhas capazes de nos iniciar em nossa feminilidade. A maioria dos homens e das mulheres está inconscientemente identificada com o princípio masculino (o sistema consciente de valores de nossas mães) e tem pouca ou nenhuma consciência de nossos instintos femininos próprios. Assim, ficamos confusas. Algumas mulheres tentam encontrar a validação de sua feminilidade mediante um relacionamento homossexual; outras fazem de seus amantes mães afetuosas, enquanto outras ainda, inconscientemente, tentam calçar os sapatos apertados de suas mães.

---

3. Bruce Lincoln, *Emerging from the chrysalis*, p. 78 (citando *The homeric hymn*).

Nessas situações, o princípio masculino genuíno não está presente. O feminino adolescente, tanto em homens como em mulheres, não pode se relacionar com o masculino, porque a polarização não está aí. Não existe um masculino genuíno, nem um feminino genuíno. Assim, não é a "outro" que o feminino jovem está se entregando. Sem a alteridade, a razão toda de Core ser seqüestrada por Hades e transformada em Perséfone fica perdida. A senhorita (miss) não é transformada em "Ms." ou senhora (mrs.). Quando masculino e feminino são indiferenciados, o ato da união é meramente uma identificação. Em termos mitológicos, ela seria o hermafrodita neutro. Ela pode acreditar que é um andrógino, uma mulher independente, mas, de fato, ela abdicou para sempre de ser uma mulher e decidiu inconscientemente, em vez disso, não ser nada. O verdadeiro andrógino corporifica a união cons- ciente do masculino e do feminino diferenciados, o que é muito diferente do hermafrodita neutralizado em quem os opostos estão simbolicamente unidos.

O grande perigo de nossa sociedade é que a mulher possa acreditar que se tornou uma Ms. independente quando, na verdade, ela apenas foi *possuída pelo animus.* Nesse caso, ela se torna uma paródia ambulante dos homens. Enredada pelo masculino indiferenciado, ela está com os olhos vendados pelo mito falso. Longe de ser independente, ela está polarizada contra sua mãe e, em última instância, contra si mesma e sua própria natureza feminina. Dessa forma, está também polarizada contra o homem a quem ela mesma transformou em sua mãe. Tal mulher pode acabar num conflito desesperador, ou num conflito que se manifesta como enfermidade; pode também ir adiante com sua vida montada em sua vassoura fálica, odiando ou temendo todo homem que encontrar. A maternidade, tanto em sua forma positiva como negativa, é o aspecto da feminilidade que se tornou uma vaca sagrada em nossa cultura. A cortesã tem sido a pária. Para que a verdadeira Ms. possa vir à tona, o feminino pleno deve ser diferenciado e integrado em relação ao masculino maduro.

Para tanto, a fim de viver esse rito de passagem, temos de pagar com sangue. E pagar, pagar, pagar. Todo rito de passagem envolve uma morte e um renascimento. O preço é o sacrifício. Parte desse sacrifício é abdicar das antigas seguranças e ilusões. O perigo atual porém é que, fazendo esse sacrifício, estamos procedendo levianamente com os valores que foram conquistados ao longo de séculos de um heróico cultivo da consciência, e com isso nossa cultura pode desembocar numa inconsciência caótica. A consciência que, no passado, foi alcançada por heróis que conquistaram suas vitórias em lutas renhidas para se desvencilhar da voracidade da Grande Mãe — defendendo-se dentro de armaduras contra as seduções da sensualidade — está correndo sério perigo. Na sociedade ocidental, muito pouco é sagrado; estão rompidas as ligações entre o homem e a natureza, entre o homem e Deus. Estamos desprovidos de imagens arquetípicas, de rituais sagrados, não temos um mito a servir de referência e orientação para nossos egos. Ao desistirmos do "tu não deves...", ou "tens de...", "é imperioso que...", demos livre curso a uma tempestade de paixões e, com isso, ao medo, à culpa e à ira de nossas sombras.

A angústia de cada pessoa não é menor que a angústia da cultura. Sem os ritos sagrados para conter e ajudar a transformar nosso medo e nossa culpa, nós, como indivíduos, tendemos a cair no isolamento e, quando este é grande demais, resvalamos para a inconsciência. Em séculos anteriores, o herói (o espírito masculino corajoso) exercia sua força para conquistar suas arrebatadoras pulsões instintivas. Sentia vergonha de se render em batalha. Tinha medo de se entregar a braços amorosos, temendo se perder. Nossa civilização é a flor dessa coragem.

Agora, porém, esse princípio masculino (tanto em homens como em mulheres), antes tão necessário, tornou-se não uma força sadia de ego mas uma impiedosa força de vontade que tem pouco respeito pelo homem, pelos animais ou por Deus, e muito menos ainda pelo feminino. Abandonar essa compulsividade faz parte de nosso sacrifício de sangue, que começa dando a sensação de que é um desistir da vida em si, quando a pessoa houver vivido num redemoinho frenético de atividades para conquista de metas que não abrem qualquer espaço para o amor. Como diz Jung: "Onde reina o amor não há o desejo do poder;

quando o desejo de poder é soberano, está ausente o amor".[4] Uma de minhas analisandas expressou-se da seguinte forma:

> Tento parar de fazer tantas listas. Tento ser menos rígida. Estou convencida a deixar que as coisas fluam. Vou para o meu apartamento vazio, às seis horas, abro a porta determinada a escrever, a Ser, só para mim. Dou uma olhada naquele espaço vazio. Ouço o silêncio, recuo e saio batendo a porta. Não é terrível? Para ser dependo do existir de outrem. Tenho de estar fazendo alguma coisa ou aquela voz terrível começa a sussurrar no meu ouvido: "Você não está feliz. Não está conquistando nada. Essas coisas todas sobre as quais está escrevendo nada têm de importantes. E quem é você, afinal? Você não é uma mulher. Os homens lhe tratam como lixo. Você está recebendo exatamente o que merece. Poderia muito bem estar morta. E sabe o que iriam escrever na lápide? 'Esta nasceu, morreu e nunca viveu'".

Muitas mulheres estão sentindo precisamente isso: nunca viveram. Agora estão decididas a se encontrar. Mas, em seu desejo de sacrificar as velhas atitudes, estão experimentando uma morte muito real. O que começa com uma tentativa de mudar seus relacionamentos pode terminar em perder marido, casa, amigos, até os filhos. O terror de sua situação muitas vezes é aumentado pela constatação de que não há possibilidade de uma relação imediata — não há um homem nem uma amiga íntima. A energia foi toda empregada em sair dos velhos esquemas e em tentar ajustar-se ao mundo externo. De repente, a vida se torna um vácuo. O destino parece ter-se voltado contra ela. A mulher que era está morta; a nova ainda não nasceu. Ela está na fase de casulo.

Em vez de se aterrorizar pela sua solidão e pela sensação de abandono e rejeição, ela pode usar esse tempo para trabalhar em si mesma. Uma das coisas que ela certamente terá de encarar é seu próprio matador interno — o masculino hipertrofiado que, em seu íntimo, assassina sua feminilidade. Durante essa

---

4. Jung, "The problem of the attitude-type", *Two essays on analytical psychology*, OC 7, par. 78.

fase de recolhimento, ela pode dar vazão à sua própria Virgem Negra e confrontar seu *animus* negativo até que essa espada seja quebrada. Se ela não trabalhar em si mesma, irá inevitavelmente repetir os mesmos padrões de antes e terminar com a mesma sensação de eterna agonia. Se porém trabalhar em si mesma, poderá então, com a ajuda de Deus, encontrar um Petrucio que tenha a coragem de mandar uma bala direto contra o coração de seu *animus* King Kong. Vai depender da natureza desse homem, e da natureza da relação entre os dois, o disparo dessa bala ser carregado com raiva ou com coragem e fé inabaláveis.

O equilíbrio dos relacionamentos é extraordinariamente delicado quando os dois estão dedicados à sua busca pessoal de conscientização. Eventos muito estranhos ocorrem. Uma mulher que já estava em análise havia algum tempo vinha tentando em vão conseguir que seu marido fosse a um analista. Então, certo dia, para sua surpresa, ele se vestiu de terno e gravata, e foi.

Naquela noite ela acordou e percebeu uma luz tênue no quarto, fazendo movimentos estranhos no teto. Ela abriu os olhos apenas o suficiente para ter um vislumbre de seu marido escrevendo com uma minúscula caneta-lanterna, e ele escrevia, escrevia, escrevia.

"Por que ele tem esses sonhos tão maravilhosos?", ela pensou. "Eu consigo no máximo um sonho insignificante, só de duas linhas."

Não disse nada. Só suspirou alto. Ele pescou a deixa e foi terminar de escrever no banheiro. Mas quando voltou entrou na cama com a impetuosidade de quem executou muito bem sua tarefa. Não conseguia se conter.

"Você está acordada?", ele sussurrou.

"Você quer que eu esteja?", ela perguntou.

"Tive um sonho", ele declarou.

Ela decidiu que não iria ouvir. Que iria virar para o outro lado e dormir.

"Era com você", ele disse.

"Comigo?... Oh... você vai me manter acordada, suponho."

"Bom, se é assim para você, volte a dormir."

O suspiro de auto-satisfação dele penetrou-a como os dois espinhos do dilema que sempre havia perturbado seu casamento. Ela não estava segura de ele estar acordado ou ter voltado a dormir. Arriscou, em todo caso.

"Também tive um sonho", ela disse.

"Oh?"

"Sobre porcelana."*

"É mesmo?", ele disse. "Eu sonhei que estava na China e você estava liderando um bando de guerrilheiros e fazendo muito bem o seu trabalho."

"Bom, e eu sonhei que você liquidou com a porcelana inglesa de minha mãe."

Sonhar com os símbolos um do outro, ou com o que se passa no inconsciente de seu parceiro, não é incomum; aprender a reconhecer as projeções é o maior problema dos relacionamentos. Eliminar as projeções, ou viver o processo de elas serem retiradas, é o mais doloroso. Mas, antes de entrar nas questões do relacionamento entre homens e mulheres, devemonos deslocar para outro anel da espiral e novamente analisar o significado do feminino.

Primeiro, acredito que feminilidade é assumir a responsabilidade por nossos corpos, de tal modo que se tornem a expressão tangível do espírito que há dentro deles. Para todas entre nós que levaram a vida centradas em suas cabeças, esse é um longo, árduo e agonizante processo pois, ao tentar soltar nossos músculos, também soltamos o medo, a dor e a raiva latentes que ali foram enterrados, provavelmente desde o nascimento, ou ainda antes. Em nosso íntimo encontramos um animal abatido, quase morto pela fome e por maus-tratos. Por ter sido punido tanto tempo, no início o corpo age como uma criatura neurótica, que nunca conheceu o amor. Aos poucos, porém, ele se torna nosso amigo e, como entende de instintos melhor que nós, torna-se nosso guia para o caminho natural e espiritual de viver.

---

* No original "china", que, quando grafado com "c" minúsculo, se refere a porcelana, artigo que o Ocidente conheceu quando foi trazido da China (N. T.).

Em *Border crossings*, Don Williams descreve o Dom Juan de Carlos Castañeda ingressando num tempo sagrado e adaptando-se ao cervo mágico, de pernas para o ar e chorando:

> Desse modo, ele equilibra o júbilo do homem prestes a descobrir sua vida com a tristeza do homem que ficou sozinho, torna-se tolo e, talvez, até atemorizado por sua visão. A tristeza e o júbilo são ambos genuínos. E talvez seja a alma que, como o cervo radiante não mais ameaçado, sussurre: "Não fique triste".[5]

Encontrar os ritmos naturais de nosso corpo, andar, ver, ouvir, sentir com sensibilidade e percepção renovadas, é retomar nosso direito natural, uma dádiva que recebemos da Deusa. Em meu conto de fadas, mediante seu amor pela Mãe recém-encontrada, Bobalina ao se curvar e abaixar a cabeça até encostá-la no chão percebe que nunca conseguiria entregar-se à beleza da luz translúcida sem enraizar seu corpo no chão. Da mesma forma que os muçulmanos, ela se deu conta de que rezar é deitar a cabeça na terra, é abaixá-la até o chão.

Em segundo lugar, feminilidade é assumir a responsabilidade por quem eu sou — não pelo que eu faço, não pelo que pareço ser, não pelo que conquisto. Quando tudo o que houver para fazer estiver feito e eu precisar me olhar de frente, encarando minha realidade nua e crua, quem sou eu? Quais são meus valores? Quais são minhas necessidades? Sou fiel a mim mesma ou eu me traio? Quais são meus sentimentos? Estou capacitada para o amor? Sou verdadeira ao meu amor?

O trabalho diário sobre essas questões é o que chamo de diferenciar o feminino. Esse é o processo de se tornar virgem: a mulher que é o que é, porque é isso a verdade. Ela vive, se movimenta e obtém seu Ser por intermédio de um poder existente em seu interior.

E esse poder se baseia no feminino arquetípico, na Grande Mãe com seus aspectos tanto luminosos quanto sombrios. A Deusa, a meu ver, é o movimento da espiral. Como tantas outras

---

5. Donald Lee Williams, *Border crossings: a psychological perspective on Carlos Castañeda's path of knowledge*, p. 48.

coisas na natureza — as plantas, as estações do ano, a Lua —, a Deusa se movimenta de modo circular, pela luz e pela escuridão, pela morte e pelo renascimento, confiando nas trevas tanto quanto na luz. Ela vive no presente e avalia no momento. O que hoje pode ser certo, amanhã pode ser errado. Ela vive segundo o espírito, não segundo a lei. Portanto, ela exige uma constante conscientização e espontaneidade. Ela ama o potencial que há nas coisas: as possibilidades da planta que cresce, a criança que cresce, as esperanças e os sonhos que se renovam. Confia na vida, na mudança, no amor, e não retém nada estático. Ela ama e deixa que as coisas se dêem. Ela ama com a totalidade de seu Ser, de tal sorte que sua vulnerabilidade torna-se sua maior força. O que é contradição para os que não a amam torna-se o seu paradoxo para os que a amam.

Para que a vida seja vivida de maneira sadia e sagrada, os arquétipos que nutrem a imaginação devem verter sua energia no ego. Deve se dar o diálogo entre consciência e inconsciente para que possamos viver criativamente. Por conseguinte, é crucial reconhecer quando tivermos perdido o contato com nossa base arquetípica. Quando isso acontece, sonhamos com alicerces desmoronando, porões inundados, estacionamentos subterrâneos despencando, paredes de contenção que desabam, adegas soterradas. Torna-se nossa tarefa, então, descer e fazer alguma coisa com o caos instalado embaixo. As mulheres também sonham estarem sendo levadas até sua avó, a Grande Mãe, em fases de crise.

Se observarmos nossos sonhos por um tempo suficientemente longo, veremos a repetição de temas, de símbolos que reaparecem com variações. E se contemplarmos esses padrões emergentes começaremos a ver, gradualmente, que existe certa ordem no caos. Começaremos a ver nossos símbolos individuais formando configurações e sendo configurados, gerando padrões maiores. Daremos início ao reconhecimento de nossa identidade individual no que antes era confusão. Aos poucos, estabelecemos um diálogo entre nosso ego e o Ser que está tecendo o padrão. Esse diálogo constitui a consolidação da alma. O diálogo entre ego e *self* cria a alma. Os cristais e flocos de neve e as lágrimas, todos manifestações do espírito em forma concreta, vão aos poucos sendo entrelaçados para compor os fios celestes do arco-íris. E a túnica de filó que cai sobre os ombros de Bobalina torna-se a bênção da Deusa. Embora delicado como a chuva, faz com que o quebra-cabeça sem sentido da vida se torne uma viagem espetacular.

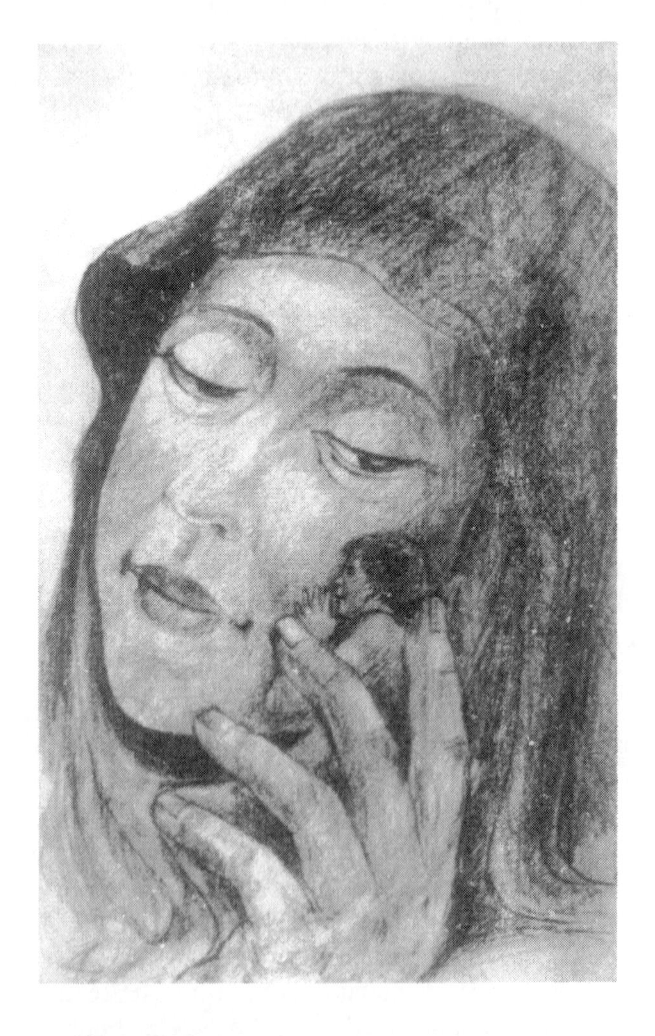

Desenho feito por analisanda, retratando a Grande Mãe e a si mesma.

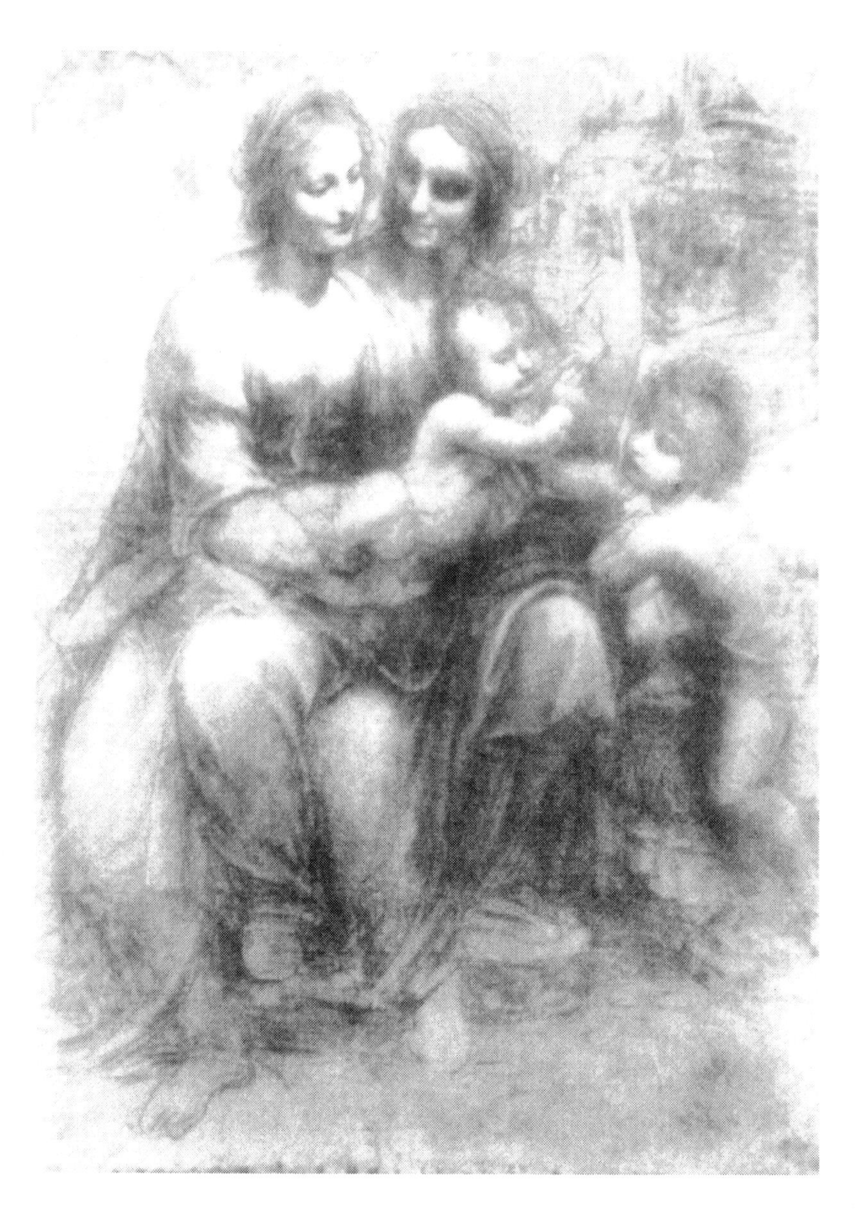

Desenho de Santa Ana, Leonardo da Vinci. (Galeria Nacional, Londres)

Nossa cultura tem 20 séculos de cristianismo por trás e, embora os mitos antigos sejam psicologicamente muito valiosos e intelectualmente bastante interessantes, perderam a numinosidade que poderia alimentar nossas almas. As antigas deusas ctônicas não eram conscientes, e as mulheres que conseguiram desbravar seu caminho e alcançar algum nível de consciência chegaram a esse resultado depois de muitas horas de trabalho trazendo a sombra à luz. Há 2 mil anos separando o deixar inconscientemente as coisas acontecer e o permitir, conscientemente, que elas *sejam*. Não podemos retroceder.

Cada uma de nós tem de encontrar o arquétipo feminino particular que torna nossas vidas significativas. Só posso lhes falar do que tem sentido para mim. No último verão, eu ainda esperava que as imagens disparatadas entrassem em foco. Eu tivera diversos sonhos poderosos, havia experimentado a numinosidade da Deusa e conhecia a opinião de Jung sobre o Dogma de Maria ser, de fato, a aceitação da matéria; mais ainda, uma santificação da matéria.[6] Mas o padrão geral continuava me escapando. Então, um dia, entrei na Galeria Nacional de Londres e contemplei o desenho que Da Vinci fez da Virgem sentada no grande colo de sua mãe, Ana, segurando o filho divino em seus braços estendidos, enquanto o menino João está em pé, ao lado.

O rosto de Ana é acentuado com sombreados escuros e seus olhos ardem como dois carvões. Ela parece uma cigana majestosa, firmemente sentada na terra, com seu dedo estendido apontando para o céu. A Virgem está radiante, serena, relaxada, absolutamente confiante. Seus olhos estão baixos, enquanto, no coração, avalia a beleza de seu filho. Ele, com sua face antiga, repete o gesto de sua avó, em direção ao céu. Olhando para a expressão receptiva de João, parece abençoá-lo. Eles são um do outro, os dois meninos — a criança divina e a criança humana, seguras em seu relacionamento pelo amor transformador da Mãe.[7]

---

6. Ver, por exemplo, Jung, "Psychological aspects of the mother archetype", *The archetypes and the collective unconscious*, OC 9i, pars. 196-7.

7. Para uma discussão do motivo das "duas crianças", ver Nathan Schwartz-Salant, *Narcissism and character transformation*, pp. 159-64.

Essa imagem vive em mim. Ali está a Grande Mãe, com seu rosto ao mesmo tempo intenso e amoroso, sua mão unindo a terra e o céu. Em seus largos joelhos senta-se a Virgem, cujos traços lembram os da sua mãe, mas surgem dotados de uma sensibilidade espiritual, iluminada no íntimo por uma misteriosa beleza. Ela se aceita como parte do plano maior, por meio do qual a vida se movimenta eternamente. Sua vulnerabilidade é sua força — delicada, amorosa e só desapegada o bastante para deixar que as coisas aconteçam. A criança é seu filho, mas não é dela, enquanto vai na direção da outra criança. Ela aceita o poder da Grande Mãe em cujo colo se senta, e divaga sobre o Mistério da divina dádiva que lhe foi concedida. O resto é silêncio.

Esse é o meu mito da mulher Ms. Pode não ser o seu. Mas, se você for de fato longe em sua jornada, um dia irá reconhecer-se nessa estrada, vindo ao encontro de si mesma. E você então dirá SIM.

Irá a velada irmã orar pelos
Que caminham na escuridão, que te escolhem e te refutam,
Que estão dilacerados pela angústia de escolher entre estação e
estação, momento e momento, entre
Hora e hora, palavra e palavra, poder e poder, aqueles
que aguardam
No escuro? Irá a velada irmã orar
Pelas crianças no portão
Que não se afastam e não conseguem rezar:
Orar pelos que escolheram e refutaram
Ó meu povo, o que fiz com vocês.
Irá a velada irmã entre os esguios
Teixos orar pelos que a ofenderam
E estão aterrorizados e não conseguem se entregar
E afirmam perante o mundo e negam entre as pedras
No derradeiro deserto entre as derradeiras rochas azuis
O deserto no jardim o jardim no deserto
Da sede, cuspindo da boca a semente fenecida da macieira.
Ó meu povo.

T. S. Eliot, "Ash-Wednesday"

Você se coloca ao lado do quadro-negro, papai,
No quadro que tenho de você,
Uma fenda no seu queixo em vez de no seu pé
Mas não menos diabólico por isso, não não
Não menos que o homem preto que
Mordeu meu lindo coração e o dividiu em dois.
Eu tinha dez anos quando te enterraram.
Aos vinte tentei morrer
E voltar, voltar, voltar para você.
Achava que mesmo os ossos serviriam.

Sylvia Plath, "Daddy", *Ariel*

6

Estupro e o amante demoníaco

Senti uma Fenda em minha Mente —
Como se meu Cérebro tivesse se dividido —
Tentei uni-lo — Borda com Borda —
Mas não conseguia fazer com que casassem.

Emily Dickinson

No século XX, a idéia cristã do inferno se realocou na imaginação popular. Agora, temos medo do submundo do crime que funciona em sociedades hierárquicas, de intrincada organização, como a Máfia ou as organizações terroristas internacionais. Cada vez mais, as bombas terroristas explodem em caminhonetes estacionadas, passageiros de Boeing 747 são seqüestrados como reféns, drogas entram nos pátios das escolas, todos colocamos três diferentes cadeados e fechaduras em nossas portas, sentimos, enfim, que nossa sociedade está sendo progressivamente invadida pela vida subterrânea. O estupro da consciência pelas energias ocultas, sobre as quais temos pouquíssimo controle, ameaça os sonhos de praticamente todo o mundo com um medo infeccioso e sinistro. Nosso aparente desamparo perante o avassalador transbordamento desse mundo borbulhante, tanto interno como externo, transforma a sociedade e a psique humanas num campo minado.

Jung foi muito explícito a esse respeito. Seu primeiro encontro com o inconsciente ocorreu antes da deflagração da Primeira Guerra Mundial, e, como ele assinala em *Memórias, sonhos, reflexões,* não lhe era possível distinguir entre o que estava emergindo de seu próprio inconsciente e as forças que operavam no cenário mundial:

> Em meados do outono de 1913, a pressão que eu tinha sentido em *mim* parecia estar se movendo para o plano externo, como se houvesse alguma coisa no ar. A atmosfera realmente me parecia mais sinistra do que antes. Era como se a sensação de opressão não brotasse mais exclusivamente de uma situação psíquica, mas da realidade concreta. Essa sensação se tornava cada vez mais intensa...
>
> Perguntava a mim mesmo se essas visões [mar de sangue cobrindo toda a área ao norte e os países baixos, entre o mar do Norte e os Alpes] apontavam para alguma revolução, mas não conseguia realmente imaginar nada parecido com isso. Por isso concluí que tinham a ver comigo mesmo, e decidi que estava correndo o risco de uma psicose. A idéia da guerra não me ocorreu em absoluto.[1]

Por volta do final de 1914, Jung deu uma palestra na Associação Médica Britânica, "Sobre a importância do inconsciente na psicopatologia". No dia 1º de agosto estourou a guerra. No esforço de entender até que ponto suas vivências haviam coincidido com a da humanidade em geral, ele se dedicou a investigar os abismos de sua própria psique. Anotar suas fantasias era também redigir a história inconsciente de sua própria época. Quanto mais ele desenvolvia suas percepções psicológicas, mais profundamente experimentava seu trabalho como uma corrida contra o tempo. Finalmente, percebeu que estava em busca de algo que pudesse conter a maré de destruição humana que, naquele momento, estava à solta, sem controle. Ele sabia que, no passado, a Igreja Cristã havia cumprido esse papel mas, agora, não conseguia mais. O que poderia ocupar seu lugar? No horizonte, Jung divisou uma série de ditaduras governadas pela exploração do medo psicótico. Viu que o mundo despencava num reino global do terror.

É dentro desse contexto maior que os movimentos das mulheres devem ser compreendidos. Aos poucos, um número cada

1. Jung, *Memories, dreams, reflections*, pp. 199-200.

vez maior de mulheres foi enxergando nos eventos do século XX uma imagem genuína de sua própria condição como peões de um mundo patriarcal. O que esse século trouxe à luz, por tê-lo demonstrado da maneira mais pública e explícita possível, foi a condição psicológica da mulher violentada. Na realidade, a mulher estuprada substituiu, até certo ponto, o Cristo crucificado como o mais poderoso e significativo de todos os ícones. O romance de D. M. Thomas, *The white hotel* (1981), deixa nitidamente claro o destino contemporâneo do feminino.

Por um tempo excessivamente longo proclamou-se que a psicologia de Freud só se dirigia às mulheres judias vienenses, ricas e histéricas. Também se disse que Jung vivia cercado principalmente das equivalentes entre os gentios. O elemento real existente em tudo isso é que as descobertas tanto de Freud como de Jung foram principalmente feitas por intermédio de seu próprio encontro pessoal e direto com o feminino, quer em si mesmos, quer nos outros. A experiência do feminino é a chave psicológica tanto para a doença como para a cura dos nossos tempos. Embora esses dois homens tivessem analisado a doença com uma profundidade e exatidão ainda não superadas, ambos, na qualidade de produto de suas culturas, não puderam vencer seu medo particular do feminino, imposto pela tradição patriarcal a que pertenciam os judeus e os cristãos. Foi enfim justamente essa tradição patriarcal que terminou por separá-los.

O feminino, que ambos apenas começaram a investigar, pode ser libertado agora para gozar de uma vida criativa e redentora. Neste capítulo e no seguinte, procederei à avaliação, no estupro, do arrebatamento em que ele pode vir a se tornar. Em nossa cultura, o estupro é um fato que não pode ser negado. Quando o feminino é reprimido no homem, torna-se destrutivo; da mesma forma, quando o masculino é reprimido na mulher, é inevitável que se apodere da personalidade. As forças contrassexuais curativas, que atuam no inconsciente, só são curativas se forem buscadas com empenho e cultivadas, mas não para que se apoderem da personalidade. Devemos recorrer criativamente ao fato de que, tanto histórica como psicologicamente, o estupro tem acontecido tanto com homens como com mulheres. Saibamos disso ou não, somos todos produtos ou vítimas dele. O que viso argumentar é que não precisamos mais ser vítimas.

A filósofa Hannah Arendt é uma mulher que conscientemente elaborou esse problema. Lendo seus ensaios e sentindo a generosidade de seu compreensivo coração, pensei no que disse Jung: "Uma parte da vida estava perdida, mas o significado da vida fora poupado para ela" — referindo-se à mulher que reflete sobre sua vida do ponto de vista da maturidade consciente, e "enxerga o mundo pela primeira vez".[2]

Hannah Arendt, uma judia refugiada, escapou da Alemanha nazista. Ela pondera sobre essa experiência até que sua realidade se lhe torna clara; aos poucos, dando-se conta do que significava viver em fuga, ela começa a perceber o que significava viver livremente a vida:

> Somos contemporâneos só na medida em que nossa compreensão alcança. Se quisermos ficar à vontade neste planeta, mesmo que ao preço de o conseguirmos neste século, devemos tentar fazer parte do interminável diálogo com sua essência.[3]

Hannah Arendt, em sua fuga do totalitarismo nazista, personifica a vida inconsciente de muitas mulheres modernas que, em seus sonhos, se vêem prisioneiras de campos de concentração, torturadas por soldados da SS, estupradas por Goering ou Hitler. Muitas e muitas vezes, elas lançam jóias preciosas sobre o arame farpado e tentam recuperá-las, e apenas conseguem ser arrastadas de volta. Nos sonhos, o chefe, de repente, pode se tornar Idi Ammin; seu pai, Mussolini; seu marido, Drácula. Quer os homens em sua vida estejam efetivamente fazendo essas exigências, quer elas as estejam projetando neles, estão escutando em seu interior essas cobranças lhes sendo feitas e, com isso, dispondo-se continuamente a ser estupradas. Quem *elas* são,

---

2. Jung, "Psychological aspects of the mother archetype", *The archetypes of the collective unconscious*, OV 9i, par. 185.

3. Hannah Arendt, "Understanding and politics", *Partisan review*, vol. 20, nº 4 (julho-agosto, 1953), p. 392.

quais são *suas* necessidades, raramente em sua vida esses aspectos foram cogitados. O *animus*-poder as vem aniquilando desde a infância.

Coletivamente considerados, esses sonhos significam mais que raras experiências de infância das mulheres. Em seus sonhos, os homens também estão sendo atacados. Se esse é o mundo que nosso inconsciente enxerga, torna-se nossa responsabilidade pensar, antes que seja tarde demais. Olhando a vida como uma refugiada, em vez de como uma fugitiva, talvez, como Hannah Arendt, possamos aprender a ver em foco a nossa situação e, então, oferecermos a nós mesmos nossa própria vida. Nada pode mudar enquanto não aceitarmos isso. Alguns de nós têm de reconhecer que fomos forçados a fugir; há quem necessita se dar conta de que, efetivamente, está vivendo num campo de concentração, que a vida se tornou uma prisão de renúncias, em que, como nossas mães costumavam dizer, "A coisa que falta na vida ajuda mais do que o que ela traz". Se essa é a realidade que a vida nos deu, então essa é a realidade sobre a qual temos de ponderar para transformar. Ponderar não é se tornar amargo ou ressentido, mas, pela imaginação, investir nessa situação das possibilidades de Ser. Se há uma coisa que Hannah Arendt nos ensina é que, no coletivo, não há saúde nem redenção. É o indivíduo que deve trilhar seu próprio caminho perigoso:

> [...] ser fiel à vida, não criar ficção e aceitar o que ela está lhe dando, mostrar-se digno do que quer que seja com as recordações, ponderar sobre elas, e assim repetir na imaginação: "Esse é o modo de permanecer viva".[4]

Uma das razões pelas quais as pessoas sofrem hoje, numa intensidade quase intolerável, é pelo fato de esse sofrimento mecânico não ter nenhuma conexão consciente com suas raízes arquetípicas. Exiladas desses alicerces, sentem que estão sozinhas e seu sofrimento não tem sentido. Não percebem que essa

---

4. Hannah Arendt, *Men in dark times*, p. 97 (a citação é extraída de "The blank page", um ensaio de Isaac Dinesen).

atitude de sofrimento está presente no seio da própria criação, e os deuses e deusas da religião e da mitologia já estiveram antes aí. A agonia de seu sofrimento é causada pela *hybris* que Jung descreve como "o orgulho desgovernado... da consciência individual que, necessariamente, deve colidir [com as verdades eternas] e levar a uma destruição catastrófica da pessoa".[5] O sofrimento em si pode ser facilmente exaltado, autodramatizado, quando nos falta o deus ou a deusa no centro. Solidarizar-se com esse sofrimento em nós ou em outrem, além de certo ponto, é consentir com a arrogância; consentir com a arrogância é paralisar o sofredor. O neurótico, distante de suas bases arquetípicas, está efetivamente enamorado de suas dores e de sua exaltada culpa. O sofrimento ateu é irônico, especialmente para quem nasceu na religião judaico-cristã, na qual um Deus-Pai em sua forma ctônica entrou clandestinamente num jardim virginal e o estuprou, e para quem todo o restante da história é uma elaboração da Expiação. Visto por esse prisma, podemos atingir aquele desapego apenas necessário para dar uma boa gargalhada diante do nosso papel na divina comédia.

Os termos "estupro" e "defloração" embora tenham significado essencialmente semelhante possuem conotações muito diferentes. Estupro sugere ser apoderada e levada embora por uma energia masculina adversa, por meio de um assédio sexual brutal; defloração sugere ser apoderada e levada embora por um amante masculino, por meio do êxtase e do enlevo. Estupro tem a ver com poder; defloração tem a ver com amor. Neste capítulo, viso concentrar-me no simbolismo psicológico do estupro; o último capítulo está dedicado ao simbolismo psicológico da defloração.

Até agora, neste estudo, dei pouca ênfase ao pai, embora ele tenha sido uma figura onipresente na discussão do masculino. A mãe negativa, da forma como a descrevi, é a mãe que, pessoalmente, é uma queridinha do papai, uma mulher que não está em contato com seus próprios valores afetivos femininos, uma mulher mais ou menos identificada com os

---

5. Jung, *Psychology and alchemy*, OC 12, par. 559.

ideais do patriarcado. Seu parceiro será, comumente, um filhinho de mamãe, um indivíduo portanto mais próximo de seu lado feminino do que do masculino ctônico, um homem mais relacionado com seu próprio mundo interior do que com o mundo da realidade externa. Conforme avança um casamento dessa natureza, ela tende a escorregar para o papel de mãe, e ele para o de filho; dessa maneira, quando nasce a filha, sua bem-amada interior é projetada no bebê. Eis a sementeira perfeita para o amante demoníaco.

A moça mais vulnerável ao amante demoníaco é a que adora ou teme o pai idealizado. (Se ele está ausente, por força de divórcio, alcoolismo ou morte, a adoração da filha pode ser ainda mais intensa.) Tendo aceito a projeção da *anima* do pai desde a infância, ela viveu para lhe agradar, para partilhar os interesses intelectuais dele e corresponder aos seus padrões de perfeição. Na dinâmica desse relacionamento, a mãe é vivenciada ou como ausente, ou como rival. Embora a filha se sinta a querida do pai, ela conscientemente não ousa repartir com ele a cama; não obstante, instintivamente suas energias permanecem incestuosas. Desse modo, seu amor é separado de sua sexualidade. Na fantasia, ela sonha com seu amante espiritual; na realidade, ela permanece inconsciente de sua sexualidade, pratica-a sem amor, ou a teme como se fosse algum poder explosivo capaz de destruí-la. Tende a "apaixonar-se perdidamente" por um homem que não pode se casar com ela e em torno de quem ela cria um mundo ideal no qual ela ou é adorada ou dramaticamente rejeitada. Na vida, vive sem seu corpo; nos sonhos, aparece por trás de um vidro, dentro de sacos plásticos ou de garrafas.

O vidro é um isolante que não conduz calor, e a mulher presa num caixão de vidro não está em contato com sua paixão pela vida. Fica do lado de fora, olhando para ela, ansiando pelo que, para os outros, é a realidade certa. De dentro de sua prisão, os mais triviais detalhes da vida assumem uma beleza mística. Em seu isolamento, ela fantasia as suas emoções mas não tem um "eu" com o qual experimentar sentimentos verdadeiros. A vida não flui por intermédio dela. Tendo a vida inteira sido preenchida por seu pai, ela aprendeu exatamente como espelhar um homem, todavia continua apenas sendo um refletor. Jung a chama de "mulher *anima*". Ela é Marilyn Monroe de lábios fendidos e olhos límpidos. É a bonequinha do papai e, por mais doce e erótica que inconscientemente saiba ser, possui uma psicologia pseudomasculina. Conscientemente é uma supercompanheira, uma grande mulher para um homem, e, como esposa, é capaz de sacrificar sua vida para servir o marido. No entanto, se ele amadurecer, ficará entediado com a falta de individualidade dela e com o corpo ectoplásmico que ela sustenta. Ele nunca consegue realmente alcançá-la. Embora a princípio ele se sinta lisonjeado por ser percebido como um deus, não consegue sustentar essa projeção e, por fim, acabará rejeitando a negação de sua personalidade, sabendo que não pode corresponder às exigências dela. Nesse ínterim, ela continua presa na fantasia de que seu verdadeiro amor é seu pai.

O pai, entretanto, é a um tempo amante e carcereiro; os aspectos positivo e negativo de sua influência são próximos o suficiente para serem praticamente idênticos. Elizabeth Barrett, paralisada na casa de seu pai, escrevia poemas que se tornaram uma poesia ainda maior quando foi libertada por Robert Browning.

A queridinha do papai anda na corda-bamba estendida sobre um abismo, colocando um pé cuidadosamente na frente do outro, num precário equilíbrio entre absolutamente não viver e viver num mundo espiritual altamente carregado. Se ela sucumbir ao seu amante interior, ele se interporá entre ela e um relacionamento genuíno, fazendo com que o homem real pareça desprezível e a sexualidade, prostituição (como Jane descreve em seu diário; ver p. 140). Sua consentida submissão a seu amante demoníaco manifesta-se no mundo externo apenas mediante seus efeitos: relacionamentos desfeitos, atitudes exacerbadamente críticas, compulsividade, enxaquecas e outros sintomas de tensão. Se esse poder se tornar magnético, então a mulher está correndo o risco de morrer porque, inconscientemente, está sendo atraída para cair na armadilha dele, e sem um chão feminino próprio ela não tem uma ligação suficientemente forte com seus próprios instintos para permanecer na vida. Ela é vulnerável a modos suaves, à eloqüência verbal, ao perfeccionismo e aos ideais dos quais o reveste; sua presença na vida é tão tênue que ela se torna capaz de ser morta, seja pelo homem que está carregando sua projeção, seja por seu próprio amante interior. A força que ela projeta no seu amante demoníaco não está mais à sua própria disposição. Na realidade, a projeção a esgota e deixa-a frágil, tanto física como emocionalmente.

O irônico é que, no cerne do complexo pai–amante está o deus-pai a quem ela adora e ao mesmo tempo odeia, pois, em algum nível, sabe que a está seduzindo para que se retire de sua vida. Não faz diferença ela adorá-lo ou odiá-lo pois, nos dois casos, ela está ligada a ele e carente de uma energia sendo direcionada a descobrir quem ela é de fato. Enquanto conseguir fantasiar seu amor, identifica-se com o lado positivo do deus-pai; porém, assim que essa fantasia é destruída, ela não tem ego para se sustentar e pendula para o lado oposto, em que vivencia a aniquilação nos braços do deus que se voltou contra si.

Escritoras são particularmente propensas ao amante demoníaco: Emily Brontë, Emily Dickinson, Virginia Woolf, Sylvia Plath. As mulheres ainda podem cair de amores por Heathcliff e amá-lo profundamente quando ele surge com Catherine morta nos braços, extasiado porque agora ela é sua. Não enxergam que esse é um casamento de morte. As mulheres que sentimentalizam os poemas de amor de Emily Dickinson tendem a ignorar os poemas de agonia intensa, escritos numa heróica tentativa de permanecer sã e viva. Quando o amante demoníaco é o complexo que controla a psique, os pólos do amor e da perda estão presentes, um contrabalançando o outro. A perfeição da morte está no centro de cada uma. Quando o "Raio imperial... escalpela a Alma desnuda",[6] deixa "um Elemento de Vazio"[7] que pode levar ao suicídio. Esse raio se torna "imperial", porque define a distância aparentemente intransponível entre o real e o imaginado. O ego sofreu um estupro psicológico, tendo sido tomado de assalto por conteúdos do inconsciente.

Do ponto de vista psicológico, o aspecto mais pernicioso do amante demoníaco é sua qualidade *trickster*. Em geral ele aparece como o noivo perfeito, mas apesar de toda a aparência

---

6. Emily Dickinson, *The complete poems*, p. 148.
7. Idem, ibidem, p. 323.

divina que possa ter ainda é um garotinho querendo a mamãe, exigindo continuamente a atitude maternal de sua vítima. Uma solidão encontra outra solidão e ambas se enganchain, configurando um elo simbiótico. Uma criança, no entanto, não se relaciona com sua mãe como indivíduo; a mãe está ali para suprir as necessidades do filho. Quando as expectativas do pai para a filha entram em conluio com as necessidades do *animus* negativo da mãe, a identidade da mulher como indivíduo não se desenvolve. A voz composta do *animus* sussurra incessantemente: "Você tem de, você deve, é imperioso que". No vácuo deixado pela perda dos sentimentos, ataca o *animus* negativo dizendo-lhe que ela não está qualificada para ser amada, que ela não tem valores, que é feia e será uma prisioneira para sempre. Enquanto ela se mantiver sob o feitiço dessa voz, projetando o *animus* em homens externos, a rejeição que teme começará a ocorrer porque, ao projetar o *animus* negativo, ela constelará no mesmo instante a mãe negativa no homem. Então ela se relaciona com ele no plano do logos, em geral fazendo o jogo do "juiz e suas sentenças". Ela assume o papel masculino, e ficam os dois desprovidos do sentir.

Ao tomar consciência, a mulher pode descobrir que é capaz de se proteger do estupro do princípio masculino do poder. Para tanto, ela tem de permanecer fiel a seus próprios sentimentos, por mais inseguros que possam ser. Ela pode ouvir os argumentos dele (a lógica que apresenta é excelente) e, então, responder com firmeza: "Sim, é verdade. Você argumenta bem, mas não tem sentimentos. Esses argumentos não têm nada a ver com a minha essência. Os meus sentimentos são estes, mesmo que você ache que estou me enganando. E eles são a minha verdade". O ego feminino pode ser aterrorizado pela invasão masculina; sua única defesa são seus sentimentos genuínos.

Outro motivo psicológico que se pode desenvolver da combinação amante demoníaco/mãe negativa é o da criança órfã. Nessa situação a mulher não vivenciou um relacionamento nem com o pai, nem com a mãe. Se o pai tem um complexo materno muito forte, sua estabilidade emocional depende das reações dos outros a ele. Seus sentimentos pessoais provavelmente não estarão desenvolvidos e, portanto, ele é incapaz de se relacionar com base em seus próprios valores afetivos, vale dizer, sua *anima*. A filha, nesse caso, se torna sua *anima*, sua ponte até seu próprio inconsciente. Ela se torna um arquétipo ambulante, uma deusa, uma deusa que sacrificou sua própria humanidade, responsável pelo bem-estar do pai e até pela criatividade dele. O grande problema é que seu próprio processo criativo fica interditado: criar qualquer coisa que o pai deseja que ela crie, e até ser qualquer coisa que seu pai quer que ela seja (isso sendo ou não natural para ela) é agradar ao papai, e o segundo aspecto negativo é que agradar ao papai implica incesto. Se ela estiver casada com um homem criativo, provavelmente terá recriado a mesma situação.

Em algum ponto, ela deve reconhecer que foi psicologicamente estuprada pelo pai. Se seu espírito tiver sido repetidamente apoderado por ele, ela sentirá um medo avassalador quanto a se abrir para alguém ou alguma coisa. Em análise, um sonho de estupro com a figura do pai é muitas vezes crucial para conseguir que a mulher reconheça sua situação. Face a face com o tabu do incesto, ela pode então dedicar-se a elaborá-lo conscientemente, como um aspecto de seu próprio processo dotado de uma finalidade específica. Escreve Jung: "O incesto simboliza a união da pessoa consigo mesma, significa a individuação ou o tornar-se si mesma e, por ser tão vitalmente importante, exerce uma fascinação diabólica".[8]

Se uma mulher houver inconscientemente assumido a responsabilidade pelo bem-estar emocional de seu pai, tendo então identificado o seu próprio bem-estar emocional com o dele, sua felicidade estará na dependência direta de ele ser feliz. Ela se sente a fonte de vida para ele. Se o vínculo for forte o suficiente, ela, inconscientemente, pode ser a mãe/amante de seu pai. Como me disse uma mulher, seus namorados sempre eram bem-vindos em sua casa. Seu amável pai costumava dizer: "Deixe que venham, Alice. Nós os amaremos até morrer". No plano de seus interesses intelectuais e espirituais, pai e filha estão unidos por

---

8. Jung, "The psychology of the transference", *The practice of psychotherapy*, OC 16, par. 419.

um incesto psicológico inconsciente. O instinto naturalmente quer dar prosseguimento a tal amor. O tabu do incesto, porém, "intervém para sempre".[9] Instinto e amor, então, se afastam. O incesto inconsciente acontece num nível espiritual; os instintos ficam flutuando de modo autônomo no inconsciente, desconectados do ego. A mulher, nessa condição, torna-se inconscientemente identificada com sua sexualidade e, como seu amor e sua sexualidade estão cindidos, a sexualidade é dedicada ao poder. Acerca do ego identificado com o poder, Erich Neumann escreve:

> O ego... permaneceu... uma vítima das forças inconscientes. ... Foi submetido a e dominado por essas forças e instintos que dele se apossaram na forma da sexualidade, do desejo de poder, da crueldade, da fome, do medo e da superstição. O ego foi seu instrumento, estando totalmente alheio ao fato de, efetivamente, estar sendo possuído pois dava cegamente vazão a essas forças e se mostrava incapaz de interpor qualquer espécie de distância entre seu campo e o poder que se havia apossado dele. Mas para um ego de quem se exige que aceite responsabilidades, esse estágio de inconsciência e possessão equivale a um pecado.[10]

Embora o amor continue vinculado ao pai, no ato sexual o corpo pode *só* autonomamente dar e receber, porque o "eu" é sentido desconectado do instinto. Espiritualmente, a mulher pode

---

9. Dickinson, p. 42: *Nossas vidas são Suíças —*
Tão imóveis — tão Frias
Até que nalguma velha tarde
Os Alpes esquecem suas Cortinas
E nós olhamos muito mais longe!
A Itália *está do outro lado!*
Enquanto guarda de fronteira —
Os solenes Alpes —
Os Alpes sereia
Interferem para sempre!

10. Erich Neumann, *Depth psychology and the new ethic*, pp. 65-6.

vivenciá-lo como amor, mas o corpo não está em sintonia com o espírito. Eros não está relacionado com o erótico. Eros é um princípio feminino, mas é um deus masculino. Embora o sexo devesse ser um símbolo de união, torna-se um símbolo de poder. A união total não é possível quando o ego teme se render; quando o ego não está firmemente alicerçado em seus instintos, não ousa se entregar ao poder transpessoal.

O problema se complica porque, no vínculo entre pai e filha, a mãe é em geral percebida como hostil. Seja essa hostilidade real ou imaginada, ela alimenta um conflito genuíno: agradar ao pai é alienar a mãe. Quando ela "cair de amores", provavelmente será com uma figura "ideal". Em relação a esta, movida pela felicidade, ela deve agir como mãe e, sendo assim, na efetiva consumação do casamento, ela se vê subitamente diante do dinamismo do incesto e da rejeição de sua própria mãe interior. Se até esse momento ela foi promíscua (ou seja, viveu a vida não-vivida de sua mãe), não conseguirá levar essa sexualidade ao seu casamento "perfeito".

A mulher com um amante demoníaco tem uma visão ampliada do feminino imaginal e uma visão reduzida do feminino real. Embora superestime o masculino, esperando dos homens que venham salvá-la, a sua feminilidade subdesenvolvida ou sente terror do masculino agressivo ou o desafia. Sua feminilidade insegura encontra um Dom Juan carente de alegria empenhado em provar sua masculinidade — ambos essencialmente desvinculados de sua sexualidade —, e outro escalpo será acrescentado ao seu cinturão. Nessa situação, a relação sexual não tem nada a ver com relacionamento. A sereia magnética, ou mulher fatal, desvinculada de sua própria mulher interior, não assume responsabilidade pelos homens que se deixam enfeitiçar por ela. Como me disse uma mulher:

> No passado, eu não conseguia ter certeza de nada, exceto da comida na minha barriga. Minha mãe dava com uma mão e tirava com a outra. Agora sinto que se eu me doar para um homem ele desaparece. Eu morro sem homem. Ele me traz para o meu corpo, por isso sou dependente dele. Mas, assim que ele começa a pensar que sou dele, parte para outra conquista. Sou cuidadosa com o que dou. É a conquista dele ou a minha.

Essa mulher, em sua "inocência", se pergunta por que os homens a acusam de cruel. Da parte de si mesma que respeita, pois contém sua alma, nenhum homem comum tem permissão de se aproximar. Ela espera pelo homem que pode "arrebatá-la". Na ópera *Lulu*, ela o encontra em Jack, o estripador. Em *Othello*, ela o encontra no marido que, mesmo enquanto a mata, pontifica a seu respeito. A mulher que não assume responsabilidade por sua própria feminilidade pode ocasionar tragédias ou encontrar ela mesma um fim trágico, porque sua inocência lúdica está repleta de uma indiferença criminosa. Acerca do desenvolvimento do ego, Eva Metman escreve:

> Quando, porém, uma mulher está ciente do direito de ser uma *anima* sem ser possuída por ela — isto é, se ela *entra* no conflito entre ser a *anima* totalmente incalculável ou a fanática rejeitadora desse papel —, o que ela realmente quer não é confundir ou intimidar seu homem mas ficar livre do poder das forças que rugem por seu intermédio... Essa situação contém todas as potencialidades do desenvolvimento de uma transferência de *animus*. Se essa transferência for plenamente experimentada, exibirá uma curva de subida e de descida: primeiro, vem a exigência de que seja ativada uma magia ainda mais poderosa do que aquela que a mantém aprisionada. Em outras palavras, é esperado do homem real que seja uma espécie de super*animus*. A qualidade positiva dessa transferência se expressará primeiro numa tentativa de fazer com que o homem aceite esse papel. No estágio seguinte, quando a curva desce, a transferência será desarticulada e, se tudo correr bem, o arquétipo será despotencializado. Na alça dessa curva se dá o encontro com a sombra, pois essa é a única experiência capaz de desencadear a mudança.[11]

Um exemplo esclarecerá as três fases dessa curva. Esther era casada com Paul, um homem bom e simplório, mas secretamente ela estava apaixonada por um ardente rebelde, Jake. Ela decidiu fugir da monotonia de seu casamento para cair nos braços de seu amante machão. Paul, entretanto, em vez de aceitar seu papel de carcereiro, mostrou-se disposto a deixá-la partir. O surpreendente reconhecimento da parte dele quanto ao que

11. Eva Metman, "Woman and the anima", p. 12.

era preciso naquele momento deixou-a arrasada. De repente ela estava livre. E decidiu ficar. Aos poucos foi constatando que seu captor não era seu marido mas seu amante demoníaco. Possuída por ele, ela tentara manipular Paul para que assumisse o papel de pai-carcereiro, que a mantinha prisioneira no seu campo de concentração, e com isso podia projetar o salvador demoníaco em Jake. O reconhecimento exibido por Paul, a respeito do verdadeiro problema de Esther — sua necessidade de liberdade —, forçou-a a assumir a responsabilidade por sua própria escolha. *Ela* é quem iria ter de abandonar um desses dois homens. Paul a fez encarar sua própria sombra: a mulher que estava traindo os dois homens. Desse confronto, ela chegou a constatar que seu real valor estava em sua lealdade a Paul. O significado da crise, para Esther, foi seu encontro com a própria sombra, que forçou seu ego a assumir uma posição. Ela não podia mais se identificar com ser a esposa perfeita de Paul; em outras palavras, ela rompeu sua identificação com a psicologia masculina. Ao assumir a responsabilidade por si mesma, libertou-se de sua própria prisão.

Comentando sobre o "misterioso encanto" do amante demoníaco, Jung escreve:

> Era a espiritualidade de miss Miller que... estava demasiadamente exaltada para que ela tampouco pudesse encontrar um parceiro entre os homens mortais. Por mais razoável e não minuciosa que a atitude consciente possa ser num caso desses, não surtirá o menor efeito sobre as expectativas inconscientes do paciente. Mesmo depois que as maiores dificuldades e resistências forem superadas, e um casamento supostamente normal for realizado, só mais tarde é que ela irá descobrir o que quer o inconsciente; isso se afirmará ou por meio de uma mudança no estilo de vida, por uma neurose, ou ainda por uma psicose.[12]

O que a mulher está realmente projetando é sua imagem interior de um deus-homem; quando ela não consegue encontrá-lo ou não é capaz de segurá-lo, mesmo que em sua imaginação sua desilusão se torne uma fúria que constela o demoníaco. Se ela

12. Jung, *Symbols of transformation,* OC 5, par. 273.

se identificar com essa fúria, irá vivenciá-la como o próprio Satã vindo para atacá-la.

Um caso dessa natureza é o de Andrea, uma mulher de pouco mais de 30 anos, divorciada, com três filhos. Não contava com um princípio feminino forte funcionando em sua vida: sua mãe era dedicada aos princípios masculinos da ordem, da eficiência e da perfeição; seu pai nunca tinha conseguido se relacionar com ela no plano afetivo. Em sinal de protesto, decidiu não perseguir uma promissora carreira artística e, em vez disso, se tornou uma adepta do movimento *hippie*. Embora levasse a vida "deixando as coisas acontecer", inconscientemente estava vivendo sem uma direção ditada pelo ego. Embora ela mesma se houvesse tornado mãe, não tinha a feminilidade necessária para se relacionar com o próprio corpo, nem força masculina suficiente para assumir a responsabilidade por seus consideráveis talentos. Quando o marido partiu, ela disse a si mesma: "Agora ele se foi. Eu vou vestir as calças nesta família. Serei a mãe perfeita e o pai perfeito. Entrarei na universidade e serei a aluna perfeita. Vou fazer um curso de serviço social e assumir o mundo todo, e curá-lo também". Essa busca da perfeição era a sua Luz.

No último ano de sua faculdade, durante os exames finais, quando estava se esforçando para fazer o melhor, Andrea teve o seguinte sonho:

> Estou na cama com o diabo. Ele não parece o diabo mas eu sei que é ele. Estamos os dois nus. Um menino bebê está deitado entre nós. O diabo me obriga a masturbar a criança. O pênis dele cai e o sangue jorra. Ou ele me induz, ou eu decido colocar a boca onde o pênis estivera. Há sêmen misturado com sangue. O bebê sumiu. O diabo pega um instrumento curto e pontiagudo como um compasso. Quero sair. Eu peço que ele me deixe ir, ele sorri e diz: "Você não pode sair. Eu vou estar sempre aqui". Ele me fere na boca. Estou gritando. A ponta enfia em minha boca. Ele a arranca. Decido cuspir todo o sangue de minha boca em sua cara. Mas quando faço isso ele ri, e percebo que ele adora sangue. É isso que ele quer que eu faça. Então ele me fere várias vezes a boca aberta. Acordo gritando: "Oh, meu Deus, oh, meu Deus".
>
> Nunca fiquei tão aterrorizada. Sinto-me totalmente impotente, mas é como se o sonho estivesse me dizendo que embora eu achasse que era impotente nunca tinha entendido o que era a impotência até esse momento.

O sonho mostra que as poderosas energias de Andrea voltaram-se contra ela e sua força vital, seu próprio sangue, está retroalimentando o demoníaco. Tendo crescido sem um verdadeiro relacionamento com seu pai real, ela criou um mundo perfeito em sua imaginação, um mundo em que os valores patriarcais eram idealizados. Ao se dedicar a esse mundo imaginário, ela não estava ciente de seu oposto, que estava se constelando em seu inconsciente. Desse modo, quando a projeção idealizada em seu marido veio por água abaixo, ela empreendeu a realização de seus próprios ideais, e desesperada e cegamente saiu correndo ainda mais depressa na direção da Luz até que as forças escuras da fúria e da desilusão acumularam força suficiente para liquidar com seu comportamento obsessivo e surgir como Satã. Os exames finais precipitaram esse confronto.

Que humor negro! A mulher pensa que está correndo para a Luz e, inconscientemente, está correndo direto para os braços do amante demoníaco! No plano mitológico é um casamento de morte, uma união mística com o lado escuro de Deus. Esse é um relacionamento sadomasoquista, que fascina porque contém em seu bojo os elementos de um erotismo violento. No sonho, a consumação é uma paródia hedionda da *coniunctio* amorosa: a cabeça é atacada por um instrumento fálico. O masculino superespiritualizado, superintelectualizado, transforma-se em fúria contra o feminino e bebe seu sangue. A força vital que não foi capaz de encontrar seu canal próprio em relacionamentos afetivos reais é entregue em sacrifício para alimentar a fúria que, por sua vez, fere viciosamente como um punhal sua vítima feminina.

A atitude exterminadora com a qual é atacada é por sua vez adotada por ela contra a criança. A *coniunctio* demoníaca é ativada quando ela é compelida a masturbar o bebê até que seu pênis caia. Assim como ela própria que foi destroçada, ela também destroça, e a energia diabólica se avoluma.

A razão do contato oral com a criança fica ambígua, no sonho. Se foi o demônio que lhe disse para sugar o sangue e o sêmen, em outras palavras, que repita o estrago sugando a vida e a criatividade de sua própria dimensão masculina jovem, então o resultado é desastroso. Se ela estava escolhendo oferecer algum tipo de ajuda possível mediante uma relação amorosa com o sangue e o sêmen da criança, então ela, no mínimo, tem essa força em si. Em ambos os casos, o vampiro é contra a cura; ele se alimenta do sangue de sua feminilidade e de sua criança criativa, zombando de sua tentativa de revidar.

Um pouco antes desse sonho, Andrea começara a sofrer de intensas dores de cabeça, perda da sensibilidade na região urogenital e desmaios momentâneos. Depois os ataques desapareceram por três anos, e nessa altura sua mãe morreu. O elo entre mãe e filha tinha sido muito estreito, embora a mãe não lhe tivesse podido facilitar a vinculação com a terra. "Quando minha mãe morreu", disse Andrea, "eu nasci". A morte da mãe libertou a filha para uma nova vida.

Logo após Andrea incluiu em sua "nova vida" uma doença limitante. A devastação interna anterior tinha simplesmente se prolongado por um tempo longo demais. Mas ela não se mostra nem amarga, nem ressentida, e seu espírito corajoso é um testemunho vivo da transformação psicológica. Agora começa a descobrir o Eros e a criatividade que não havia conseguido encontrar no início de sua vida. Retomando o seu sonho com o demônio, ela enxerga uma enorme significação simbólica em seu gesto de cura para com o bebê:

> Tive de curar onde achei que podia. Agora não tenho mãos nem pés. Só posso dar pela minha boca. Oferecendo meu sopro de vida à criança, parei o sangramento. A ferida estava no masculino; a cura, na boca feminina. Posso dar e receber como nunca antes me fora possível. Estou fisicamente mais fraca e espiritualmente mais forte. Fui expulsa do sistema de valores coletivos. Não tem nenhum sentido racional, mas sei que estou vivendo o meu próprio destino.

Muitas mulheres modernas estão, psicologicamente, na situação em que Andrea estava depois da dissolução do seu casamento: praticamente sem consciência feminina, a criança feminina psicológica continua não nascida; a consciência masculina desvinculada de seus sentimentos femininos a seduz para um mundo fantasioso de perfeição totalmente desvinculado da vida e de seu próprio corpo. A incapacidade de lidar com a realidade é vivida como impotência. Violentada em seu íntimo pela própria bruxa-vampiro, e externamente pela mesma atitude na cultura, essa mulher não ousa se abrir à vida. Ela tenta se agarrar tão rigidamente quanto possível a qualquer estrutura, conquanto frágil, que consiga manufaturar para si. Se essa estrutura for demolida — normalmente pela perda de alguma ligação afetiva importante —, ela é inundada por conteúdos inconscientes reprimidos. Estuprada por seu amante demoníaco, ela, não obstante, continua sendo "a noiva ainda não arrebatada".

Por trás da rigidez está o medo de uma inevitável derrota. Então, um dia, a tragédia atravessa o seu cotidiano e não há um motivo lógico para isso. Sem o princípio feminino proporcionando um tipo diferente de significado, a vida se torna uma batalha constante contra o caos e o colapso. O amante demoníaco mostra-se tentador e infla o ego com orgulho, desafiando os deuses e deusas interiores; inconscientemente, porém, a pessoa sabe que o desfecho será a derrota e a fuga do combate, seja mediante o suicídio, uma doença terminal ou um acidente fatal. Às vezes o coração pára, não porque a Morte dele se aposse, mas simplesmente porque foi destroçado.

Quando uma mulher entra no mundo profissional, no esforço de assumir a responsabilidade por seu próprio *animus* (responsabilidade que foi antes projetada em algum homem), ela em geral se percebe aplicando os mesmos padrões masculinos de perfeição que a vida inteira conheceu. Fica exausta. Nunca há tempo para um passeio descompromissado num parque, nem para uma demorada xícara de chá com o marido, ou horas sem compromisso em companhia dos filhos. A organização e a eficiência tornam-se deuses. Os períodos de silêncio meditativo são raros, ou nem acontecem. Quanto mais refinados se tornam os princípios masculinos, mais devastam o feminino. Presa em seu amor incestuoso pela perfeição masculina, ela sente em segredo ou desprezo, ou piedade por seu parceiro. Sua iniciação no que enfim virá a se tornar um casamento de morte ocorre quando se torna obcecada por sua compulsividade masculina, volta-a contra sua própria criatividade e então a estupra — como ficou ilustrado no sonho de Andrea.

Em termos psicológicos, seu *animus*-bruxa — o poder — extermina seu *animus* espiritual criativo. Longe de permitir que seu *animus* positivo a conduza por sua própria dimensão profundamente espiritual, ela o destroça e castra. De fato, conseguiu sair do campo de concentração, mas não encontrou o equilíbrio adequado: não sabe como canalizar os ideais perfeccionistas até a dimensão humana. Essa energia vampiresca é contrabalançada pela feminilidade rejeitada e acentuada pela sexualidade inconsciente; uma vez que a mulher não tenha um relacionamento genuíno com seu corpo, sua sexualidade brota de forma inconsciente. Nossa cultura se torna, assim, repleta de uma feroz compulsão masculina pelo poder, carregada com uma masculinidade indignada e uma feminilidade enraivecida. O estupro psicológico é abundante; o estupro concreto está se tornando epidêmico, tanto dentro como fora de casa.

Como um paradigma da visão de um mundo humano violentado, R. D. Laing, em *The voices of experience*, analisa o nascimento de uma criança. Ele observa que o parto foi virtualmente desfigurado pela obstetrícia tecnologizada:

> Em algumas unidades obstétricas não vemos mais partos. O que acontece parece tanto um parto quanto a inseminação artificial parece uma relação sexual, ou uma alimentação endovenosa parece uma refeição... A obliteração do parto tem seu lugar junto com a obliteração da mente e da morte, ou seja, notas de rodapé da abolição científica de nosso mundo e de nós mesmos.[13]

A título de ilustração, ele descreve a reação de um médico a um parto doméstico:

> Ela teve o bebê em casa, em segurança.
>
> "Mas por quê?", indagou seu obstetra, conselheiro e amigo. "Você não precisava passar por tudo isso! Poderia ter vindo para a minha clínica e lido o jornal durante todo o procedimento. Você não teria precisado saber de nada até eu lhe trazer o bebê."
>
> "Mas", e ela está estupefata quando responde, "eu *quis* passar por tudo isso!"

13. R. D. Laing, *The voices of experience*, p. 82.

Ele não conseguia perceber como um sentimento desses podia ter qualquer valor. Evidentemente parecia farejar alguma heresia histérico-masoquista. Parto: abolido como uma vivência pessoal direta. Mulher: de pessoa ativa em paciente passiva. Vivência: dissolvida no esquecimento. De sujeito sensível ela é traduzida em objeto anestesiado.

Uma programação químico-cirúrgica se apossa do processo fisiológico. Resultado final: desaparecimento do ato, do evento e da experiência coerente do parto.

Em lugar do parto de um bebê temos uma extração cirúrgica.[14]

O resultado de tudo isso é que não nascemos mais. Começamos como extrações cirúrgicas e terminamos como extinções cirúrgicas. Entre o começo e o fim, somos uma máquina quimicamente acionada, sujeita a uma tecnologia cada vez mais refinada.

O conto de fadas de Grimm, "A garota sem mãos", sugere um possível caminho para o feminino ferido. Nesse conto, um moleiro passando por sérias dificuldades financeiras é visitado pelo diabo, que vem disfarçado. Em troca de riquezas, o moleiro promete tudo o que estiver atrás de seu moinho, pensando que ali só está uma velha macieira. Jamais imaginaria que seu bem mais precioso, sua filha, é o peão em jogo. Suas lágrimas e sua própria feminilidade cercam-na de energia suficiente para salvá-la de ser plenamente estuprada pelo demônio, mas ela tem suas mãos decepadas. De acordo com Marie-Louise von Franz, ela escolhe "sacrificar sua participação na vida para não cair nas garras dele".[15] Em outras palavras, seu complexo paterno é tão forte que, assim que dá início a qualquer atividade, cai nas garras da compulsividade patológica e, em vez de sucumbir a essa armadilha, prefere permanecer passiva. O filho do rei a encontra, dá-lhe mãos de prata, casa-se com ela e vai para a guerra. Ela tem um filho, Aflito, fruto de seu sofrimento transformado em sabedoria. Então o demônio interfere novamente e, por meio de uma série de equívocos, ela e o filho são levados até a floresta

14. R. D. Laing, *The voices of experience*, p. 83.

15. Von Franz, *The feminine in fairytales*, p. 78.

onde seu rei, finalmente, encontra a bem-amada mais uma vez. Numa das versões dessa mesma história, é só no momento em que o filho está quase se afogando que a donzela sem mãos, num transbordamento de amor e incentivada pelas palavras de um velho, enfia os braços na água e de repente as mãos lhe crescem outra vez, e com isso ela consegue salvar a criança.*

Von Franz assinala que o moleiro acredita só estar sacrificando uma velha macieira — a natureza — quando, na realidade, está inadvertidamente sacrificando seu bem mais precioso. O âmbito do feminino como um todo, representado pela natureza, é dado de mão beijada ao diabo, e seu preço é a alma feminina. A filha é tão devastada pelo pai demoníaco e pelo complexo de mãe negativa — cujos efeitos são virtualmente os mesmos — que tem de voltar ao "imaculado território virginal de sua alma", numa regressão de cura até o cerne da natureza, para poder encontrar sua própria força vital.[16] As mãos de prata, que sugerem um relacionamento artificial em Eros, visto que uma espontaneidade instintiva não é possível à esposa, só podem ser substituídas por mãos vivas quando ocorre a intercessão do *milagre de amor.*

Na linguagem deste estudo, quando a mulher foi excluída da participação na vida por ter sido estuprada por um princípio masculino que inadvertidamente a entrega de mão beijada ao demônio, sua única salvação é regressar aos próprios instintos e trabalhar em silêncio e pacientemente, em seu mundo introvertido, até estabelecer a ligação com sua própria feminilidade, sua própria virgem, firmemente assentada no colo de Sofia. Então pode surgir uma situação real que exija um amor além de qualquer outro que ela já tenha experimentado. É quando ela está, como virgem, pronta para se render à grande força vital que a penetra. Se ela for forte o suficiente para abrir mão de suas próprias pautas rígidas e deixar que o amor transborde de si,

---

* Ver, a respeito, a magistral versão japonesa do mesmo conto em *A mulher heróica*, de Alan Chinen (Summus, 2001), que compilou nesse trabalho 12 contos de fadas sobre o feminino e suas formas de resgate. (N. T.)

16. Idem, Ibidem.

seus próprios braços começam a crescer, e nasce assim sua forma particular de tocar a realidade. Ela e o filho são salvos, o que não é nada menos que um milagre.

A história da virgem sem mãos é bastante relevante nos *workshops* que discutimos no Capítulo 4, em que diversas mulheres descobrem o quanto suas mãos são fracas. Depois de alguns meses, elas em geral passam a sentir uma dor muito intensa, quando a energia subitamente começa a refluir até suas mãos. Seus sonhos, dessa época, tratam de seus pais, normalmente não como eram mas mostrando-se capazes de ajudá-las a se relacionar com a realidade. Em outras palavras, uma masculinidade positiva começa a se constelar — uma energia forte e assertiva que ajuda o feminino receptivo a se vincular de maneira criativa com a vida. Em geral, essa masculinidade assertiva não é ativada enquanto a mulher não houver descoberto sua própria feminilidade. Em seguida, uma interação começa a se desenvolver entre os dois pólos. Não existe porém um só padrão de cura; cada processo acontece de maneira inteiramente individual e, assim como na alquimia, a pessoa volta ao fogo da transformação muitas vezes, para atravessar em outro nível o mesmo processo.

O sonho a seguir ilustra como um relacionamento novo pode se desenvolver entre o masculino e o feminino. Louise está com pouco mais de 40 anos, há vários anos realiza um intenso trabalho corporal e há dois faz análise. Seu pai morreu quando ela estava com três anos, deixando uma imagem ideal de masculinidade com a qual nenhum homem comum conseguiria competir. O sonho mostra que está ocorrendo uma transformação:

> Estamos numa linda casa dourada, brilhante, e estamos todos desempenhando papéis que vão se tornando cada vez mais fantásticos. Uma famosa *femme fatale* [estrela de Hollywood] é a dona da casa. Vou até a cozinha e olho pela janela, com balcão. Embaixo há duas camas: uma é de casal e está coberta com a colcha de seda cor de malva que é de David; a outra é de solteiro. Bobby [um jovem tipo *puer*] entra e eu lhe digo que por algumas vezes fiquei naquele apartamento na cama de casal, mas a minha era a de solteiro.

Bobby volta andando para sair da sala, mas se vira para olhar para trás. Nossos olhos se encontram e acho que é possível que a atração tenha sido admitida. Bom, talvez eu fique com ele.

Agora, volto para a sala que é toda cercada de janelas, tem cortinas de veludo dourado, pé-direito alto. Estou sentada numa poltrona, assistindo à encenação e pensando como os nossos convidados devem estar impressionados com as nossas festas; depois, penso que não estão. Agora, Bobby se aproxima e senta no meu colo; estou querendo levá-lo para a cama. Ele então volta para a mulher fatal. Ficávamos elaborando fantasias.

Quando Bobby sai, de repente atrás de mim aparece [um ilustre ator britânico da velha escola] usando uma roupa absolutamente fantástica, andando com grande dignidade com o seu terno de veludo preto debruado de dourado. É do século XVIII, com as calças justas chegando até o joelho, adornadas de botões dourados, camisa branca com babados, casaco preto, meias pretas, sapatos de verniz de salto com fivelas douradas e um chapéu de veludo preto, com aplicação de jóias e ouro, que acaba parecendo um turbante alto, equilibrado no topo de sua cabeça. Ele caminha com muita dignidade e está bastante ereto. Usa uma bengala de ébano com ponteira de prata que, muito estranhamente, apresenta uma barra horizontal embaixo, dificultando assim o seu uso.

Examino-o de cima a baixo. Ele tem um porte régio, a bengala soa estranha. A mulher fatal vê a encenação que deve ocorrer e acho que ela nunca chegará ao nível dele, mas ela se apressa na direção dele e diz, com grande estilo: "Oh, você pegou o meu bem mais precioso (pausa), a minha bengala".

Acho que ela é incrível. Pensei que ela fosse dizer "chapéu" mas não, é a bengala.

Ele se recosta num maravilhoso mostruário de vidro e ouro, cheio de prateleiras, que exibe os pratos mais belos e inestimáveis de todos. A cristaleira toda desmonta junto com ele e percebemos numa fração de segundo — era um jogo —, e agora acabou. Aqueles pratos jamais poderão ser repostos. Ainda consigo vê-los sumindo.

O sonho acontece num ambiente resplandecente, artificial, no qual os convidados reunidos estão fazendo um jogo de fantasias. O jogo sugere que alguma coisa irreal está se passando na situação de vida da sonhadora. Quando ela olha para baixo, estando na sacada, vê duas camas, uma de casal (que tinha repartido com David, seu pai-*animus*), e uma de solteiro, que é a sua. O outro lado do pai é o *puer* Bobby, que constela nela ou a mãe, ou a mulher fatal. (Bobby sentando em seu colo, ambos na poltrona, cria uma interessante caricatura do desenho de Da Vinci para a Virgem e Santa Ana; ver p. 177.)

Sentada numa poltrona (do seu próprio ponto de vista como virgem), a sonhadora revela que tentou manipular os convidados, mas apesar disso não tem certeza de eles terem ficado impressionados. O amante demoníaco, como aparece no sonho, é o *trickster* perfeito; vestido à moda antiga, num elegante traje preto, sua exagerada dignidade sugere que está representando. Seu chapéu insólito, coberto de jóias, sugere a importância exagerada outorgada à cabeça (aos valores intelectuais e espirituais), e uma feminilidade mal situada. Ele apresenta-se com o bem mais precioso para a sonhadora, sua bengala de ébano com ponteira de prata. Essa imagem deixa clara a relação entre a bruxa e o amante demoníaco: ele carrega a vassoura fálica que é dela, mas, neste caso, a ponteira de prata (como as mãos de prata da virgem sem mãos) não deixa que a bengala encoste no chão. Há uma confusão nos gêneros, que aparece tanto no chapéu como na bengala. Quando ela o confronta, ele cai de costas e, em sua queda, estilhaça os delicados pratos; com isso o jogo termina.

Todas as imagens desse sonho sugerem um problema de ordem afetiva, mas para nós basta apenas focalizar a bengala de ébano. Ela não é legitimamente dele. Pertence à bruxa feminina. Seu enegrescimento sugere depressão, mas ela não está enraizada. A base de prata bloqueia o acesso da bengala preta à terra. Em algum ponto da psique de Louise, existe uma depressão disfarçada de sentimento de bruxa, mas desprovido de espontaneidade; é o que se conhece em psicologia como "depressão sorridente". O amante demoníaco, vinculado à colcha de seda cor de malva, usurpou os sentimentos femininos, mas esses não são reais. As insinuações de homossexualidade no amante demoníaco são nítidas, assim como a masculinidade da mulher fatal. Tais aspectos se apresentam num desempenho sofisticado.

O final sugere que a sonhadora está pronta para dar fim ao jogo das máscaras, estilhaçando aquele mundo artificial. Estilhaçar a porcelana contida na elegante cristaleira de seus valores familiares tradicionais requer da sonhadora que diferencie seus próprios sentimentos femininos. Louise fez os seguintes comentários sobre o sonho:

> Nunca esquecerei o momento em que vi aqueles pratos exóticos se quebrando em pedacinhos. Ele literalmente emborcou em cima deles. Foi assombroso. Enxerguei a armadilha que a beleza é para mim: belos objetos, belos homens, belos espetáculos. Vi o paradoxo. Ao projetar toda a minha beleza em coisas externas, perdi o interesse por mim. Agora estou retirando do mundo perfeito essas projeções. Foi assombroso ver aquilo despencar. Destruir qualquer coisa que seja linda é terrível! Mas sinto como é inevitável. O colapso abre a porta da transformação. Eu vi quando caiu. Não a quero mais. Quero a minha própria vida.

O amante demoníaco pode ser privado dos sentimentos, inclusive a respeito de coisas triviais. Se, por exemplo, uma mulher está massageando os pés do marido e ele adormece, ela pode beliscar-lhe os dedos até que ele acorde, para reclamar: "Mas de que adianta eu massagear seus pés? Você simplesmente dorme".

Se, no entanto, em vez de ficar com raiva ou entediada, ela contempla o beatífico estado de sossego em que ele se encontra, pode dizer a si mesma: "Eu gosto de massagear os pés dele. Ele gosta desse soninho. Gosto de lhe dar esse carinho — hannn — ou será manipulação? A quem estou querendo agradar? O que desejo com isso? Fazer amor? Não. Estou fazendo isso por mim. Então, meu amor, bons sonhos". Aí ela está em sintonia com os seus sentimentos; suas mãos têm vida, não são de prata.

A situação psicológica é muito diferente quando a mulher está presa numa identificação inconsciente com a mãe. Precisa então ser estuprada para sair dessa identificação antes que consiga encontrar a sua individualidade. Esse é o significado do mito de Deméter-Perséfone, quando Core é raptada para o mundo inferior por Hades. Comentando sobre esse mito, em "Os aspectos psicológicos de Core", Jung escreve:

> A psique preexistente à consciência (por exemplo, na criança) participa da psique maternal por um lado e, por outro, alcança a psique da filha. Poderíamos, então, dizer que toda mãe contém a filha em si e toda filha contém a mãe, e toda mulher se estende para trás até sua mãe e para a frente até a filha... A experiência consciente desses elos produz a sensação de que sua vida se espalha ao longo das gerações — o primeiro passo rumo à experiência imediata e à convicção de estar fora do tempo, o que contém em si uma sensação da *imortalidade*... Uma experiência dessa natureza dá à pessoa um lugar e um sentido na vida das gerações, de tal sorte que todos os obstáculos desnecessários são removidos do caminho do desenrolar da vida, que passa a fluir com ela. Ao mesmo tempo, a pessoa é resgatada de seu isolamento e devolvida à completude. Toda preocupação ritual com os arquétipos tem, em última análise, esse objetivo e esse resultado.[17]

O princípio feminino supremo, representado no mito por Gaia, sabe que Deméter, a mãe estabelecida, deve acolher a defloração de sua filha. Para que no seio do princípio feminino ocorra a renovação, a jovem moça (que pode preferir permanecer com a mãe) tem de ser levada à força para o mundo inferior e ali experimentar a penetração e a impregnação do masculino criativo. Desse modo, nasce uma nova vida. Esse é o ciclo da natureza: o verão se encaminha para o outono; as sementes do outono repousam no chão durante o inverno e se sacrificam à nova vida, na primavera. Na vida de uma mulher, num ciclo de vida natural, o sistema antigo de valores (Deméter) entra em luto, enquanto o novo sistema de valores (Perséfone) é arrebatado pelo diferente, que a penetra e assim gera uma nova vida; nessa ocasião, o velho e o novo se reúnem de maneira inédita. Entre mãe e filha dá-se naturalmente uma transformação semelhante, caso haja o con-

---

17. Jung, "The psychological aspects of the Kore", *The archetypes and the collective unconscious*, OC 9i, par. 316.

sentimento para tanto. A mulher sábia está ciente de que a virgem deve se entregar à defloração para que a nova vida possa nascer e o ciclo da vida tenha continuidade.

Parece-me que o que estamos presenciando em nossa cultura é um colapso desse mistério feminino. Gerações de mulheres têm assimilado o sistema patriarcal de valores; cada geração se afasta mais um pouco do princípio feminino e agora, no ponto em que estamos, Deméter e Perséfone foram ambas estupradas por seu lado masculino. Se a mulher não consegue entrar em contato com sua dimensão virginal interior, não pode ser arrebatada. Não está presente o suficiente em seu próprio ser para receber o masculino. O princípio masculino do poder se apresenta como uma parede sólida entre ela e sua própria feminilidade. Como me disse uma de minhas analisandas, em termos bem contundentes: "A vagina é o derradeiro baluarte do *animus* negativo". Essa mulher não consegue se entregar à vida; não consegue se abrir ao que é outro, seja em nível humano, seja em nível divino. Tem medo porque "se entregar" significa cair no abismo, no escuro total, que é o caos absoluto, e a tragédia é que quanto mais se esforça, mais está se fechando sobre si mesma. Esse "tentar" masculino não consente o "se entregar" feminino, deixando a vida fluir para dentro de sua vagina, não só através de seus genitais, mas de todos os poros de sua pele. Ela talvez não tenha a menor idéia do que está errado, porque sua própria mãe Deméter esteve na mesma situação: sua Perséfone também foi estuprada, nunca arrebatada, de tal modo que sua maneira feminina de se relacionar ou é infantil, ou ainda se encontra em estado embrionário.

Se Deméter está fora de contato com sua Perséfone interior, está fora de contato com sua própria essência. Perséfone é a virgem que olha no espelho e atravessa para o lado de lá, abrindo-se à riqueza do mundo interior, experimentando o arrebatamento e voltando com um tesouro de sensibilidade e a vivência de sua própria singularidade: trazendo uma nova vida. Sem Perséfone, Deméter é estéril. No mito, ela dá as costas à sua própria terra.

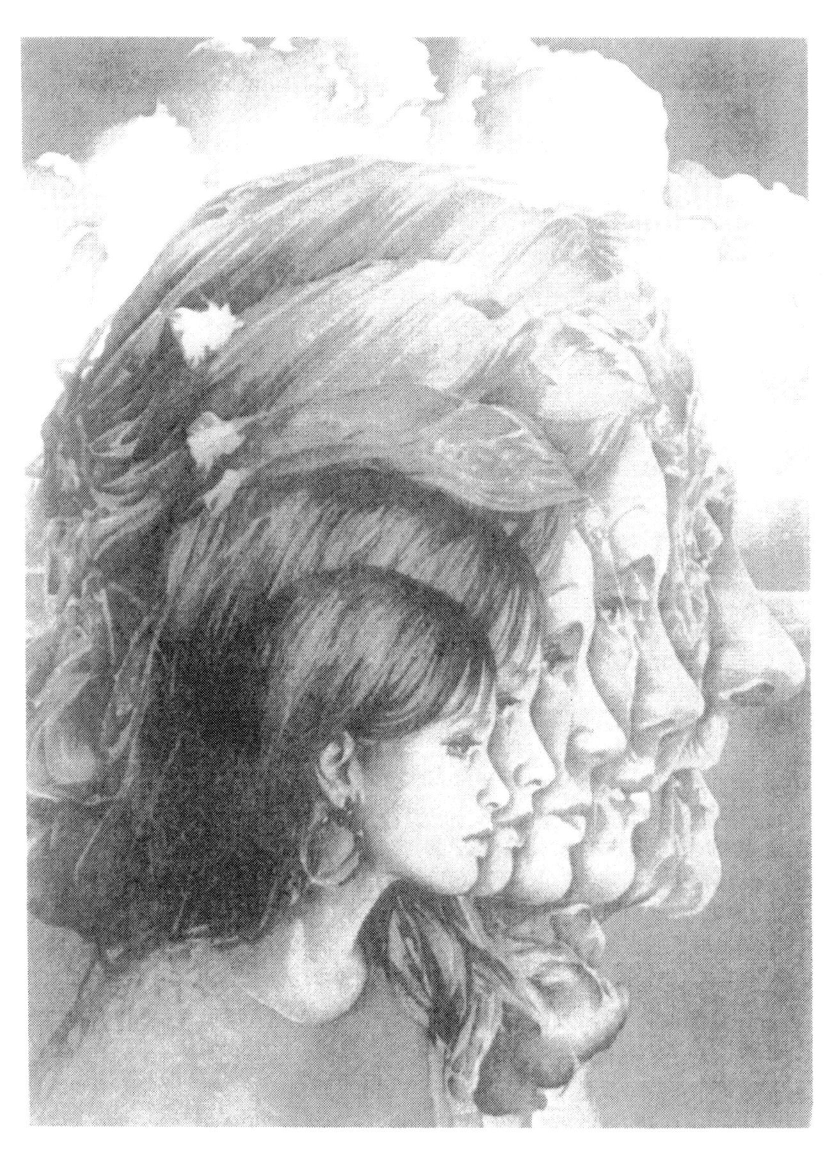

Ali vive a mais querida frescura imersa no íntimo bojo das coisas;
E embora tenham as derradeiras luzes sobre o negro ocidente sido Apagadas
Ó, manhã, na castanha fímbria oriental, brota —
Porque o Divino Fantasma sobre o reclinado
Mundo cisma com cálido colo e com ah! refulgentes asas.

Gerard Manley Hopkins, "God's grandeur"

A Deméter moderna está começando a se dar conta de que sua própria terra foi saqueada e estão todas elas se tornando tão conscientes da violação que tentam fazer algo a respeito, não só por sua causa, mas também em nome de suas Perséfones, suas próprias filhas biológicas e psicológicas. Admitem que foram estupradas pela unilateralidade do princípio masculino que arremete em busca de objetivos sem desfrutar de modo algum o prazer da viagem. Percebem que a sexualidade é muito mais que orgasmo, e um belo corpo é mais do que caber num vestido tamanho 42. Ouço freqüentemente em meu consultório os seguintes tipos de comentário:

"Não posso me sujeitar a isso novamente. Fui para o hospital. Trataram-me como uma máquina. Aplicaram placas de aço em mim e por toda a parte como se eu fosse parte do aço. Fui estuprada. Eles não me disseram por que estavam fazendo aquilo. Era como se eu não tivesse a menor importância. Meu corpo simplesmente chorou."

"O aborto é muito mais do que só se livrar de um feto. Meu bebê agora teria três meses e não consigo parar de chorar. Eu não sabia o que estava fazendo. Parecia a coisa mais sensata a fazer."

"Era comum eu desejar ser estuprada. Havia uma terrível hostilidade nisso. Eu deixava a 'coitadinha' se apossar de mim. Queria que meu homem culto e civilizado de repente virasse um homem das cavernas e me transportasse até o nirvana sexual. Colocava tudo nele. Agora é um grande alívio simplesmente *estar* ali."

"Meu orientador de tese exige perfeição. Toda vez que nos encontramos sinto que fui violentada. Minha realidade foi violentamente negada. Mas não consigo me ater a meus valores. Identifico-me com meu *animus* e minha própria raiva e autocrítica me paralisam. Não consigo escrever uma só palavra. Sinto-me como o estudante em *A aula,* de Ionesco."

"Não entendo essa pedra no meu peito. Sinto que não consigo respirar. Ouço minha mãe dizendo: "Você não deveria estar cansada", mas estou esgotada. Tenho pavor de que James possa me deixar. Odeio essa minha dependência. E a verdade é que não sou dependente, mas a idéia de ele me deixar me mata. O tempo todo que fico tentando deixá-lo ir, estou desesperadamente me agarrando a ele. Acho que ele sente isso."

"Eu vou ter a minha vida. Eu consigo começar a sentir isso. Acho que antes de nascer eu fui traumatizada. Minha mãe não me queria. Vivi tentando ser invisível. Meu corpo nunca suplicou nada.

Agora estou dançando meu próprio animal, e como ela está feliz!"

"Enquanto sinto o quadril sei que estou suficientemente definida. Quanto mais direta eu for, de menos palavrório eu preciso. Quando estou aprisionada dentro da camada de gordura, sei que estou me violentando. Perdi a minha espada do discernimento."

"Não só estuprei a minha prostituta como tentei matá-la. O jeito como eu comia era a enlouquecida paixão dela pela vida."

"Minha mãe era como a mãe inglesa que chorava enquanto se despedia da filha que partia para se casar nas colônias. 'Nunca diga *não* a seu marido, querida. Apenas se deite, abra as pernas e pense na Inglaterra.'"

A mulher moderna está se dando conta de que sua psique foi estuprada, assim como antes o foi também a de sua mãe. Se ela é consciente, não culpará os pais nem os homens de sua vida pessoal e profissional. Reconhece que ambos os sexos estão juntos nessa crise e ela tem de aceitar sua própria parcela de responsabilidade. Tendo carregado os padrões perfeccionistas de pais, professores e da sociedade em geral, seu mundo particular e ímpar foi violentado a tal ponto que ela teme até mesmo olhar-se no espelho, pois talvez ela não esteja ali. Seu marido, seus irmãos e filhos encontram-se em situação igualmente precária. Além disso, os padrões perfeccionistas não permitem que ocorram falhas. Não permitem aliás que a vida se dê, e certamente não consentem com a morte. Como a vida não pode ser aceita nem vivida no amoroso perdão que se estende a si e aos outros, a morte é vista como o estupro final. Perceber a morte dessa maneira torna impossível qualquer nível de redenção ou ressurreição.

Mencionei anteriormente que a feminilidade pode ser aterrorizada pelo poder masculino, e sua única defesa são os sentimentos autênticos. A tragédia, no entanto, é que em muitos casos os sentimentos da mulher são tão desconhecidos que, numa crise, não poderão ser mobilizados para protegê-la.

Um exemplo de uma situação em que os sentimentos *foram* mobilizados pode demonstrar tanto o tipo de perigo que o complexo do amante demoníaco pode constelar quanto a maneira feminina de domar a energia num processo que é imprescindível para a mulher se livrar dele. Como se tornará evidente, essa pessoa estava suficientemente em contato com seus sentimentos femininos para mobilizá-los numa conduta que pôde neutralizar o complexo.

Ingrid era uma mulher de quase 30 anos. Viajara sozinha e tinha chegado no final da tarde a uma cidade estranha. Precisava ir de uma estação de ferro para outra. De repente foi abordada numa rua deserta por um homem muito grande e forte que a obrigou a ir até uma viela, dizendo-lhe que ia estuprá-la e matá-la. A reação inicial dela foi de pânico e ela tentou escapulir. Mas ele era mais forte. Então, num relâmpago, ela viu em que situação se encontrava: viu o homem e se viu. Aceitou sua morte, seu corpo relaxou e olhou o homem direto nos olhos. Imediatamente os dedos dele afrouxaram em torno de sua garganta.

"Você nem luta", ele gaguejou. "Assim não tem graça matar."

"Se é para eu morrer, então vou morrer", ela disse baixinho, o tempo todo olhando-o nos olhos.

Ele ficou confuso. Ela colocou as mãos sobre as dele, e delicadamente retirou-as de sua garganta. Ele começou a chorar, agarrou-a pelo punho e arrastou-a até um bar próximo, de onde ela escapou quando ele foi até o banheiro.

Ingrid, na realidade, era uma sonhadora que se tinha retirado do mundo real, quando estava no trem, perdendo-se em suas fantasias sobre o amante demoníaco. Havia feito essa viagem num esforço para superar a dor por um relacionamento rompido, e fazia parte de seu plano de purificação jejuar. Aquela cidade era sua última parada no caminho de volta para casa. Seis semanas de um jejum, que quase a deixara em estado de inanição, tinham-na levado a uma condição em que praticamente não sentia mais seu corpo, desligando-se do mundo em torno. Ainda envolvida por seu amante "ideal", ela estava mais pronta para se libertar pela morte do que para retornar à realidade de suas responsabilidades em casa.

Quando *efetivamente* ficou diante da morte, no entanto, Ingrid vivenciou sua humanidade e desejou viver. O homem era um desconhecido e essa própria condição de desconhecimento a arrebatou em cheio de volta à realidade. Enquanto ele se mantinha como o "estuprador" em sua mente, e ela como a "vítima", a violência dela era um reflexo complementar da dele. A morte estava constelada. Ele queria que ela lutasse para que ele pudesse matá-la. Mas quando ela de repente se viu como um ser humano sendo estrangulada pelas garras de outro ser humano sua compaixão por si mesma tornou-se ao mesmo tempo compaixão por ele. Ela tinha aceitado a morte; ela ainda o via na vida, ainda engalfinhado em alguma risível batalha pelo poder. Ela estava fora desse tipo de conflito e sua compaixão visceral por ele transformou a situação demoníaca. Ele não poderia matar o que já estava morto. Naquele instante de rendição, ela libertou os dois do estado possuído em que estavam ambos. Ela se encontrou e devolveu o agressor a si mesmo. Ele não era mais o "estuprador"; era simplesmente um humano. As lágrimas que ele derramou podem ter contido sua cura.

Esse incidente não teve nada a ver com querer que a outra pessoa fizesse alguma coisa, nada a ver com manipulação ou magia. Não havia tempo para pensar, tampouco para entender. As experiências de vida dessa jovem mulher não poderiam tê-la ajudado a compreender como estaria pensando o estuprador. Naquele momento, pensar teria sido o mesmo que morrer. O que ela pôde fazer foi concentrar todo o seu Ser naquele momento, abrir-se para aquela realidade e receber o que estava fluindo por intermédio dela, exatamente o que era pedido pela situação. Isso é semelhante ao que Joseph Chilton Pearce descreve como o *processo primário* em funcionamento.[18]

Essa experiência virou a vida de Ingrid do avesso. Ela estivera num mundo que buscava a perfeição, ansiando pelo amante perfeito que faria com que tudo ficasse certo. Tinha acreditado que, se pudesse ser tão perfeita quanto possível e da mesma forma o amor e os desejos, de alguma maneira os anseios perfeitos iriam magicamente se transformar numa posse perfeita. Em seu mundo de fantasia, "eu quero" era igual a "eu consigo". Tudo naquele mundo mágico dependia dela

---

18. Pearce, pp. 145-6.

para acontecer. Enquanto ela estivesse manipulando, nunca poderia descontrair-se e aceitá-lo como o seu mundo. Enquanto ela e o namorado estivessem tentando criar um mundo com base na projeção de seus desejos, ambos não poderiam ser quem eram. Ela queria fazer de tudo para que suas fantasias se tornassem realidade. Dessa maneira, permanecia vivendo num mundo de feitiçarias, de magia. Agora estava constatando que a magia é um delírio, que o mundo que estava tentando criar não lhe seria possível possuir nem mesmo se Deus atendesse a suas preces. Uma coisa inteiramente nova a havia impregnado, algo tão vasto que ela não teve escolha senão se render. Ao aceitar o poder impessoal, ela percebeu o quanto havia sido egocêntrica e manipuladora. Tinha começado a viagem como uma noiva ainda não arrebatada; voltava para casa sem ter sido estuprada mas deflorada. Voltava com uma profunda experiência dos mistérios femininos: o reconhecimento de que quando o que está dentro se une naturalmente com o que está fora ocorre o milagre, não uma mágica. Inadvertidamente, ela se abrira a uma Realidade maior.

No relato da história de Ingrid não estou de modo algum minimizando a culpa do estuprador, assim como não estou culpando Ingrid nem abordando os aspectos legais e morais envolvidos no incidente. Estou, porém, sugerindo que, com base em nossa capacidade pessoal cada vez maior de perceber o inconsciente, talvez um dia possamos ser tão responsáveis por nosso inconsciente quanto já o somos perante nossos códigos morais e legais. Em minha análise do episódio, considerei tão-somente os fatores inconscientes envolvidos. Somos partícipes do nosso próprio destino.

Esse incidente se deu em 1957. Desde então, a violência, as drogas, a ilegalidade, o racismo e o sexismo estão em fase de expansão, nas ruas de nossas cidades. Atos absolutamente cruéis de ódio e vingança passaram a fazer parte da realidade que qualquer um de nós pode enfrentar a caminho de casa para o trabalho, em plena luz do dia. A força de Ingrid para salvar sua própria vida pressupõe uma reação humana num ser humano, que pôde ser ativada em meio ao charco do ódio que inundava aquele agressor. Nas agressões contemporâneas, as drogas e um ódio ressentido ou uma fria ira assassina podem apagar por completo qualquer vestígio de uma interação humana normal. Em nossas ruas de hoje, talvez seja melhor para as mulheres que tenham excelente domínio de artes marciais e as coloquem em prática, se for preciso.

Por força de sua natureza biológica, a mulher pode experimentar a vida como algo significativo, sem se conhecer internamente. Ao dar à luz e amamentar, a natureza a está reafirmando. Mas em si a natureza é inconsciente. Diferentemente do homem, incapaz de dar à luz no plano biológico, a mulher tem um sentimento natural de preenchimento em contato com a natureza, no seio da inconsciência. O estupro psicológico, portanto, é traumático para a mulher porque separá-la de sua natureza inconsciente significa, em primeiro lugar, uma vivência de extinção. Esse é o paradoxo do estupro. Pode tanto ser destrutivo como criativo. Antes que a mulher consiga confrontar conscientemente a separação primordial em relação à sua mãe, ou seja, o nascimento de sua própria identidade, ela tem de se preparar plenamente. Sua tarefa é levar a natureza até o campo da consciência, o que inclui a sua própria natureza. A ciência busca entender a natureza mas, numerosas vezes, seus métodos são o estupro e a exploração vil. O caminho feminino é muito diferente. Pela abertura do feminino, o amor pode entrar e dessa maneira conter a conscientização do que von Franz chama de "a estrela" — a singularidade do indivíduo na eternidade.[19] Somente por meio do feminino pode a criação se completar na dimensão consciente.

Em algum ponto no centro desse mistério está a Realidade. Ela tem a ver com a santificação da matéria. É um mistério para ser vivenciado, que não pode ser transposto em palavras pois remete ao *saber*. Ponderar sobre tal mistério é o que considero a incumbência da mulher moderna. Incumbência imediata e crucial, aliás, para a própria sobrevivência do nosso planeta e de nossas almas individuais.

---

19. Von Franz, in *The way of the dream* (filme para TV).

Um REPENTINO *golpe: as grandes asas ainda batendo*
Acima da menina cambaleante, suas coxas acariciadas
Pelas escuras teias, sua nuca presa no bico,
Ele aperta o peito indefeso dela contra o seu peito.

Como podem aqueles terríveis dedos vagos afastar
A emplumada glória das coxas dela ao se abrirem?
E como pode o corpo, deitado naquela branca arremetida,
Deixar de sentir o estranho coração batendo onde está?

Um tremor nas virilhas engendra ali
A parede rompida, o teto e a torre em brasas
E Agamemnon morto.
Estando tão aprisionada,
Tão dominada pelo sangue bruto do ar,
Teria ela envergado o saber dele com o poder
Antes que o bico indiferente pudesse deixá-la cair?

W. B. Yeats, "Leda and the swan"

Quando o deus, precisando de alguma coisa, decidiu se tornar um cisne, ficou atônito com a beleza de ave que era; ficou atordoado quando desapareceu dentro do cisne. Mas seu ato enganador logo o lançou no que era para fazer, antes que tivesse uma chance de testar todos os novos sentimentos dentro desse ser. E a mulher, aberta para ele, reconheceu Aquele Prestes a Ser no cisne e soube: o que ele pedia era algo que, misturado às suas defesas, ela não mais poderia evitar que fosse dele. Ele a apertou mais e, empurrando seu pescoço contra sua mão cada vez menos firme, deixou que o deus se soltasse dentro da linda mulher. Então, pela primeira vez, ele achou deslumbrantes as suas penas e, deitado na fêmea maciez, ele se tornou um cisne.

Rainer Maria Rilke, "Leda"

A noiva arrebatada

Castiga meu coração, Deus tripessoal, pois tu
Ainda quando esmoreces, respiras, brilhas e busca reparar.
Para que eu possa erguer-me e permanecer, derruba-me e curva-me
Tua força a quebrar, golpear, queimar e tornar-me novo.
Eu, como uma cidade usurpada a outrem devida,
Me esforço para admiti-lo, mas ó, em vão!
A razão, teu vice-rei em mim, que me deveria defender,
Mas é cativa, mostra-se débil ou infiel.
Por mais fervoroso o meu amor por ti, por mais satisfeito assim,
Estou porém prometido ao teu inimigo.
Divorcia-me de ti, desata, desfaz de novo esse nó,
Leva-me contigo, aprisiona-me, pois eu,
A menos que tu me subjugues, nunca serei livre,
Nem jamais casto, exceto se me arrebatares.

John Donne, "Holy sonnet"

Em todo mito da criação um Ser Divino cria um cosmo cuja imagem o tem como continente e conteúdo. Toda cultura se encaminha para o ajustamento completo do conteúdo ao seu continente. A cultura pressupõe que habitamos um universo que é nosso lar. A perda desse lar, por qualquer motivo que seja, é a origem das neuroses; o conteúdo perdeu seu continente.

Imagens de desintegração inundam os sonhos dos homens e das mulheres quando seus continentes individuais, emocionais e religiosos se rompem. A Terra, longe de ser um centro fixo dirigido por um Deus Pai compreensivo, torna-se um deserto vazio, rodopiando através do espaço sem fim, e sem um propósito divino. O sonhador, tal como o Rei Lear na charneca, experimenta então o exílio psíquico, vagando de um lugar para outro, tentando achar sua Casa, e o tempo todo entristecido, reconhecendo que "não era realmente minha". Sonhos com ciclones que devastam as casas por dentro, sonhos de tentativas de reconstrução a partir do sistema de tubulação, mostram a angústia e o caos internos. Esses sonhos mostram como é crítica a nossa condição de desabrigo, tanto no plano da cultura como no de nossa individualidade. Para muitas pessoas, os continentes do mundo ocidental estão em frangalhos.

Se fosse possível simplesmente retornar à Igreja, ou a qualquer que fosse a nossa fé, se fosse possível dizer que todo esse movimento moderno é um erro crasso, ou até mesmo um pesadelo do qual iremos despertar, então minha sala de espera estaria virtualmente vazia. As instituições ainda estão aí. Para muitos, porém, sua eficácia desapareceu. Parece não existir maneira de sobreviver exceto construindo uma casa interior, a partir do rescaldo dos desabamentos de nossas estruturas tradicionais.

Estou bastante ciente quanto à ironia das imagens medievais que dominam este estudo. Sei que a Madonna no colo da Grande Mãe, tanto histórica como culturalmente, pertence mais a Chartres e ao século XII do que à mulher que se senta na poltrona à minha frente, às quatro da tarde, de um dia de 1982. Acreditar que ela, em meio à complicação de sua existência, seja capaz de reconstruir em seu íntimo a cultura que teve seu ápice no século XIII seria no mínimo risível. Estou ciente de que hoje em nossa cultura não existe praticamente nada que ofereça um apoio externo e tangível ao que estamos tentando construir no plano interno. Mas o que temos, e não estava disponível ao peregrino do século XIII que se dirigia ao trono da Virgem, é uma consciência mais plenamente informada do que significa, simbolicamente, essa peregrinação. Essa consciência é muitas vezes o fruto de uma neurose, de uma profunda experiência psicológica da nossa própria natureza feminina que, por intercessão de uma graça que atravessa os séculos, torna a mulher do século XX uma verdadeira irmã do peregrino do século XIII, e até dos peregrinos que viajavam a Elêusis. Os padrões arquetípicos que nos vinculam são eternos.

Cada um de nós constrói nosso continente interior com as imagens que nos são mais significativas. Quando criança, o contexto total da minha vida era moldado pela Igreja e pela Bíblia. Conforme crescia, sentia cada vez mais uma ausência de realidade interna. Eu queria *saber* em vez de acreditar. Depois de ter iniciado análise, percebi que a trama de meus sonhos era tecida por muitas imagens bíblicas, por símbolos que instilavam uma energia vibrante em minha vida vígil. Dessa maneira, fui religada a minhas raízes arquetípicas. Embora os mitos antigos ofereçam *insights* psicológicos inestimáveis, encontrei meu Lar na imagética cristã, conquanto não de modo ortodoxo. Não sou filósofa nem teóloga. Sou uma mulher em busca de significado para a minha vida, e meus sonhos estão preenchendo as lacunas femininas deixadas pela herança cristã que recebi. Conseqüentemente, a imagem da Virgem, em termos de seu relacionamento com a Grande Mãe, o Grande Pai e a Criança Divina, é para mim crucial. Cada cultura, evidentemente, tem sua mitologia própria, da mesma forma que cada pessoa individual. Mas, longe de sermos separados pelas diferenças, percebo que meus analisandos — judeus, budistas, cristãos, ateus — e eu estamos unidos por símbolos similares que se relacionam com a Grande Mãe e a mulher humana que milagrosamente traz em seu ventre um bebê. Nossos caminhos são diversos em alguns aspectos, mas nosso objetivo é o mesmo. Isso nos leva a constatar que o inconsciente coletivo está disponível a nós todos, a qualquer momento. Chartres, Jerusalém ou o Lar está onde quer que aconteça nossa estada, mesmo que seja num consultório, às quatro da tarde. O mistério deste fato psíquico pertence à consciência feminina.

É sobre esse mistério que muitas mulheres ponderam, em seus sonhos. O medo da invasão pelo inconsciente é tão real que em geral se passam meses, e até mesmo anos, antes que se alcance o ponto de confiar no momento e fluir com ele. Se quase a vida inteira fomos inimigas de nossa Grande Mãe interior, ela não está disposta a nos deixar viver sem que experimentemos um pouco de sua vingança. Uma mulher, depois de três anos de análise e de três dias vivenciando uma ira com vida própria que se acumulava em seu íntimo, registrou o seguinte diálogo extraordinário:

Ego: O que é essa ira?
Grande Mater: Você com a sua deplorável humanidade, com essa condição finita! Eu aceito isso. Pertence a mim. Minha matéria ruge. Eu sou a matéria, e a matéria ruge de ira.
Ego: Minha humanidade não está enfurecida.
Grande Mater: É uma questão de sobrevivência. É também a minha questão de sobrevivência. Confiei vezes demais, vezes demais fui traída. Você acha que vou confiar de novo? NUNCA. Enquanto vocês eram só matéria indiferenciada, eu obrava sorrateira a minha vingança, e com tal sutileza que ninguém percebia o que estava acontecendo. Destruía devorando os recém-nascidos, envolvendo-os com meus braços e sufocando-os. Eles só respiravam o ar que eu lhes permitia ter. Agora vocês querem tirar isso de mim. Realmente ousam atravessar a cerca e invadir o meu domínio. Eu não vou tolerar isso! Vocês ousam se arrogar o que eu sou! Alegar que é de vocês? Eu dei e posso tomar de volta.
Ego: De que maneira eu poderia acalmar sua ira? De que modo sua cólera seria apaziguada?
Grande Mater: Quem diz que pode sê-lo?
Ego: Estamos tentando, estamo-nos esforçando para tornar conscientes as suas reivindicações.
Grande Mater: Então não digam que são suas!
Ego: Mas é minha. Se, como você diz, eu sou feita de sua substância, então a sua dor, a sua traição, a sua fúria, também são minhas. Não posso permitir que a ira destrua o que trabalhamos para ativar sob grandes riscos e com uma grande humildade [consciente]. Você diz que, enquanto eu fui uma bolha de matéria — uma bolha feita de você — sem capacidade de reconhecimento, então você pôde agir à vontade. Mas não era exatamente esse reconhecimento de sua substância e a aceitação da responsabilidade o que você realmente queria? Lembra-se? Quando amamentou o seu filho, lembra-se? Quando infundiu sua grandeza no fruto de seu útero, lembra-se? Talvez tudo tenha dado errado, mas você está dando à luz agora um novo tipo de gente, pessoas que podem honrá-la e irão fazê-lo. Por favor, não derrube sua cólera sobre tais criaturas. São novas, estão assustadas com a imensidão de sua responsabilidade. Precisam de você. De seu acolhimento e de sua

> nutrição. Precisam aprender o que você realmente é. Você faz parte da herança que receberam. Ajude-as. Elas são semente novas. Elas irão sobreviver e a sobrevivência delas é a sua.

Esse trecho dá pistas para uma das causas que talvez possam explicar a incompreensível ira que muitas mulheres sentem.

Quando a mulher começa a experimentar seu próprio ego e efetivamente confronta os complexos, passa por um período agonizante de confusão. É como se o complexo (como a Medusa) tivesse ficado o tempo todo sentado como uma grande bruxa, no meio da psique, sem manifestar sua verdadeira força, porque estando no controle ele não teve de lutar. Assim que seu poder sofre uma ameaça genuína, no entanto, ele se ergue com potência total contra o ego, e a mulher sente que todas as horas de análise não serviram para nada. Essa situação hoje é pior do que em qualquer outro período. Pode haver o risco do suicídio, pois embora a pessoa inicie a análise com a esperança de mudar, quando a possibilidade de uma transformação radical de fato se apresenta, abre um medo considerável. Assim que essa porta surge, o pássaro que a vida toda viveu engaiolado recua diante da liberdade e treme apavorado diante dos terrores do desconhecido.

É o *self*, o centro ordenador da personalidade, que confronta o ego com o desafio de se movimentar rumo a um novo nível de consciência. Se o ego tiver receio dessa travessia, preferindo ficar aprisionado no que já é seu conhecido desde há muito tempo, então surgem sintomas psicológicos e fisiológicos. Com estes o ego tem de se haver, pois entender o significado desses sintomas e dessas situações é o que encaminhará ao novo nível de consciência e percepção e a um novo e harmonioso equilíbrio entre consciência e inconsciente. Enquanto a consciência tiver medo de se abrir à vivência "do outro", ou seja, o inconsciente, estará percebendo-se como vítima. Assim que conseguir tornar-se receptivo à nova vida que flui através de si, torna-se o bem-amado. Ser vítima é ser estuprado; ser o bem-amado é estar arrebatado.

O arrebatamento, diversamente do estupro, envolve a integração dos conteúdos inconscientes de tal modo que, em vez de sobrepujado por forças "mais elevadas" ou "maiores" (isto é, conteúdos arquetípicos), a pessoa entra numa relação afetuosa com eles. O arrebatamento só pode ser experimentado quando o ego é um continente forte o suficiente para acolher a energia dinâmica que irrompe em seu campo. Paradoxalmente, esse ponto só pode ser atingido quando o ego é de fato forte para se colocar suficientemente vulnerável e render-se. Para a mulher, esse é o ponto em que seu próprio ego feminino está tão firmemente plantado em suas raízes biológicas que ela é livre para assumir sua identidade biológica e espiritual particular. Nesse momento ela é, em verdade, a virgem sentada no colo de Sofia, pronta para dar à luz sua própria criança divina.

Nesse estágio do desenvolvimento psicológico, a pessoa deve recorrer ao máximo à sua capacidade de discriminação, pois a bruxa mãe criou uma filha bruxa e essa criança, tirânica e ignorante, pode tentar controlar até mesmo o adulto instruído, disciplinado e dotado de uma criatividade brilhante. A filha bruxa vai expressar toda a energia reprimida contida nas necessidades instintivas que, em sua infância, foram repudiadas. Liberada do silêncio opressor pelos sonhos, a filha bruxa está agora em condições de desfechar sua vingança. A luta com a mãe negativa, que antes não pôde ser encarada, agora deve ser enfrentada. Essa filha, que aparece como arrogância, comilanças, atitudes suplicantes, ostentações etc., está agora em busca de uma mãe amorosa que cuide dela; em troca desse afeto, ela devolverá a vida que ficou detida quando se iniciou o problema. Como é tirânica, ela usará a mulher adulta como veículo para sua própria vida não vivida. A mulher não ousa se identificar com essa criança. O perigo da regressão em análise é que, em lugar de exorcizar a bruxa, a filha bruxa é liberada. Uma parte de sua raiva, de sua fome e de seu luto tem de ser expressa, mas atravessar esse ciclo sem se deter pode acabar se tornando auto-indulgência. Os sonhos deixam claro aonde a energia quer ir — depois que a louça estiver lavada ou as privadas limpas. A energia negativa, em vez de ser repetidamente reciclada, tentará transformar-se se o ego enfrentar o desafio. A filha bruxa tem de ser sacrificada.

Essa é uma fase na análise para a qual percebi a particular utilidade do trabalho corporal. Como a psique, o corpo viveu sempre se contendo. Agora essa contenção se tornou consciente e aparece como dor. Na qualidade de mãe amorosa em relação ao próprio corpo, a mulher pode permitir que ele relaxe e desfrute esse amor. Fortes sentimentos lésbicos costumam irromper, porque o corpo feminino precisa do amor de uma mulher a fim de se aceitar. Às vezes, tais vivências precisam ser projetadas para ser reconhecidas, e, nesse caso, pode acontecer um relacionamento lésbico. Em geral, isso se passa no plano dos sonhos. O enlevo de ser querida por uma mulher, seja de modo sexual, seja platonicamente, dá ao ego feminino o enraizamento que precisa experimentar. O trabalho corporal é olhar no espelho-escudo, aproximando-se gradualmente para atravessá-lo, sem encarar diretamente a Medusa.

A consciência corporal dissipa aos poucos o mundo sedutor da fantasia. Enquanto a mulher permite livre curso à fantasia, ela é como Andrômeda no mito de Perseu (ver pp. 11-14), acorrentada à rocha da mãe, esperando para ser sacrificada ao monstro demoníaco, o amante. Longe de fazer qualquer coisa para salvá-la, este exige a vida dela em sacrifício. A massa inerte da rocha é o outro lado do demônio no mar — ambos estão contaminados pela arrogância e pelo superdimensionamento. Ao se recusar a ser apanhada numa teia de fantasias infrutíferas, a mulher se abre à sua própria humanidade; tendo se localizado no Agora, ela se abre ao mesmo tempo ao divino (como aconteceu com Ingrid no episódio descrito no Capítulo 6). Armada com a espada do discernimento, ela agora sabe o que o momento exige e se solta para viver sua própria vida.

Olhar no escudo que contém a imagem da Medusa é receber a diretriz do *self*, reconhecendo os lados claro e escuro da Deusa. Guerrear contra a Medusa não é lutar contra carne e sangue, embora os cachos serpentinos e aprisionantes de Medusa possam sugerir um problema de ordem sexual, ou envolvendo o comer. Guerrear contra Medusa é combater o mal. Refletir sobre a Medusa no espelho impede o confronto direto, o que iria de fato constelá-la; num confronto direto, ela é quase inevitavelmente mais forte que o ego. Quando se torna claro, a partir dos sonhos e dos sintomas, que um sacrifício deve ser feito, então o ego tem de se abrir à força que o apoio do *self* representa.

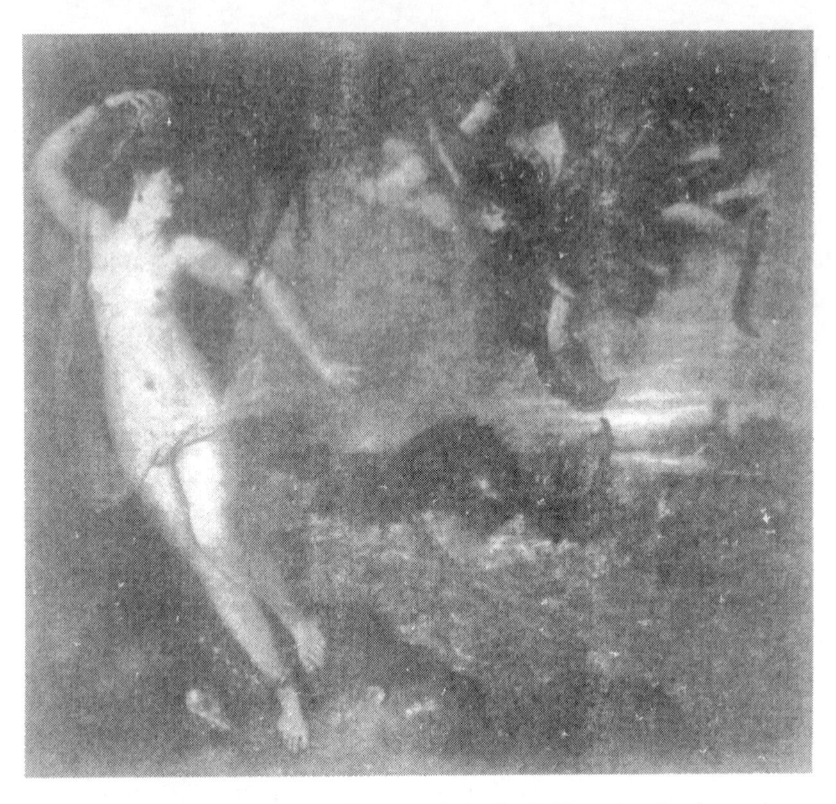

Perseu e Andrômeda. Ticiano. (Coleção Wallace, Londres)

O *animus* positivo da mulher, simbolizado no mito por Perseu, é o seu guia até o *self*. É a sua espada do discernimento que dá a ela a verdadeira noção de quem ela é. Perseu carrega o escudo, o espelho de prata, que é o meio onde se revelam os símbolos de cura provenientes do inconsciente. O espelho é o estágio em que a fantasia criativa brinca na forma de símbolos. Observar os símbolos é lidar indiretamente com Medusa; esse é o único modo de evitar a identificação com ela. Os símbolos não podem ser reunidos de forma racional, mas, ao serem vistos como reflexo, surge alguma coisa nova que partilha de ambas as dimensões sem porém ser nenhuma delas. A energia brinca por intermédio do símbolo sem ficar presa a ele. O vento do Espírito Santo "soprou onde lhe aprouve", do positivo ao negativo, com a mesma facilidade de uma vela acompanhando as mudanças do vento. O ego aprende a se ajustar de momento a momento. A posição da vela no barco em dado momento não é sua posição em seguida e, se tentarmos fixá-la, no novo momento, à posição que antes fora apropriada, o barco vira. Assim que fixamos a vela ou o leme em dada posição, estamos no complexo, o eixo ego–*self* fica rompido, e afundamos na inconsciência. É crucial que a mão direita saiba o que a esquerda está fazendo, porque deve existir uma sincronicidade entre leme e vela, entre matéria e espírito. Essa não é a mão crucificada, pregada a marteladas nos pólos da oposição, pois não se trata de uma coisa ou tampouco de outra mas, sim, de ambas. Isso é viver a vida simbólica, a vida que se dá pelo reflexo.

Se formulamos a pergunta certa: "Eu vejo o que estou fazendo?", então estamos vivos, no momento. Se formulamos a pergunta errada, então nos paralisamos, porque a mão direita pode não saber o que a esquerda está fazendo. A consciência deve ser levada até seu objeto próprio, que não é a consciência paralisante de perceber as partes como separadas (direita e esquerda), mas a conscientização do todo. A pergunta errada é fatal. A Medusa paralisa porque encaminha a consciência para o objeto errado. Ela nos força a destacar e isolar o "bolinho" do contexto total corpo/espírito e, ao arrancar impiedosamente o bolinho de seu relacionamento orgânico com o todo, ela o torna numinoso e um tabu. O bolinho pode ser comido, não como uma coisa mas como uma aceitação do EU SOU, como a união de corpo e espírito, somente quando há a aceitação da própria totalidade e do seu total relacionamento pessoal com tudo o que existe. O bolinho torna-se então parte de nossa totalidade, libertado que foi da consciência imobilizadora da Medusa. Ele se torna parte de um cosmo sincrônico no qual tudo o que é espírito é matéria, e tudo o que é matéria é espírito. Centrado nessa espécie de totalidade, o ego passa a ser forte o suficiente para abdicar de sua rigidez, forte o bastante para receber o *self* como o Outro.

A cada estágio do desenvolvimento psicológico, o *self* exige certo sacrifício. Não é mais o caso de "Seja feita a Vossa vontade – do meu jeito". Às vezes podemos, numa atitude racional ou idealista, decidir fazer um sacrifício, mas a menos que o momento seja certo esse sacrifício não passa de autodramatização. Os sonhos deixam claro o verdadeiro sacrifício que está sendo exigido. Às vezes, somos convocados a abrir mão daquela parte de nossa vida que consideramos a mais querida, e o medo e a solidão envolvidos nessa decisão interior não devem absolutamente ser subestimados. Ao mesmo tempo que estamos realizando o sacrifício, também estamos sendo solicitados a encarar o desafio de uma nova vida. Esse é um tempo de trevas; requer tempo e paciência, espaço e meditação. Na mesma medida em que nossa herança psicológica é sólida, podemos confiar que o *self* não nos exigirá mais do que formos capazes de dar. Não podemos resolver nossos problemas oferecendo a vaca magra; é preciso que seja a vaca gorda.

Sarah, uma mulher de meia-idade, com quatro anos de análise, além de vários outros de yoga e dança, estava começando a pressentir a chegada de uma momentosa reviravolta em sua vida: a perda de um relacionamento precioso. Ela se mostrava incapaz de fazer esse sacrifício exigido pelo *self*. Um pouco antes de os acontecimentos externos forçarem o sacrifício que para ela ainda era impossível de suportar, o seguinte sonho lhe foi oferecido:

> Estou caindo pelo espaço negro — caindo, caindo através do universo com um medo terrível. De repente, pouso no que parece ser uma praia. Está escuro. Sento-me imóvel. Depois toco a areia com os dedos. É estranho. Deslizo os dedos pela areia e percebo que não são grãos, mas penas. São macias mas fortes. Depois vejo-me como um pontinho, deitada sobre imensas asas estendidas, enquanto o Sol nascente matiza de dourado a ave magnífica. É uma pomba. Acordo Sabendo.

Foi o poder das asas perenes que emanou através da alma e do corpo da sonhadora. Pela primeira vez na vida, ela estava conseguindo deixar seu corpo relaxar e se abrir para o que a vida lhe trouxesse. Ela estava sendo capaz de se dar permissão para brincar. *Ser* tornava-se a peculiar beleza das flores da ameixeira* na primavera, o cheiro da grama úmida, o som cristalino da voz do tordo ao alvorecer. Tendo sentido e honrado seu corpo como nunca antes, ela estava em condições de aceitar com segura equanimidade o que, em outro momento, teria sido um golpe arrasador. O que a susteve foi "saber", foi a transição do império pessoal e transitório, que tão diligentemente havia tentado controlar, para a eterna Amorosidade transpessoal à qual se entregou. A experiência dessa rendição estava em seu corpo quando ela acordou; sua couraça contra o mundo havia sido temporariamente removida. Seus cinco sentidos eram cinco portais por onde a vida podia fluir até seu interior, de tal sorte que ela pôde conscientemente vivenciar o mundo visível e sentir o Amor que o permeia e a penetra, como ser que participa dessa totalidade. A morte faz parte desse mundo, uma parte dignificada de um esquema maior. A pomba, o Espírito Santo, Sofia, o lado feminino de Cristo — seja qual for o nome pelo qual o chamemos, é o Amor que abre o corpo e a alma para o eterno. Em termos psicológicos, é a conexão entre os instintos e as imagens arquetípicas (a energia do corpo que é liberada dentro do espírito, e o espírito iluminando o corpo) que proporciona a harmonia.

Nas mortificantes semanas que se seguiram, Sarah não formulou a pergunta-padrão que a havia governado a vida toda: "Por quê?". Em vez disso, voltou repetidas vezes ao sonho, repetidas vezes entregou-se de corpo e alma, submeteu literalmente seus músculos ao luto bem como à raiva e ao amor que a avassalavam. Na escuridão de seu desespero, encontrou a dignidade de caminhar conscientemente com sua perda. Nunca traiu seus sentimentos pessoais. Amou o bastante para dar livre curso ao processo, e esse amor manteve-a em contato com sua realidade interna e com os reais valores inerentes à sua situação concreta. Em seu coração abalado encontrou um Lar.

É extremamente importante acentuar aqui que essa vivência da Deusa lhe foi oferecida depois de anos de comprometimento ao poder transpessoal. O medo que homens e mulheres sentem de suas sangrentas exigências é inteiramente justificado. Ao descrever os rituais celebrados em honra da Grande Mãe, Erich Neumann escreve:

> O útero da terra clama por fertilização, e os sacrifícios de sangue e cadáveres são o alimento que ela mais aprecia. Esse é o aspecto terrível, o lado letal do caráter da terra. Nos mais antigos cultos de fertilidade, os pavorosos frag-

mentos das vítimas sacrificiais eram distribuídos pela tribo como preciosos presentes que deviam ser ofertados à terra para torná-la fértil.[1]

O ressurgimento do feminino em nossa era contém em si todo o medo primordial atribuído ao poder ctônico. Embora as mulheres não queiram ser privadas da energia ctônica, tampouco desejam ser reduzidas a ela. Na poderosa representação feita por Picasso das cinco mulheres em *Les demoiselles d'Avignon* (este título se refere ao bairro da luz vermelha em Barcelona), elas se encontram reduzidas a figuras de fetiche; os rostos de duas delas se baseiam em máscaras cerimoniais africanas. Robert Rosenblum, comentando sobre a pintura, diz:

> A qualidade mais imediata de *Les demoiselles* é um poder bárbaro, dissonante, cuja excitação e selvageria encontram paralelos não só nas irrupções da energia vital presentes por exemplo na arte de Matisse na fase de 1905-1910, como ainda na música da década seguinte [...] Nenhuma obra-prima da pintura ocidental reverberou tão remotamente no tempo quanto as cinco nuas heróicas que atravessam os séculos e milênios.[2]

Picasso é profético em sua identificação da criatividade, no século XX, com a energia ctônica feminina. Como tantos outros artistas que captaram a mesma fonte, ele nunca distinguiu as mulheres reais dessa imagem arquetípica. As próprias mulheres, no entanto, rejeitando sua identificação com ela, buscaram, como ainda continuam, maneiras de retirar sua energia feminina do prostíbulo de Barcelona onde ele as inseriu.

A Deusa está exigindo ser confrontada, e o está impondo onde dói mais: mediante a perda das famílias, as crenças tradicionais, em problemas de obesidade ou excessiva magreza, câncer etc. Se dermos as costas a esse confronto, pagaremos em sangue. Se, no silêncio de nossas almas, vamos ao encontro Dela, encontramos não uma Arquimênade destrutiva e sedenta de sangue, mas uma Realidade que transforma radicalmente a vida.

---

1. Erich Neumann, *The origins and history of consciousness*, p. 54.
2. Robert Rosenblum, *Cubism and twentieth-century art*, pp. 10-1.

Enquanto sentirmos medo, enquanto a ignorarmos, ela é nossa inimiga; quando nos encaminhamos para ela com amor, ela vai aos poucos sendo vingada. O ego tem de se sujeitar ao olho (ver p. 45); se estiver inconsciente, ele se rende à Medusa; se estiver consciente, se rende a Sofia.

Maggie, depois de três anos de análise e trabalho corporal, estava pronta para se encaminhar à Deusa com amor. Ela registrou a seguinte imaginação ativa:

> Fui arrastada para o escuro. Estava cheio de imagens. Mais as senti que vi. Pareciam vozes mais que desenhos. Foi-me mostrado que o escuro era necessário bem como o que existia no interior da escuridão era a Luz, e o preto servia de proteção. Ainda não era chegada a hora de a Luz nascer. Estava incubando, ganhando força no bojo da escuridão. Era como conhecer um útero por dentro. Vi tudo mediante o Saber. Levei três dias para fazer essa pintura [ver p. 23], três dias para Saber. Eu não tinha outra opção senão fazê-la.
>
> O efeito singular que isso teve em mim foi haver esclarecido novamente, num nível que não podia ser verbalizado, que eu não estava só. Era muito mais largo, bem mais cósmico do que a minha solidão pessoal. Era como se eu tivesse enxergado através de um véu. Fortaleceu-me inacreditavelmente. Não fiz nada com isso, de um ponto de vista analítico. Não havia necessidade. Era parte de mim, mas não exclusivamente meu. Era como a gestação de Deus.
>
> Era um bebê, mas só no sentido de que era novo. Era como se eu tivesse tido o vislumbre de um bebê crescendo no útero cósmico. Vislumbrei Algo em seu momento de nascimento. Já havia nascido; só estava esperando pelo momento certo. Não havia a percepção de nenhuma decisão sendo tomada. Não se ressentia de eu estar presenciando. Parecia estar dizendo: "Eu tenho de esperar até ser reconhecido. Essa é a nova revelação".
>
> Apareceram quatro grandes serpentes, as guardiãs amorosas daquele Algo tão maravilhoso, como suas colegas de folguedo. Tudo naquele círculo era para o novo e dele.
>
> Então tive de me concentrar em minha própria escuridão e descobrir o que havia nele. Tive de encarar a minha própria realidade. Era assombrosa, temível, excitante. Talvez eu tivesse uma escolha, que desconhecia, de arriscar. Não lamento ter arriscado. Era como se esse fosse o princípio de minha realidade e eu tivesse de encontrar a minha condição de envolvimento. Até esse momento, eu não sabia o que estava fazendo em análise. Agora precisava admitir conscientemente essa teia de vínculos.

O inestimável valor dessa experiência, para Maggie, está em seu tom afetivo, na sensação da força e do comprometimento que surgiram em seu íntimo, e no reconhecimento de que não está só, embora vivesse ali uma experiência ímpar. Tendo perscrutado até o cerne da escuridão e vislumbrado "a parturição" do Deus ou da Deusa, ela reconhece que o momento ainda não está maduro e deve trabalhar em sua própria escuridão particular. Passou imediatamente a se dedicar a tal trabalho, fazendo a pintura que em três dias concluiu, trazendo o símbolo dessa meditação para a sua realidade de vida. No centro da pintura está uma criança reclinada numa lua crescente, com o sol por trás. Ao comentar sobre uma imagem semelhante, Esther Harding escreveu:

> O deus fálico, Pallas, não era considerado uma deidade rival mas, antes, era o associado da Deusa. Cada um era portador do símbolo da fertilidade, mas só quando se uniam em suas respectivas funções é que o "mistério" acontecia em sua plenitude.[3]

A mesma idéia, de que o poder divino se manifesta por meio da união de macho e fêmea, está expressa num símbolo que às vezes aparece simbolizando a deusa Cibele. Ela era um dos aspectos da Magna Dea representada por uma lua crescente em perpétua união com o Sol.

O poder das quatro serpentes é digno de nota, nessa pintura, assim como o são os três animais na metade inferior. Os animais formam o substrato instintivo do qual a energia espiritual (as serpentes) está procedendo.

Entregar-se à Deusa é mergulhar no paradoxo. Dois anos após a imaginação ativa de Maggie, ela se sentiu nascendo para uma nova realidade. Posteriormente, escreveu um poema que batizou de "O lamento", do qual transcrevo uma parte:

> Não sou mais — agora que sou!
> Lutei — para aprender a não lutar!
> Combati para que pudesse perder!

---

3. Esther Harding, *Woman's mysteries*, p. 157.

Vivi para que pudesse morrer!
Choro de alegria!
Sinto o júbilo do sofrimento
Morro para poder viver
Fluo para permanecer.

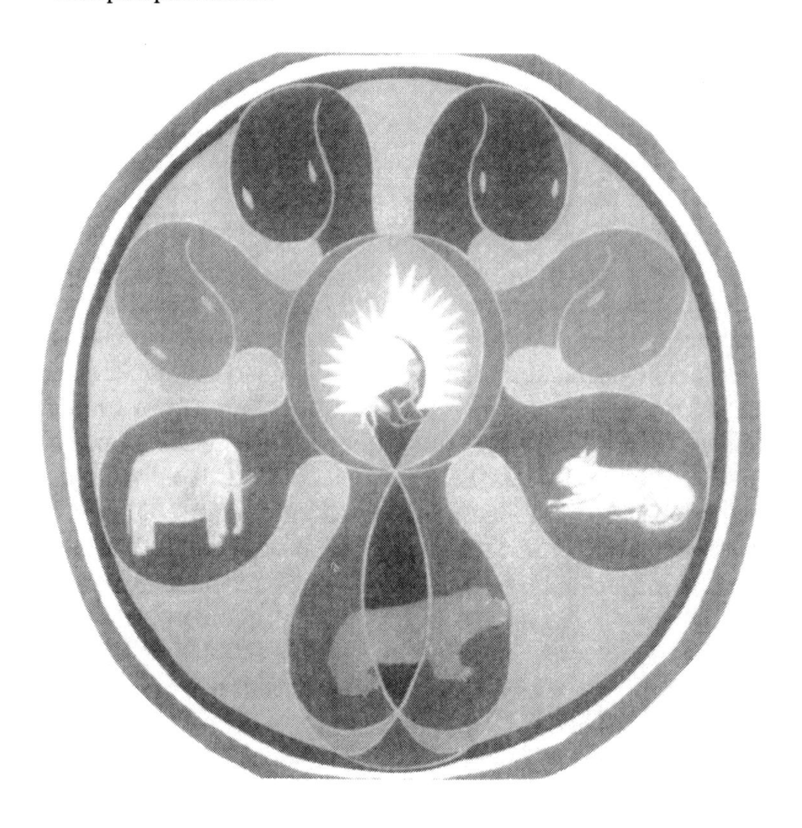

Mudanças extraordinárias acontecem quando a Deusa é aceita. Onde antes o corpo era o baluarte contra o feminino, agora se torna o instrumento por meio do qual o feminino brinca. A princípio, há uma inundação de emoções, uma regressão infantil e/ou o recrudescimento das defesas. Esses conteúdos arcaicos têm de ser firmemente canalizados, caso contrário a energia das mênades pode tomar o controle. A sexualidade, antes centrada nos órgãos genitais, começa a irradiar pelo corpo todo. O microcosmo começa a refletir o macrocosmo.

A consciência corporal é de especial importância para as filhinhas de papai, porque sua orientação de vida esteve predominantemente no nível mental; nesse sentido, o corpo — sexualmente ativo ou não — raras vezes está em sintonia com o espírito.

As mulheres profissionais nos campos da ciência e das artes são geralmente Atenás, que prosperaram por meio de um íntimo relacionamento com os pais e com seu próprio princípio masculino. O lado luminoso do vínculo pai–filha é a criatividade e a espiritualidade; o lado escuro, o incesto. Nas gerações passadas, o problema não aparecia tanto porque não existia uma percepção amadurecida da sexualidade. As evidências disso podem ser encontradas na indignação moral e na rejeição declarada com que as idéias de Freud sobre a sexualidade infantil foram recebidas, e no fato de ele haver entendido o pecado original como o complexo de Édipo. O pai cuja *anima* permanece presa à sua mãe reprime sua sexualidade. Por conta disso, ele não tem consciência do elo incestuoso com sua filha. Não vem à tona a dimensão sexual da energia que ele investe no relacionamento e que lhe retorna desse vínculo. Como o incesto permanece inconsciente, não acontece nenhum sacrifício em qualquer estágio do relacionamento. Já que isso não ocorre, a filha, quando chega na maturidade, considera que sua capacidade criativa é o destino que seu pai lhe reservou e, assim, reafirma seu relacionamento positivo com ele. Ou seja, compromete-se com o seu próprio *animus* positivo e, como pessoa criativa, vive de maneira madura e criativa o relacionamento infantil com o pai. Sua sensação de continuidade — a filha como mãe da mulher — pode ser uma imensa fonte de segurança e força. Assim que descobrir seu destino no seu trabalho, pode ter uma existência extremamente gratificante.

Porém, as mulheres que não obstante foram iniciadas em sua "missão" pelo relacionamento primordial com seu pai são muito mais conscientes da dimensão sexual desse vínculo. Elas não conseguem reprimir inconscientemente sua sexualidade. Sexualidade é o espírito de nossa era. Quando, por conseguinte, a dimensão sexual irrompe na puberdade, a sexualidade da filha se desprende do pai e é negado o objeto para o qual se encaminhou a vida toda. Nesse processo de cisão de sua personalidade, o próprio chão de sua criatividade sofre uma irrupção na dimensão de um terremoto. Sexualmente ela se sente abandonada ou traída. Pode até mesmo vivenciar sua criatividade como seu pai seduzindo-a, e então rejeitá-la. Quer dizer, ela pode sentir que sua criatividade a estupra. A filha está ciente num nível que o pai não estava. O que este fez inconscientemente ela tem de encarar de forma consciente.

Essa era abre-lhe muitas opções. O despertar da dimensão sexual em seu relacionamento com o pai pode levá-la a enxergar todos os homens como sedutores ou traidores, estupradores ou malandros. Se ela se sente intimamente estuprada, pode expressar essa sensação na vingança sexual da mulher fatal que em seu íntimo sofre a plena devastação da cisão corpo/alma que ameaça seriamente sua criatividade. A manifestação mais extrema desse processo é a prostituição.

Para uma mulher cujo impulso sexual foi desviado para longe de suas sensações, por força do incesto inconsciente com o pai, dar vazão à sua sexualidade muitas vezes levará a questão sexual até o tipo de crise que promove o surgimento de uma conscientização. Para ela, sexualidade é o lado escuro da virgem. Enquanto está espiritualmente impregnada pelo pai, sua criatividade é um parto virgem que remete com trazer à tona mais a fantasia que a realidade. Para que suas fantasias de criação possam se tornar reais (da mesma forma como o divino se torna humano), então ela deve ser retirada do alto de sua torre de marfim e trazida cá para baixo. Deve confrontar a prostituta, a sexualidade da virgem, a puta que esteve esse tempo todo rejeitando em nome do pai. Ela deve olhar de novo para a mãe. Descobrirá nesta o que agora sente ser ela mesma em relação ao pai: uma virgem traída. Uma parte dinâmica do vínculo com o pai pode ter sido uma silenciosa aliança com o pai contra a mãe. Desse modo, quando a sexualidade é execrada, torna-se Sem-Teto. Não tem um feminino positivo onde enraizar. Portanto, a sexualidade se encaminha para a mãe negativa. Essa é uma sexualidade contrária à mulher, contra o pólo receptivo, contra si mesma. Se essa sexualidade negativa é reforçada por um impulso de vingança, a mulher pode ser enormemente destrutiva em praticamente todas as áreas de sua vida.

Para se furtar a tais atitudes, ela tem de trabalhar arduamente para processar o relacionamento negativo com sua mãe, assim como a forma objetiva de sua própria atitude negativa perante si mesma. Ela chega à mãe atravessando por dentro de si. Um velho impasse reapareceu e, desta feita, ela deve lidar com ele conscientemente. Ela tem de acreditar que as coisas podem mudar, que o desespero crônico não é seu inescapável destino. Cedo ou tarde, a despeito do que ela ache que sua mãe lhe fez, ou do que a mãe fez ao pai, ou do que seu pai deixou que a sua mãe fizesse com ele, a mulher tem de retomar a ligação com seu espírito masculino, pois ela precisa de sua espada do discernimento para abrir caminho até a Medusa com a intenção de deixar que sua energia criativa seja transformada. Então, em lugar de projetar sua própria criatividade nos homens, ou de esperar deles que a salvem, ela assume para si a responsabilidade por sua própria vida. Em suma, se a criatividade de uma mulher está ameaçada pelo tabu do incesto, o problema pode com freqüência ser resolvido por intermédio da mãe. A criatividade deve ser enraizada no feminino arquetípico. Somente então a virgem impregnada pelo pai pode se sentar no colo de Sofia.

Julie é uma filhinha de papai que mudou sua relação com seu corpo, de inimizade em amizade, por meio da dança. Segue-se uma de suas imaginações ativas:

> Começou com respiração profunda, vocalização de sons, suspiros e então um canto.
>
> Divisão na mente: o lado esquerdo ficou vermelho-brilhante e o direito, branco-brilhante.
>
> Lado esquerdo: a voz era sexualidade; ritmo percussivo, até mesmo em batidas; movimento em estilo "jazz", angular, com gestos lúdicos em pulsação das mãos, quadris, ombros e pés.
>
> Lado direito: a voz era pura, uma única nota sustentada, movimento sustentado em curvas que iam até alto no ar, em especial envolvendo os braços. Sensação de muita pureza.
>
> De repente, comecei a cantar, "Santo, Santo, Santo, Senhor Deus Todo-Poderoso". No começo o canto era contínuo, e aos poucos foi se tornando o ritmo percussivo da batida da sexualidade. "Santo, Santo, Santo" se tornou

cada vez mais um absurdo oco e desprovido de sentido. O movimento da dança foi ficando percussivo, sexualmente agressivo e tão frio e cruel quanto o vermelho original do lado esquerdo. Meu corpo todo ficou vermelho-brilhante e o branco sumiu.

Caí de joelhos. Comecei a recolher terra com a concha das mãos. Ficava dizendo: "Sou vermelho-escuro. Sou sangue. Sou sangue vermelho-vivo, puro! Sou da terra, compassiva, receptiva, cheia de vida".

Rolei para deitar de costas e receber a energia vital de cima e de baixo. A dança se tornou contínua, controlada, com movimentos muito poderosos, e bastante diferentes da vazia flutuação do começo quando era a dança "Santo, Santo". Então meu corpo vermelho-brilhante com seu coração pulsante encheu-se de consciência e eu me tornei o coração.

A energia desse batimento cardíaco enraizada na terra de repente acelerou-se até se tornar uma energia espiritual inteiramente branca. Quando inspirei, o ar transformou-a no sangue vermelho do meu corpo; depois eu tinha a energia branca dessa energia para emanar.

O tempo todo eu dizia: "Eu sou quente, vermelha e branca. Porque sou tão vermelha posso ser branca. Como recebo energia da terra, meu sangue vermelho receptivo pode retribuir e se transformar no branco".

Então parou a ação pulsante. Assumi a posição ajoelhada para orar. "Eu sou porque EU SOU. Sei disso. E Deus sabe disso e é tudo o que importa."

Tornei-me uma rosa selvagem cor-de-rosa. O centro é amarelo e as folhas, verdes. Estou simplesmente aqui. Ninguém me vê. Ninguém precisa me ver. Estou enraizada numa fenda da rocha. O vento que sopra vindo da água passa por mim. Meu rosto está virado para o Sol e para os reflexos dos diamantes que a extensão de água emana. Sou linda porque sou uma criação de Deus. Estou segura, embora sendo tão delicada nesta paisagem exposta. E sei que EU SOU.

Por meio do vínculo com Sofia, Julie descobriu o elo íntimo de ligação entre corpo e alma. Ela descreve esse elo na seguinte visão:

Vi a Virgem Maria sentada, com um nenúfar em seu colo, na virilha. O caule dessa flor desce entre suas pernas e chega até o fundo da água embaixo dela. Ela está sentada em paz, meditando sobre a flor aberta em seu colo, mas nisso ela envolve toda a sua energia. O nenúfar não está no alto de sua cabeça. Ela deve abaixar os olhos para ver o centro aberto da flor, o centro ligado pelo caule, que vai até o centro da Terra.

Essa visão faz lembrar a sagrada flor de lótus cuja raiz penetra fundo na lama, cujo caule se ergue da água e cuja flor desabrocha ao Sol. A Virgem, com a atenção focalizada em seu próprio centro criativo — não na cabeça — faz uma ligação direta com a energia da terra e tem de se concentrar para mantê-la. A flor da lama é espiritualizada pela sua contemplação. Julie escreveu os seguintes comentários sobre essa visão:

> Subitamente estou plena de dor e júbilo. A dor vem de saber que nunca encontrei um homem, tanto dentro quanto fora, que fosse capaz de ver a Virgem como eu a vejo. Custa toda a energia e concentração da Virgem aterse àquela imagem da força vital explodindo na flor. É a energia sexual divina. A Virgem sabe que deve se manter fiel a esse momento, manter esse momento no centro do Ser, pois essa é a sua verdadeira natureza sexual/espiritual feminina. Ela deve se manter fiel ao que sabe da santificação da matéria, ao seu molde material de Ser, e esperar, esperar para que isso venha até o campo da consciência, sem saber se esse momento sequer ocorrerá um dia. Esperar nessa intensidade é a agonia. O júbilo é ter encontrado a pureza feminina: o momento de saber que espírito e matéria são uma coisa só. Mas a espera bem como saber que outras mulheres estão esperando só aumenta a consciência de que é assim que deve ser para nós nesta cultura.

Quando a paixão pela vida do lado prostituta da Virgem entra em harmonia com o lado espiritual transformador de Sofia, corpo e alma são um só. O corpo é reconhecido como espaço sagrado com uma moralidade própria, a qual deve ser honrada ou reagirá com sintomas físicos como desordens vaginais, cistos, frigidez etc. Essa moralidade corporal tem uma antena extremamente sensível. A matéria é espiritualmente transformada mediante o amor. A matéria se torna alma; esta se transforma em matéria. Uma mulher se expressou da seguinte maneira:

> Eu sempre achei que uma mulher não conseguia separar seu coração de sua sexualidade. Agora acredito que são a alma e a paixão que não podem ser separadas. Uma mulher expressa sua alma pela sua paixão sexual. Sua paixão pela vida é sua alma, e sua sexualidade manifesta isso. Uma mulher se abandona na paixão, no momento em que a alma e o corpo são um só. Isso só pode acontecer com um homem em quem ela confie e, em segundo

lugar, ame. Primeiro a confiança, porque é sua alma que ela está abandonando quando se entrega à paixão. Se ela ama um homem e ele toma sua alma e parte, ela fica vazia. Pois, quando uma mulher faz amor — não amor genital mas entrega inteiramente seu ser —, torna-se criadora e criatura, e se conhece então como alma viva. Portanto, a confiança é crucial à sua essência. As energias sexuais/espirituais entretecidas durante o intercurso sexual criam uma terceira. Não necessariamente o nascimento de uma criança física, mas o de uma criança espiritual, um relacionamento. É dentro dessa dimensão que o homem e a mulher chegam a conhecer o EU SOU. Eis o mistério: simples e profundo.

A nova mulher, nascida da conscientização sexual que por tanto tempo lhe foi negada, está emergindo só agora. Encontrar um homem que possa se relacionar com ela dentro de sua nova maneira de se perceber está se tornando um imenso problema. Se os homens não estão psicologicamente preparados para um relacionamento genuíno com essa espécie de mulher, o mais provável é que se sintam ameaçados. Isso normalmente se manifesta em ira, impotência ou indiferença. Essa é outra questão, que a nossa cultura está só começando a enfrentar. No entanto, a despeito da agonia que possa brotar nos relacionamentos, as mulheres estão sendo compelidas a atravessar essa revolução psíquica.

Neste livro, concentrei-me nas experiências das mulheres, mas essa nova consciência está se manifestando também nos sonhos dos homens. Minha sensação é de que, visto essa energia ser mais natural às mulheres, elas são mais capazes de lidar com ela sem se deixar dominar pelo medo. Em muitos relacionamentos chegou o momento de reconhecer o feminino ctônico e aceitá-lo com carinho, de maneira a poder redimir o desejo animal pelo amor. A feminilidade inconsciente nos homens está tão atada à mãe quanto o frágil ego feminino de muitas mulheres modernas. Essa feminilidade, para ser libertada, requer dos homens a mesma força e o mesmo amor que o ego feminino precisa receber das mulheres. As mulheres que estão conscientes do que é para elas essa reviravolta devem assumir a responsabilidade pela dimensão afetiva de seus relacionamentos. Quando seu próprio ego está num relacionamento amoroso com a Virgem Negra, automaticamente a função sentimento de seus parceiros vai se transformar. Isso produz um período tumultuado e o resultado nem sempre é positivo. Quando sim, no entanto, o homem experimenta uma nova dimensão em sua masculinidade. Um de meus analisandos, que só recentemente havia encontrado essa energia em sua esposa, exclamou: "Digo a meus amigos: 'Dêem um jeito de serem *vocês mesmos* arrebatados!'".

Tão logo a mulher tenha reconhecido a presença viva de sua madona e de sua prostituta interiores (ou seja, Sofia), percebe-se ponderando a partir de uma nova posição. Em geral se passa um longo período de ajustamento, às vezes calmo, às vezes turbulento. Ela está vivendo num corpo ao qual não está inteiramente acomodada. Seus relacionamentos e suas atitudes são confusos ou caóticos. Nada é certo. Sua consciência masculina, que tende a criar situações do tipo "ou isso ou aquilo", está sendo afinada pela consciência feminina que aceita paradoxos. Ela compreende; ela não compreende. Está aprendendo a pensar com seu coração. É levada até o miolo de seus ossos e as perguntas são destiladas de seus lábios. Está preparada para perder tudo e teme ter pago caro demais. Apesar disso, sabe que não tem outra alternativa.

Um dos paradoxos que em geral emerge é de crucial importância para este estudo. Nos capítulos iniciais, acentuei a presença da busca do controle, a necessidade de referências rígidas numa psique viciada em perfeição. Assim que a autoridade feminina é conscientizada, a verdade pode ser encarada. O vício de perfeição pode então ser visto como uma rejeição da vida e uma negação da consciência feminina; a ânsia de controle é um medo da dependência, o terror pueril imenso de que o objeto amado daquela dependência não possa ser confiável como fonte de amor nem como certeza de vida.

As mulheres de hoje estão colhendo os frutos do plantio de gerações e gerações de estupro. Avós e mães se ajustaram aos valores patriarcais a ponto de terem extinguido sua própria feminilidade. A mãe que rejeita sua consciência feminina pessoal não consegue enxergar seu filho ou sua filha em seu processo de vir-a-ser, vale dizer com suas imperfeições humanas, dentro de um mundo imperfeito. Comprometidas com os padrões perfeccionistas e sem uma identidade feminina própria, consciente ou inconscientemente ela anseia pela saída derradeira dessa sua prisão. Por causa disso, sua filha vive com um poderoso desejo inconsciente de morte. Esse próprio desejo de morte pode ser o que a moça está tentando redimir, porque, mesmo a Grande Mãe tendo rejeitado o seu nascimento, a criança feminina ainda tem de ser parida. Suas rígidas rotinas são uma referência dentro da qual ela, pelo menos, pode sobreviver. Enquanto tal referência estiver intacta, ela pode estar morrendo por dentro sem reconhecer sua própria morte.

Quando um desejo de morte inconsciente está ativo, a criança, também inconscientemente, dará sua vida para tentar satisfazer as necessidades dos pais. Repetidamente, nos relacionamentos simbióticos, enquanto a filha está doente a mãe dedica-se a cuidar dela; assim que a menina melhora, a mãe adoece. Quando esse tipo de vínculo existe, a mulher precisa fazer um sacrifício impiedoso de seu próprio instinto maternal para poder liberar a criança para que ela tenha sua própria vida. À mãe isso parecerá um suicídio, uma vez que ela pode estar sacrificando a única identidade que já conheceu. Mas, ao perder a sua vida, ela pode de fato estar descobrindo-a. Esse é o início do processo de individuação para a mulher. Ela finalmente se indaga: "Quem sou eu?". Assim que a força vital flui através de seu corpo, a mulher (mãe, filha, ou ambas), por não ser mais dependente, pode desistir de sua necessidade de controlar. O relacionamento simbiótico foi rompido. Ela não tem mais de *tentar* sobreviver. Não tem mais de morrer. Não teme mais um destino imprevisível. Ela e a vida são unas, e ela está livre para celebrar seu próprio destino.

O patriarcado que se tornou o pelourinho das mulheres se baseia num arquétipo da masculinidade que ainda está a serviço da Grande Mãe — filhos que não foram liberados para ter um caminho próprio para chegar até si mesmos, ou até suas companheiras. Esses homens, como Macbeth, são os consortes da Grande Mãe, adorando-a e fazendo tudo ao seu alcance, quer para lhe agradar, quer para aplacá-la, temendo-a e odiando-a ao mesmo tempo por ter usurpado sua masculinidade. Esses não são heróis que esculpiram seu caminho até a liberdade pessoal.

Numa situação dessas, durante séculos as mulheres permaneceram identificadas com seus instintos maternais, acuadas em sua função biológica, temendo ser forçadas a se conscientizar. Relacionam-se em termos da maternidade: perder os filhos é perder sua identidade. A única união que as mães precisam é a que lhes trará filhos. Mas existe outro tipo de união. No mito cristão, Deus ouviu as preces de Santa Ana e ela concebeu Maria. Psicologicamente, o instinto maternal, em harmonia com o Espírito Santo, dá à luz sua consciência feminina própria, a Virgem. Ela, quando chegou o momento certo, também se abriu para o arrebatamento divino.

Para poder crescer, isto é, a virgem deve ser arrebatada e romper sua identificação com a Grande Mãe. Conforme começa a descobrir sua própria individualidade pela penetração do outro, o que antes era vivenciado como estranho e aterrorizador começa a dar a sensação de ser a própria vida fluindo por intermédio dela. Esse é o chifre do unicórnio que só uma virgem pode aceitar, porque só ela tem a força de se abrir a essa dilaceradora conscientização. Enquanto as mulheres continuarem presas ao cinto de castidade que impede a possibilidade de penetração pelo falo (físico ou espiritual), elas devem assumir a responsabilidade por um matriarcado regido pelo princípio do poder, produtor de um patriarcado adolescente. Enquanto as mulheres não se desidentificarem do poder da Grande Mãe, nem elas, nem seus companheiros podem ser livres.

Meu trabalho com as pacientes obesas e anoréxicas, especialmente as que são filhinhas de papai, deixou-me muito consciente de que as mulheres em luta com um amante demoníaco/ Medusa interior têm uma psicologia diferente daqueles cujo combate é com uma Ereshkigal, ou seja, o lado escuro da Deusa suméria, tão claramente descrita por Sylvia Perera em *Descent to the goddess*. Seus caminhos de cura são muito diversos. Torna-se cada vez mais importante reconhecer qual padrão arquetípico está no centro da neurose, porque se uma mulher está tentando entrar em contato com seus instintos por intermédio de Ereshkigal, quando na realidade deveria estar tentando decapitar a Medusa, ela possivelmente acabará sentindo-se tomada por um desespero paralisador.

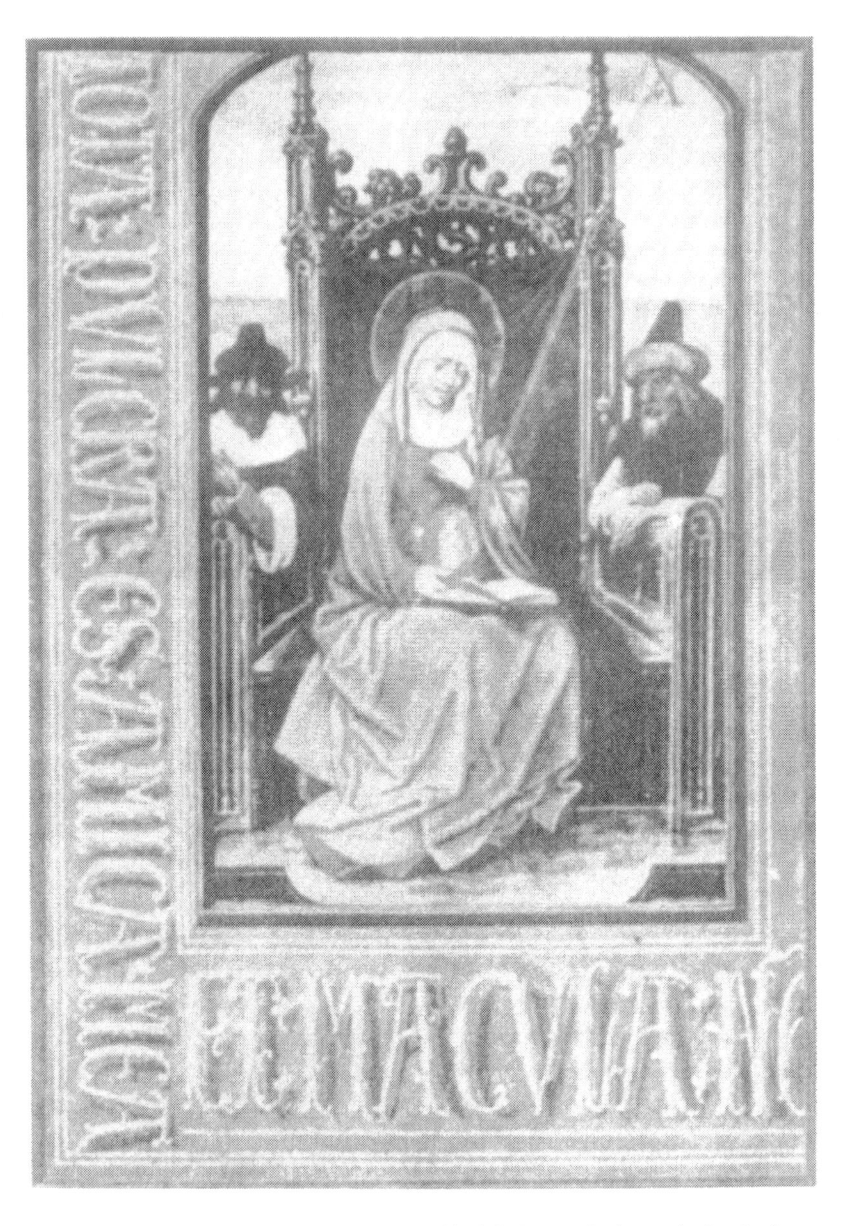

Um raio vindo do céu ilumina a criança (Maria) dentro do útero de Santa Ana.
Horas da Virgem, Bruges (?), c. 1515, do Mestre do Breviário Grimani.
(Pierpont Morgan Library, Nova York)

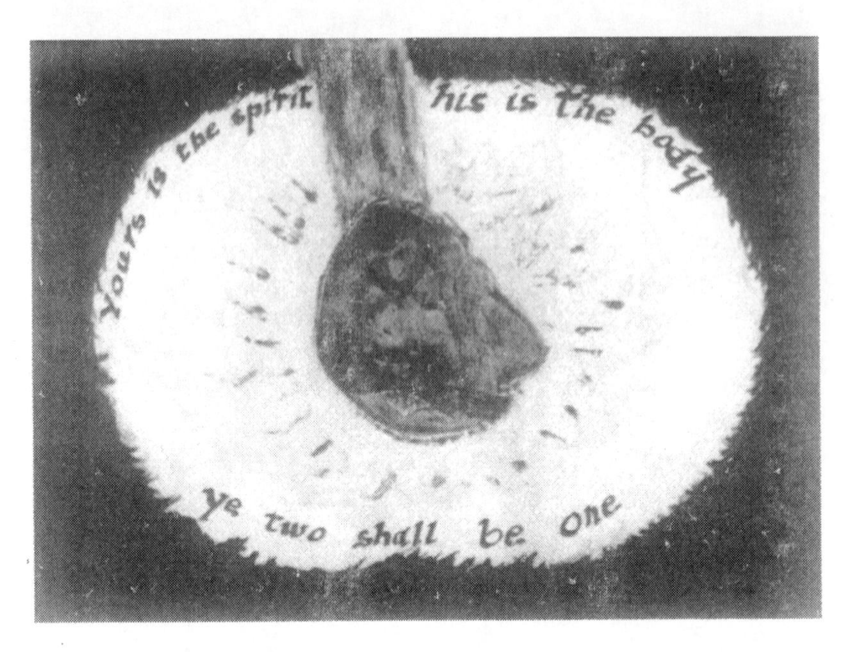

Vosso é o espírito, dele é o corpo, vocês dois serão um só.

Há meses que venho pensando nessa diferença, muito pouco satisfeita quanto à delicada Andrômeda se contorcendo na rocha ser uma imagem da mulher moderna. Então Megan, uma profissional de carreira, trouxe-me o desenho acima. No seu sonho, no meio de uma escuridão, apareceu um bastão de luz. A luz numinosa foi aumentando até que ela conseguiu enxergar o homem que amava e a si mesma banhados por uma névoa dourada, fazendo amor dentro de um anel de fogo. Uma voz pronunciou nitidamente as seguintes palavras: "Vosso é o espírito, dele é o corpo; vocês dois serão um só".

Esse sonho foi tão poderoso e pleno de autoridade que eu não lhe disse que contrariava um dos preceitos básicos da alquimia, de acordo com o qual "o masculino é o céu [espírito] do feminino e o feminino é a terra do masculino".[4] Por outro lado, o sonho corroborava inteiramente a mitologia egípcia quando diz que a abóbada celeste é personificada como a deusa Nut, e a

---

4. Jung, *Psychology and alchemy*, OC 12, par. 192n.

Terra como seu consorte, Geb. De todo modo, como assinala Jung, até mesmo na alquimia corpo e espírito "não têm relação sem a alma".[5] No sonho de Megan, o homem havia atravessado o anel de fogo; a alma que os une é o amor que um sente pelo outro. Em seu relacionamento, ela, uma filhinha de papai, esteve atada ao espírito até que o homem a trouxe para a vida — para o nível da Terra —, ao tratar seu corpo com carinho.

Reflexões subseqüentes levaram-me ao Ciclo do Anel, de Wagner. A trama gira em torno da renúncia do amor e do roubo do Anel do Reno, pertencente às virgens do Reno. Esse tema explora o conflito entre o amor e o poder. A posse do ouro, inclusive do anel, dá a seu dono o poder absoluto sobre o mundo. Mas há uma maldição: aquele que tocar o anel será destruído. Em rápidas pinceladas, a parte do mito que amplifica o sonho acima tem a ver com Brunhilde. Ela e suas oito fogosas irmãs, as Valquírias, são espíritos criados pelo pai, Wotan, para voar através dos céus levando os heróis até o paraíso, Valhalla. Brunhilde é uma mulher *anima*, que o pai recobriu com uma armadura que vai da cabeça aos pés. Ela monta seu cavalo alado, seduzindo os homens a entrar numa sintonia sentimental. Ela é o relacionamento afetivo deles levado às raias da perfeição, um relacionamento que os leva a pairar nas nuvens e lutar pela "causa" e pela beleza ideal. O pai é Wotan, símbolo da cobiça de riquezas e poder, homem casado com Fricka, a deusa do casamento e do *status quo*. Esta personifica a mulher que vive segundo "o princípio das coisas", ao preço do relacionamento humano: relações impessoais por oposição a pessoais. Quando Wotan é forçado a escolher entre trair o herói e trair o casamento, alia-se a Fricka pois, se a destruísse, destruiria Valhalla.

Nesse ínterim, Brunhilde, sua filha favorita, conheceu o amor humano e decide desobedecer a seu pai, lutando ao lado do herói, porque seu pai não permitirá a ele que leve sua amada para Valhalla. Ela dá valor ao amor humano mais do que ao ideal da perfeição. Seu pai, desfechando um ataque de vingança em

---

5. Jung, "The psychology of the transference", *The practice of psychotherapy*, OC 16, par. 454.

razão de seus valores traídos, coloca-a atada a uma rocha e pretende mantê-la ali para sempre. Ela, no entanto, persuade-o a colocar um anel de fogo, um anel de paixão, ao seu redor, e se um homem conseguir atravessar o fogo ele poderá libertá-la. Wotan concorda, mas há um preço: se um homem ousar atravessar o fogo e despertá-la, ela não será mais uma deusa; tornar-se-á um ser humano.

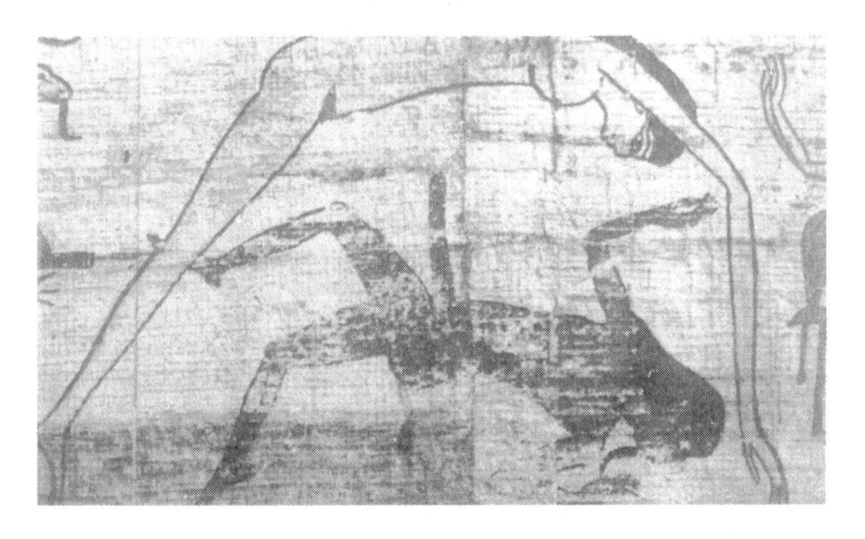

A deusa Nut e seu consorte Geb. Papiro egípcio. (Museu Britânico)

Enquanto ela dorme, o heróico Siegfried mata o dragão. Após beber do sangue da criatura, ele consegue entender as aves, e estas lhe dizem que uma linda mulher está presa a uma rocha, rodeada por um anel de fogo. Ele viaja até esse local, mergulha no círculo mágico das chamas crepitantes e vê, à sua frente, uma pessoa dormindo dentro de sua armadura. Cuidadoso, ele remove o capacete e olha estupefato enquanto os longos cabelos cacheados de Brunhilde descem em ondas sobre seu colo. Desembainhando sua famosa espada, ele a despe de sua cota de malha, e então Brunhilde, em macias vestimentas femininas de musselina, surge deitada à sua frente. Pela primeira vez, ele contempla uma mulher e a desperta com um beijo. Brunhilde então se ergue em toda a plena majestade de sua condição de mulher. Juntos eles cantam sua canção de êxtase.

Megan fora uma Valquíria, uma deusa totalmente recoberta por sua armadura de gordura, fantasiando viagens celestiais com seus parceiros amorosos, enquanto eles a transportavam até o Paraíso. Como Brunhilde, ela se revoltou contra o pai quando seu espírito gritou e exigiu vida e amor, mas, sendo filha dele, seu corpo permaneceu adormecido dentro do anel de fogo de suas próprias paixões. Com a espada de sua própria masculinidade, ela dissolveu a armadura numa dieta mas — apesar de seu anseio por ser humana — não conseguia entrar em contato com sua própria sexualidade. Sua vida inteira ela havia vivido no âmbito da mente: estudando, meditando, tocando trompa. Sua sombra prostituta era-lhe praticamente desconhecida. Só depois que seu Siegfried mergulhou em seu anel de paixões e o atravessou, ela pôde conectar corpo e espírito. O amor dele por ela despertou-a para a plena beleza de sua própria feminilidade: corpo e espírito então se reuniram. Desse momento em diante, o princípio do poder e a busca da perfeição que a haviam impulsionado em sua atividade acadêmica dissolveram-se com o calor do amor que sentia por aquele homem real.

Observando esse processo em Megan e outras mulheres cujos pescoços simplesmente não faziam a ligação entre cabeça e corpo, comecei a enxergar muitas diferenças entre Brunhildes prisioneiras de Medusas e moças Ereshkigal (como eu chamo esse tipo de mulher). Se a mulher se torna a *anima* de seu pai, e se essa *anima* está ainda presa à mãe, ela viverá o mundo espiritualizado e intelectualizado dele, mas sua Atena jogará sua Medusa inconsciente na mais funda caverna de seu corpo. Nessa situação, em geral não há uma mãe que sirva de modelo feminino. Enquanto a masculinidade criativa dessa mulher estiver atada ao pai, ela se torna possuída pela masculinidade negativa: valores, opiniões e julgamentos coletivos. A vida se torna uma rotina de imitações esculpidas em pedra. O olhar da Medusa petrifica; não consente a espontaneidade. O viver transcorre numa masculinidade de garotos a servir a Mãe Terrível. Esta só quer cada vez mais. Seus adoradores tornam-se petrificados na matéria. As imaginações que têm concretizam inclusive o eterno, de tal sorte que o Nascimento Virginal por exemplo torna-se um fato histórico. A Virgem, por conseguinte, torna-se um ideal de pureza impossível, exercendo uma pressão tirânica sobre a psique feminina, julgando-a continuamente por sua "imperfeição" diante de padrões inalcançáveis.

O efeito da concretização é óbvio no corpo da mulher obesa ou anoréxica. Faz parte das tentativas vigentes em nossa cultura garantir a segurança por meio de objetos concretos, até estarmos enterrados vivos sob nossas pilhas de bens ou quinquilharias, dependendo da perspectiva. Os filhinhos de mamãe que se tornaram assassinos nazistas acreditavam que podiam concretizar o ideal de Nietzsche do "super-homem", e lançaram o planeta todo num inferno de padecimentos e dores nessa tentativa. A masculinidade negativa é incapaz de pensar por meio de metáforas. Tudo tem de ser concreto, a serviço do que é temporal em vez de ao que é eterno. Novamente emerge um paradoxo, que tenta tornar o temporal tão perfeito quanto o eterno que rejeita. O vício de perfeição é um vício de irrealidade que deixa pouco espaço para o feminino.

Essa é a cota de macheza em que a Brunhilde prisioneira da Medusa está contida. A autoridade em sua vida reside em sua Medusa/amante demoníaco, e esta a obtém do inconsciente coletivo. Seu espírito feminino está em sua cabeça, enquanto seu corpo é a masculinidade negativa inconsciente separando-a de suas raízes instintivas e tornando-a suscetível a enfermidades (por exemplo, câncer nos órgãos genitais). A cura dessa mulher virá ao assumir as rédeas de seu espírito masculino, de maneira criativa, decapitando a Medusa para que assim seja liberada a sua própria criatividade. A espada do discernimento é sua aliada principal. No mito da Medusa, o gêmeo escuro nascido com Pégaso é Crisaor, o portador da Espada de Ouro. Harold Bayley, amplificando o conceito de espada em *The lost language of symbolism,* escreve:

> A Grande Espada da Justiça tem sido, esporadicamente, reverenciada como o símbolo de Deus, e Henley portanto a considera assim em sua famosa *Song of the sword* [*Canção da espada*]:

....

Lançada através do fátuo,

Lançada através da colônia de fungos,

....

Segui, ó, segui-me

Até os distantes lugares

Por toda a orbe cinza

Goteje, como a colméia

Pinga, com a doçura

Destilada de minha força.[6]

É isso que faz a espada nas mãos do *animus* positivo: arremessa-se através do corpo dela e lhe permite vivenciar no mais íntimo de seu ser sua natureza feminina, tanto sexual como espiritual. Nos sonhos das mulheres Brunhilde, há a presença de muitas cobras em árvores, descendo pelo tronco, rumo ao chão, à terra. Enquanto está acorrentada, carrega a criança divina em sua cabeça. Essa imagem lembra a noção medieval da Virgem sendo penetrada pelo Espírito Santo através do ouvido. Se algum dia tiver contato com sua Madona Negra, a sua serpente terá de descer antes que consiga subir. Ela tem de trazer luz até seu corpo concretizado e se dar conta de que é uma tarefa diária mantê-la ali. (Isso pode ter algo a ver com os tipos psicológicos. Claro que as introvertidas intuitivas têm grande dificuldade de permanecer no contato com seu corpo, mas essa dificuldade não é absolutamente exclusividade delas.) Enquanto a mulher não está em seu corpo, está fora de contato com seus instintos ctônicos naturais; sua afetividade é de pedra.

A Brunhilde, a mulher *anima*, viveu até aí como reagente mais do que como iniciadora. Portanto, quando a transformação começa, ela não tem dificuldade com o conceito de Eros como deus masculino. Como seu salvador é a ligação entre corpo e espírito, o amor é inteiramente numinoso. À medida que a luz se infiltra em seu corpo, ela se torna flexível; seu espírito masculino permite-lhe penetrar e ser penetrada sem medo, uma

6. Harold Bayley, *The language of symbolism*, parte 2, pp. 74-5.

vez que a capacidade de conscientização sendo introduzido em seu corpo não está contaminada pelo princípio de poder da mãe negativa. Quando ela desvincula seu próprio *animus* positivo do do pai, pode permitir que esse espírito penetre até as profundezas de sua *materia* para transformá-la. Ela toma posse de seu corpo e descarta a barreira ectoplásmica. Somente quando seu *animus* está destacado de seu pai é que uma Brunhilde pode aceitar o arrebatamento. Então o incesto é redimido. Ela está aberta para o mundo real. Em minha experiência, é sempre a cabeça de uma Brunhilde que é atacada pelo amante demoníaco, mas o instrumento que ele utiliza é potencialmente positivo. No sonho de Andrea (ver p. 196), o compasso é o instrumento que, se for usado adequadamente, esboça a mandala, a imagem geométrica de Deus. Visto dessa perspectiva, Lúcifer se torna a estrela da manhã, o Portador da Luz.

A moça Ereshkigal, por outro lado, está relacionada com o inconsciente coletivo, cujo representante é a Grande Mãe. Ela entende as leis da natureza, que não são as leis de Eros mas as da fertilidade. Ela também tem uma sombra prostituta, todavia é capaz de se relacionar com ela, o que uma Brunhilde não consegue. Sua missão também é redimir a Mãe Terrível, mas nela a energia ctônica se movimenta para cima procedente de baixo, e ela se relaciona com o masculino como filho, o qual, da elevada posição de ocupante do trono (onde ela o colocou), está sujeito aos caprichos dela e fará qualquer coisa para aplacá-la. Ela contém o princípio masculino em seu útero e não deixará que ele assome à sua cabeça, não permitirá que seja espiritualizado. Mãe e filho estão no corpo num estado de incesto natural. Enquanto ela se identificar com a Grande Mãe, não consegue permitir que ele nasça, nem, paradoxalmente, permitir-se seu próprio parto virginal.

Para a moça Ereshkigal, a sexualidade faz parte da vida, parte da natureza. Ela não pode ser devastada por isso. Ela *é* isso, una com a natureza. Ela tem a força bruta da natureza, que protege do risco do arrebatamento: se for penetrada, sua experiência será devastadora porque ela está separada de seu embasamento no inconsciente. Essa mulher deve fazer o percurso de descida, atravessando sua identificação indiferenciada com a matéria, reconhecendo sua individualidade e se separando. Ela, então, poderá relacionar-se com sua natureza ctônica essencial. Assim que a mãe se rende à penetração, a filha nasce e a mãe é redimida, mediante sua relação com ela.

A moça Ereshkigal tem dificuldade em compreender que Eros é um deus masculino. Conforme vai amadurecendo, se escolher não se tornar uma Molly Bloom, constrói uma parede atrás da qual se colocar, em vez de servir para manter o masculino de fora. O propósito é ainda o mesmo, contudo é seu medo de não ser capaz de controlar a força bruta que ergue a parede. Ela apresenta certa inflexibilidade porque a mãe existente em seu interior não sabe como se entregar. Em seus sonhos, os homens surgem acorrentados, aprisionados em porões, ou como ônibus lotado de deformados. Depois eles acabam conseguindo acorrentar a mulher, pois a dinâmica por trás da sexualidade é o poder. Sexualidade é poder; amor, não. A moça Ereshkigal tem de aprender a amar as outras mulheres em vez de enxergá-las como competidoras. Para ela, a Portadora da Luz é Vênus.

Essa psicologia é muito diferente da de uma Brunhilde, que não tem contato com o poder natural em estado bruto e, portanto, sem motivos para erguer paredes. Ela se relaciona platonicamente com os homens e se pergunta por que eles não tomam iniciativas sexuais a seu respeito. Em seus sonhos, os homens são deuses ou diabos e todo contato é feito por meio da cabeça. Assim que ela entra em contato com sua força bruta, pode fazer a travessia de Ereshkigal, entretanto é mais provável que a ligação com a sua sexualidade seja tênue a ponto de ter de conscientemente dedicar-se a prestar atenção nisso. Sua inclinação natural é no sentido de seu próprio trabalho criativo, e ela precisa se disciplinar para sustentar o equilíbrio entre sua masculinidade e sua feminilidade. A moça Ereshkigal também precisa aprender o equilíbrio, mas vindo da direção inversa. Ela tem de reivindicar sua masculinidade criativa para permitir que Vênus, sua feminilidade consciente, redima a Mãe Terrível. Em ambos os casos, a mulher que vivencia o arrebatamento não precisa mais buscar mãe ou pai, porque eles estão sacramentalmente unidos na união interior, que é o *self*.

Seja qual for o caminho que a mulher tome, a consciência feminina está se fazendo perceptível em nossa cultura. A íntima conexão entre estupro e defloração deve estar clara conforme vamos percorrendo nossos caminhos próprios rumo à liberdade individual. Em certas tradições cristãs, são tão devastadoras as conseqüências do pecado original que os próprios cristãos estão virtualmente paralisados pelo que acreditam ser o mal. Plenos de desespero, lançam-se à misericórdia divina numa patética reafirmação de sua própria impotência. Se estupro é uma brutal interrupção de uma condição anterior do ser, arrebatamento é a recuperação de tal estado, num patamar de consciência mais elevado. Sem o estupro psicológico, a humanidade teria permanecido numa situação de identificação inconsciente com a Grande Mãe, una com a natureza. Ainda estaríamos colhendo flores com Perséfone, abençoadamente inconscientes. Quando esse estado de inconsciência — a vida no mundo oceânico do útero — permanece o ideal ao qual ansiamos retornar, a conexão íntima entre estupro e defloração não acontece. Os neuróticos anseiam por retornar a uma visão inconsciente de uma Atlântida afundada. Essa poderosa atração regressiva frustra inconscientemente seus esforços de despertar. Eles não querem entrar no mundo: querem regressar ao útero. São traumatizados pelo estupro porque não conseguem encontrar a ligação entre ele e a defloração.

O estupro destrói uma inocência inferior; a defloração recupera a condição de uma inocência superior. A diferença entre inferior e superior é a consciência e a sabedoria peculiar à consciência quando esta está assentada na inocência. Estupro e defloração, em última análise, podem ser vistos como o mesmo evento separado pelo tempo, esperando para serem reunidos no campo da consciência, quando formos capazes de enxergar a partir do mundo atemporal do EU SOU. A inocência superior está sendo armada num mundo que, antes, tinha o poder de nos destruir. A virgem armada é diferente da inconsciente. Armada em si mesma, a virgem pode fazer suas escolhas pessoais; ela pode ser quem é porque é isso o que é, pronta para o arrebatamento.

Enquanto o mundo externo for alheio ao nosso mundo interno, não poderemos confiar na vida. Tememos qualquer coisa que invada nosso pequeno espaço, quer proceda da Grande Mãe, quer do Grande Pai. Arrebatada porém uma vez, duas vezes casta; os mundos subjetivo e objetivo se tornam um só e podemos aprender a confiar. O confronto nos força a tomar consciência. Ainda somos vulneráveis, mas como temos o campo da consciência ao qual recorrer não caímos na armadilha. A armadura é a consciência; não somos mais vítimas de reações inconscientes cegas. A pessoa que vem a mim, proveniente do mundo externo, é a mesma que encontrei dentro. Se acontece de essa pessoa ser um amante demoníaco, eu o conheço desde dentro de mim. Ele não é mais um ser mágico. A fantasia se torna realidade. Ele é um homem, para ser ainda mais amado em sua humana imperfeição e individualidade.

A virgem precisa de um noivo masculino, quer real quer espiritual, para completá-la. Três diferentes graus de arrebatamento são bastante discerníveis nos excertos a seguir. O primeiro pertence à sentença de 46 páginas de Molly Brown, depois do processo de julgamento de sua glória como Mãe Terra. O segundo pertence a uma meditação de Santa Teresa de Ávila (1515-1582) e é um exemplo de sujeição espiritual ao poder transpessoal. O terceiro é do diário de uma mulher que estava começando a integrar sua sexualidade e espiritualidade, e se percebendo como uma mulher humana transfigurada pelo amor. O arrebatamento requer sacrifício, o sacrifício consciente das exigências do ego (o poder inconsciente), estar isenta de desejos egóicos, ser espiritualmente casta. Sacrificar as cobranças do ego é dizer SIM à vida. Isso é o arrebatamento!

> Estava com aquela blusa branca, aberta na frente, para encorajá-lo tanto quanto eu pudesse mas não de maneira escancarada, e eles estavam começando a intumescer eu disse que estava cansada e nos deitamos na vala da figueira, num lugar selvagem que penso tenha sido o mais alto penedo a existir... a gente pode fazer o que quiser lá no alto, por muito tempo ele os acariciou por fora, eles adoram fazer isso é, o redondo e ali eu estava deitada em cima dele com meu chapéu branco de palha de arroz para tirar o frescor dele, o lado esquerdo do meu rosto, o melhor minha blusa aberta para o último dia dele, a camisa meio transparente que ele usava me permitia ver o seu peito rosado, ele queria tocar o meu com o dele por um

momento, mas eu não deixei, ele ficou tremendamente desconcertado, mais por medo de nunca conhecer a consumação ou me deixar prenha de um filho.[7]

Vi em sua mão uma grande lança de ouro, e na ponta de ferro parecia existir um pequeno fogo. Ele me apareceu arrojando-a contra meu coração algumas vezes, perfurando minhas entranhas; quando a empunhava parecia também estar arrancando-as de dentro de mim e isso me deixava em brasas ardendo de amor por Deus. A dor era muito grande e me fazia gemer; no entanto, tão superior era a doçura dessa dor excessiva que eu não conseguia desejar livrar-me dela. A alma agora não se satisfaz com nada menos que Deus. A dor não é corporal, mas espiritual; embora o corpo tenha sua vez nisso, e até uma grande parte mesmo. É uma carícia de amor tão doce que agora acontece entre a alma e Deus que eu oro ao Deus da Bondade para que ele faça passar pelo que estou passando quem pensa que eu estou mentindo.[8] (Ver p. 253)

Você é a sinapse que me faz sorrir o sorriso que nunca tive antes de você, aquele sorriso quente e com cheiro de Sol que canta *eu sou* e *você é* e o mundo *é*. Seus dedos deixam minha carne em brasas na noite, e sim ela arde, ela arde o dia inteiro pelos longos corredores de meus ossos... Sou levada pela onda, pela grande onda que se avoluma enquanto rola, o novo Sim ao seu Seja tão livre de cobranças. Estou desatomizada. Sou Amor. Sou Luz. Sim, eu digo sim e sou transportada até o alto até a Luz. Sou uma extensão da vagina até o topo da cabeça... Sua semente viva canta dentro de mim. Seu coração pulsa seu silencioso mistério perto do meu, e nós somos a tradução de todos os sons que os espaços interestelares já entoaram.

Posto que reconheçamos o poder transpessoal de Deus e da Deusa, bem como que esse poder vem por meio de nós, estamos a salvo de cair na projeção fatal de imaginar que é nosso o poder deles. A menos que haja um genuíno dar e receber no se reunir, o poder deles não é liberado. Existe uma explosão, mas nada significativo aconteceu. O homem volta para a sua *anima* e a mulher, da mesma forma, para o seu *animus*. A *coniunctio* genuína é um vislumbre do profundo mistério da vida espiritual.

Uma moça, depois de vários anos de análise, começou a sentir mudanças profundas em sua atitude diante de sua sexualidade:

---

7. James Joyce, *Ulysses*, p. 774.

8. "Transverberation of the heart of Saint Teresa", in *Three mystics*, Padre Bruno de J.M. (ed.), p. 78.

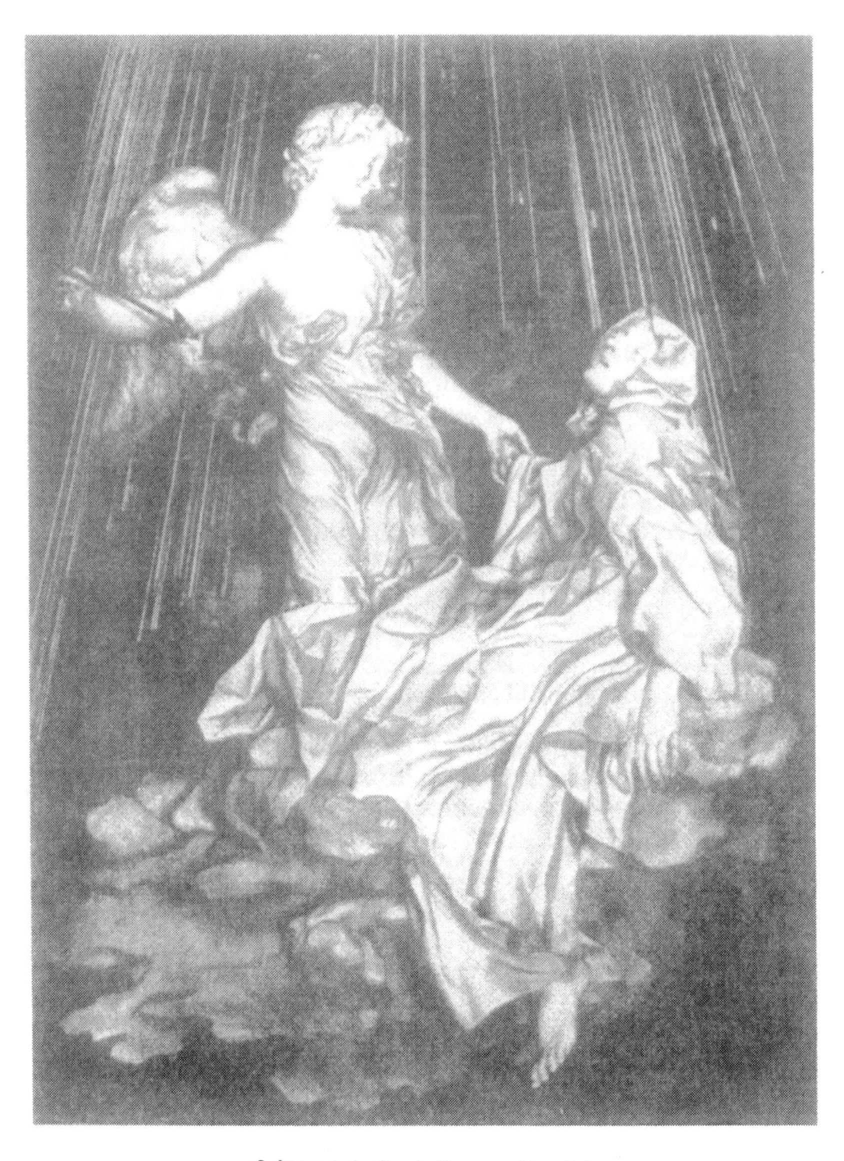

O êxtase de Santa Teresa. Bernini.
(S. Maria della Vittoria, Roma) (ver p. 251)

Esse é o começo. Estou numa fase de celibato natural. Relaciono-me comigo. Vejo meu namorado; sua puerilidade não me atrai mais. Como uma mulher se relaciona com um menino? Tenho de admitir que estou com medo de abdicar da numinosidade do meu poder da maternidade. Como me relacionar com um homem? Ainda agora eu às vezes quero um homem inconsciente que ceda a mim. Nossa ligação era magicamente incestuosa. Sinto-me nostálgica porque terminou. Não sei como me manter nessa numinosidade numa condição consciente.

Cheguei à constatação de minha solidão. Como me vincular com outro indivíduo? Minha sexualidade mudou. Ela vai mais além do tesão, de qualquer superficialidade. O desejo vem do mais fundo em mim. Conheci o que é o fazer amor: entregar-se espiritualmente ao que acontece entre nós — a entrega ao corpo, ao processo. É completamente o espaço eu-sou, nós-somos. Esse anseio é inteiramente primordial; é como retornar à origem das coisas, num nível consciente. O crescimento só pode acontecer com um homem consciente, ou talvez com um homem genuinamente espiritual, porque eles têm yang, o yang que pode dar à mulher o melhor alimento para o seu yin. Isso traz equilíbrio, gera uma totalidade plena, a interação entre yang e yin. Se eu não puder ter isso, prefiro não fazer sexo de jeito nenhum. Tudo o mais é como fazer sexo com um cadáver. No verdadeiro amor você sente o sangue, os ossos, o coração batendo. Assim que conheceu isso, você não quer nada menos. Aceitar menos que isso é se trair.

Fazer um esforço nesse sentido não adianta nada. Tentei desenvolver a minha sexualidade com um bom controle muscular, mas não funcionou. Os homens têm medo da esquartejadora. Naturalmente! As mulheres incorporaram a competitividade dos homens sem reconhecer que competir aumenta ainda mais o distanciamento. A mulher tem de afundar em seu próprio Ser. Como ela o tempo todo está dando, está recebendo, e o homem deve também receber e, recebendo, está dando porque está deixando fluir. Os dois são o continente, os dois, o conteúdo. A cabeça do pênis flutua na vagina ao seu ritmo próprio. O corpo está entregue. O cérvix flutua em seu ritmo primordial como o oceano. *Eu sou o que sou*. É uma meditação. É o espaço do grande batimento primordial.

Há muitas mulheres em análise que temem o período do "celibato natural". Receiam perder sua sexualidade. Não é um período de frieza, nem de poder em que a mulher se recusa ao seu parceiro. Pelo contrário, é um período de purificação em que os velhos hábitos do relacionamento são purgados. É um período em que a mulher está descobrindo novas raízes para o relacionamento dentro da segurança de seus próprios alicerces femininos. Se a moralidade do corpo exige uma cessação temporária da atividade sexual, não é esse um período para ser temido. É uma fase; um relacionamento mais pleno virá em seguida.

A masculinidade e a feminilidade predominam até que cheguem ao plano da conscientização. A feminilidade inconsciente é um princípio do poder que é transformado pelo verdadeiro espírito masculino em passividade consciente, em ação recebendo ação. Se a mulher espera, pára de tentar, e em resposta ao masculino permite que a energia feminina entre; então o mistério acontece para ela. Assim, tendo experimentado a masculinidade, ela a redireciona para a ação. O ato sexual é como uma conversa. O feminino escuta e responde; o masculino traduz o que é ouvido. Esse é um processo que requer pleno reconhecimento de um pelo outro. Quando o masculino penetra e conhece o que está penetrando, e o feminino recebe e sabe o que está recebendo, então yin e yang estão funcionando em ambos os parceiros. É assim que o tao se manifesta nos relacionamentos.

A consciência, por esse prisma, é Eros. Quanto maior a capacidade de receber e dar, maior a consciência da essência de tudo. Essa interação é criatividade; no momento estamos constantemente criando. Eu, em meu Ser, dou um bolinho, ou uma laranja ou uma margarida, dou a você em seu Ser alguma coisa. Algo aconteceu entre nós.

Essencialmente, essa é a mensagem de Cristo, a mensagem que não podemos ouvir enquanto somos mantidos fora de curso pelos dogmas indigestos. Esquecemo-nos de que Cristo foi crucificado porque ele ostensivamente desrespeitou as leis estipuladas por Yahweh, os Dez Mandamentos entalhados em pedra. Mas o próprio Cristo disse: "Não vim para destruir, mas para cumprir".[9] Para ele, cumprir significava quebrar a pedra e transcendê-la por meio do espírito. Quando ele se descobriu numa posição em que teve de escolher entre obedecer à lei ao pé

9. Mateus 5:17.

da letra e reconhecer uma alma individual, ele agiu no espírito. Quando, por exemplo, ele se aproximou da mulher flagrada em adultério, em vez de apoiar os cidadãos obedientes à lei que estavam prestes a apedrejá-la até a morte, ele disse: "Atire a primeira pedra aquele de vocês que não tiver nenhum pecado".[10] Naquele momento ele viveu, reconhecendo a essência dos que estavam à sua volta. Esse é o lado feminino do Cristo, que agora se impõe à nossa cultura e rompe com os velhos códigos rígidos.

Pela primeira vez na História, os homens e as mulheres estão investigando seriamente as possibilidades de relacionamento, baseando-se na separação em vez de na união. Em vez do apego a Yahweh, a um rígido conjunto de leis estabelecidas por um Deus-Pai enciumado que tem acessos de fúria quando é desobedecido, as pessoas estão simplesmente ignorando esses acessos, afastando-se e tentando depositar sua confiança no não-racional. Em outras palavras, estão tentando viver de acordo com o espírito. Ao reconhecerem as vidas individuais, são compelidas a levar em consideração a imperfeição humana. Os que romperam com os códigos rígidos tiveram de encarar seu próprio colapso interior. Com o ego fortalecido encontram uma nova vida mediante os relacionamentos. Enquanto um não ficar grudado no outro, nem tentar possuí-lo, o amor mútuo é o elo de ligação e são liberadas novas dimensões profundas da personalidade. O que emerge gradualmente é uma moralidade individual em que as leis interiores são absolutas.

Se, por exemplo, uma mulher está genuinamente em seu corpo, de tal sorte que espírito e matéria são um só, não consegue separar sua sexualidade de seu amor. A união sexual com um homem que ela não ama é autotraição e, portanto, estupro. As pessoas que se tornaram conscientes de certas leis em seu íntimo, leis a respeito de alimentos, álcool, tabaco etc., leis que se tornam mais refinadas quanto mais se desenvolve a consciência, descobrem que insistir nos velhos modos causa enfermidades físicas que espelham o problema psicológico. Esse relacionamento corpo/espírito é outro exemplo da espada ser-

10. João 8:7.

vindo à ferida com precisão. Em geral, a sabedoria do corpo clarifica o desespero do espírito. Quebrar a pedra não nos dá licença para fazermos as coisas ao nosso gosto. Ao contrário, abre-nos para nossas próprias leis internas e para o cumprimento do nosso próprio destino.

Viver no espírito, viver no Agora, exige a aceitação do princípio feminino da morte e ressurreição. No mito cristão, a matéria morre, crucificada pela literalidade da lei, mas depois de três dias aparece de novo, transformada em espírito. A sublevação de nossa cultura pode ser vista como o aparecimento do espírito. Embora imperfeito e caótico, pode levar ao feminino, ao lado irracional de Deus. Para aqueles de nós em transição, o caos parece a descida de três dias ao Inferno. Tendo sacrificado nossas velhas atitudes e estruturas tradicionais, não estamos em absoluto seguros de que Yahweh não nos irá destruir. Seguimos tropeçando e indo em frente, andando o mais orgulhosamente que ousarmos, confiando no amor dos outros que percorrem seus caminhos paralelos, reunindo a mesma espécie de coragem, confiando que existe um sentido no irracional. O que estamos encontrando não é um deus morto, mas a divina criança nascida da prostituta virgem.

Se nos permitirmos receber, ser arrebatados pelo irracional, somos compelidos a encarar nosso próprio mal. A confiança assume uma nova dimensão, pois ao conhecermos a nossa própria escuridão sabemos com bastante clareza o que a do outro é capaz de despertar. Aprendemos a perdoar e a amar o nosso "torpe semelhante" com o nosso próprio "torpe coração".[11] Essa é a terra de Deus. Nela, não sabemos de um momento para outro o que pode acontecer a seguir. Cada nova situação é repleta de novas energias, de novas exigências. A energia viva está interagindo com a energia viva, e a transformação acontece porque nos reconhecemos um ao outro. Nesse reconhecimento está

---

11. W. H. Auden "Birthday poem", da última *stanza*:

Ó fica, fica à janela

Enquanto as lágrimas queimam e caem;

Tu amarás teu torpe semelhante

Com teu torpe coração.

o amor que leva todos nós à nossa mais plena estatura. Vemos com novos olhos. Olhamos para a face amada, enxergamos novas linhas, novas sombras no olhar. Amamos e esse amor está conosco no ramo de flores que arranjamos, na omelete que fritamos, nos novos projetos que estamos elaborando. A sexualidade não se limita mais aos genitais, mas se torna a nossa resposta total para o mundo inteiro. O amor engendra a alma.

Enquanto estivermos concretizando, o amor está perdido. Estamos tentando fazer com que aconteça uma coisa a qual satisfaça desejos particulares de nosso próprio ego. Se, por exemplo, convido você para vir à minha casa para jantar, esperando impressioná-lo com minha mobília Chippendale, meu suculento frango à Kiev, meu jardim perfeito, então estou concretizando o meu *self*. Meu ideal de perfeição está projetado; na realidade, identifico-me com Deus quando acredito que estou no controle de meu pequeno reinado. Se, por outro lado, estou em próprio Ser, então convido você para vir à minha casa porque o amo e escolho partilhar esses lindos objetos que amo com você. Eles são uma manifestação de minha Realidade interior, mas a minha Realidade não está projetada neles. Quando o ego é consciente o bastante para reconhecer o *self* — o reinado de Deus no íntimo —, não projeta a perfeição no mundo externo. É o deus morto que é projetado na perfeição concretizada; o ego, preso numa amplificação maciça, está negando a Realidade interior. Os acontecimentos não podem ocorrer. Enquanto estivermos projetando no mundo coletivo — nas instituições ou na mídia, ou na sociedade — uma autoridade que não lhe pertence por direito, estamo-nos permitindo ser contaminados por elementos estranhos. Se consentimos que o *self* chegue à consciência, a autoridade é interna. Os acontecimentos ocorrem. Criamos espaço, destrancamos a porta, esperamos. Entregamo-nos ao arrebatamento.

Ser fiel à alma é valorizá-la, expressá-la da maneira mais peculiar possível. É amar desde dentro, em vez de aceitar um padrão de fora que não leva em consideração a nossa essência. Esforçarmonos por perfeição é matar o amor, porque a perfeição não reconhece a humanidade. Por mais compelido que venha a estar, o ego não consegue atingir seus ideais perfeccionistas pois outra Realidade existe no íntimo. Tampouco ele consegue cumprir a tarefa de amar. Somente ao nos abrir à Realidade interior é que nos abrimos à possibilidade da dádiva do amor. Estão implícitas nesse processo a ação e uma escolha do ego: podemos aceitar; podemos rejeitar; podemo-nos retirar a qualquer momento. Mas não podemos fazer com que aconteça. O amor é que nos escolhe.

O feminino verdadeiro é receptáculo do Amor. O masculino verdadeiro é o espírito que penetra no eterno desconhecido em busca de significado. O grande continente, o *self*, é paradoxalmente tanto masculino como feminino e contém ambas as polaridades. Se estas forem projetadas no mundo externo, a transcendência deixa de existir. O *self* — a totalidade interior — se petrifica. Sem o verdadeiro espírito masculino, e sem o verdadeiro amor feminino interior, não existe vida no íntimo da pessoa. Se tentamos fazer a perfeição no plano exterior, procurando concretizar nosso ideal inconsciente interno, matamos a nossa imaginação. Resta-nos reter a vida dentro de nossos moldes rígidos. Sermos livres é romper com as imagens em pedra e deixar que a vida e o amor fluam.

A mulher possuída pela Medusa/amante demoníaco é uma Andrômeda ainda acorrentada à rocha. Ela não veio à luz no tempo e, portanto, não percebe que está viva. Sua autoridade consiste no que "tem de" ou "deve" fazer no futuro, ou no "se pelo menos..." do passado. Sua autoridade pela vida assume a forma de um pedra rígida, em vez da de uma pedra viva do relacionamento pessoal no presente. Para ela, a pedra do cristianismo se torna a pedra do sepulcro, a pedra morta da lei em lugar da pedra viva do espírito. A vida está adiante ou atrás, jamais aqui. O que ela não consegue entender é o paradoxo: estar no tempo é estar no eterno. Se ela conseguir entrar em contato com seu *animus* heróico, ela o perceberá em busca — não da perfeição do mundo do além, nem do nostálgico Paraíso dos tempos perdidos — da eternidade no presente. Ele vive no Agora eterno. Ele ama a virgem eterna.

A imagem de Jano e suas duas faces amplifica esse paradoxo da eternidade dentro do tempo. O nosso mês de janeiro tem esse nome em honra de Jano. Uma face olha para o passado e a outra, para o futuro. Identificar-se com um rosto ou outro é ficar preso na pedra, vítima de leis e autoridades fixas. Uma mulher aprisionada nas atitudes pétreas de uma ou outra das faces de Jano dirá com Shelley: "Olhamos o antes e o depois. E nos lamentamos pelo que não é".[12] O "não" que a faz lamentar é o que Carlos Castañeda chama de "o caminho do coração".[13] Somente depois que as imagens em pedra forem destruídas é que ela nascerá para a sua capacidade de amar, no Agora eterno. O caminho existente no centro da cabeça de Jano é o presente em perpétua renovação. Essa é a eternidade à qual Buda se refere quando diz: "Pode existir ou não. Mas é melhor a busca do que monotamente concordar com a necessidade". Necessidade, obrigação, dever — os padrões do passado ou o suposto futuro — são a morte para o espírito humano. Para sermos virgens temos de ser arrebatadas pela Eternidade, despidas das duas faces de Jano.

Enquanto a mulher estiver presa na rocha, não está em contato com seu próprio Ser. Ela é a vítima dos deuses — os deuses da ira, da fome e da inveja, de um lado, e os deuses da perfeição, do outro. Vive esperando o esperado, tentando criar o mundo ao seu modo. Se ela receber o que quer, fica feliz; se não, é infeliz. É um joguete dos deuses, iludindo-se ao acreditar que está criando seu próprio mundo. E, se for desafortunada o suficiente para obter a falsa divindade da realização de suas expectativas, pode acabar se vendo sozinha com seus deuses, carente do que mais ansiou conseguir na vida: amar e ser amada.

Por outro lado, se ela abdica de seu trono, então seu espírito criativo, em vez de pairar no nível dos deuses, adejando de um afeto repleto de críticas para outro, empunhará sua espada dourada, fenderá a sua armadura de medo e abrindo-a poderá enfim libertá-la para a Vida. Livre de seus deuses, ela se reunirá à raça da "mera humanidade". De braços abertos ela dá as boas-vindas à Vida e ao Amor e, do fundo do coração, murmura:

Leva-me até você, prende-me, pois eu
A menos que tu me subjugues, nunca serei livre,
Nem sequer casta, a menos que tu me arrebates.[14]

---

12. Percy Byshe Shelley, "To a skylark", linhas 85-6.
13. Williams, p. 37.
14. John Donne, "Holy sonnets", nº 14, linhas 9-14.

Ela é um ser humano e, sendo humana, é capaz de dar e de receber o maior de todos os presentes humanos: "Eu te amo como tu és".

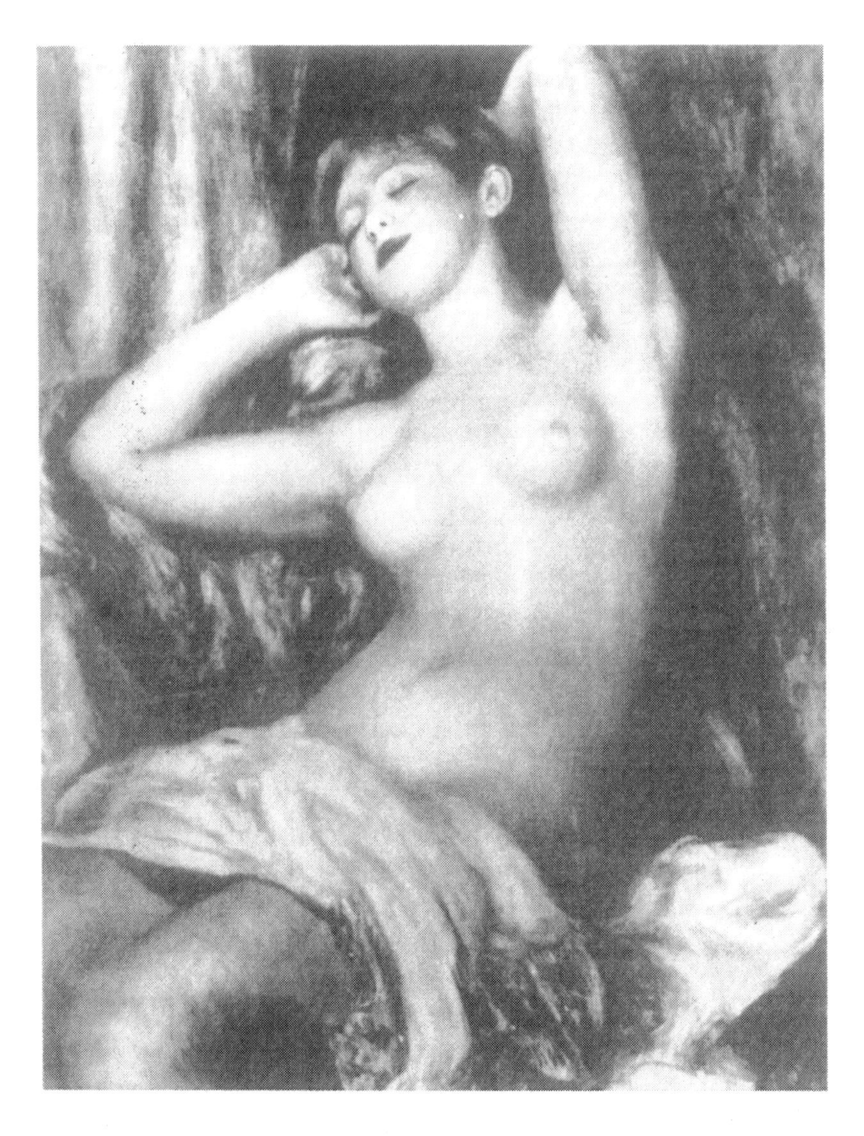

Desnuda adormecida. Auguste Renoir. (Acervo particular, Suíça)

Glossário de termos junguianos

Anima (latim, "alma"). O lado feminino inconsciente da personalidade do homem. Ela é personificada nos sonhos por imagens de mulheres que vão desde a prostituta e a sedutora até a guia espiritual (Sabedoria). Ela é o princípio eros; por isso, o desenvolvimento da anima de um homem se reflete em como ele se relaciona com as mulheres. A identificação com a anima pode aparecer como rabugice, efeminação, hipersensibilidade. Jung chama a anima de *o arquétipo da própria vida.*

Animus (latim, "espírito"). O lado masculino e inconsciente da personalidade de uma mulher. Ele personifica o princípio logos. A identificação com o animus faz a mulher se tornar rígida, opiniática, argumentativa. Em sua função mais positiva, ele é o homem interior que faz a ligação entre o ego da mulher e seus recursos criativos pessoais, existentes no inconsciente.

Arquétipos. Irrepresentáveis em si mesmos, seus efeitos porém aparecem no campo da consciência como imagens e idéias arquetípicas. Estas são padrões ou motivos universais, que procedem do inconsciente coletivo e são o conteúdo básico das religiões, mitologias, lendas e dos contos de fada. Emergem nas pessoas por meio de seus sonhos e suas visões.

Associação. Fluxo espontâneo de pensamentos e imagens interconectados em torno de uma idéia específica, determinado por ligações inconscientes.

Complexo. Grupo de idéias ou imagens com carga emocional. No "centro" de um complexo, existe um arquétipo ou uma imagem arquetípica.

Constelar. Sempre que houver uma poderosa reação emocional a uma pessoa ou situação, foi constelado ou ativado um complexo.

Ego. O complexo central no campo da consciência. Um ego forte pode se relacionar objetivamente com os conteúdos ativados do inconsciente (isto é, os outros complexos), em vez de se identificar com eles, o que acontece nos estados de possessão.

Função transcendente. O "terceiro" reconciliador que emerge do inconsciente (na forma de um símbolo ou de uma nova atitude), depois que os opostos em conflito foram conscientemente diferenciados e a tensão entre eles devidamente sustentada.

Sentimento. Uma das quatro funções psíquicas. É uma função racional que avalia o valor dos relacionamentos e das situações. O sentimento deve ser distinguido da emoção, que irrompe quando um complexo é ativado.

Individuação. A percepção consciente da própria e singular realidade psicológica, a qual inclui tanto forças como fraquezas. Leva à vivência do *self* como o centro regulador da psique.

Inflação. Estado em que a pessoa tem uma noção de sua identidade irrealisticamente alta ou baixa (inflação negativa). Indica uma regressão da consciência à inconsciência, uma ocorrência típica quando o ego se sobrecarrega com conteúdos inconscientes e perde a faculdade da discriminação.

Intuição. Uma das quatro funções psíquicas. É a função irracional que nos diz quais são as possibilidades inerentes ao presente. Em contraste com a sensação (a função que percebe a realidade imediata por meio dos órgãos físicos dos sentidos), a intuição percebe por meio do inconsciente, ou seja, em *flashes* de percepção e entendimento que não se sabe de onde vêm.

Participação mística. Termo derivado do antropólogo Lévy-Bruhl, para denotar uma ligação psicológica primitiva com objetos, ou entre pessoas, que resulta num forte vínculo inconsciente.

Persona (latim, "máscara do ator"). O papel social da pessoa, derivado das expectativas da sociedade e da educação no início da vida. Um ego forte se relaciona com o mundo externo mediante uma persona flexível; a identificação com uma persona específica (médico, erudito, artista etc.) inibe o desenvolvimento psicológico.

Projeção. Processo por meio do qual uma qualidade ou um atributo inconsciente de uma pessoa é percebido numa pessoa ou num objeto externo e a isso reage. A projeção da anima ou do animus numa mulher ou num homem reais é sentida como estar apaixonado. Expectativas frustradas indicam a necessidade de retirar as projeções para poder se relacionar com a realidade da outra pessoa.

Puer aeternus (latim, "eterna criança"). Indica certo tipo de homem que permanece tempo demais na psicologia da adolescência; em geral esse dinamismo está associado a uma forte ligação inconsciente com a mãe (real ou simbólica). Traços positivos são a espontaneidade e a abertura a mudanças. A contrapartida feminina é a **puella**, a "eterna menina", com seu correspondente apego ao mundo do pai.

Self. Arquétipo da totalidade e centro regulador da personalidade. É vivenciado como um poder transpessoal que transcende o ego, por exemplo, Deus.

Senex (latim, "velho"). Associado a atitudes que aparecem com o avançar da idade. Negativamente, isso pode significar cinismo, rigidez e um extremo conservadorismo; traços positivos são responsabilidade, senso de organização e autodisciplina. Uma personalidade bem equilibrada funciona adequadamente no eixo da polaridade puer–senex.

Sombra. Parte inconsciente da personalidade caracterizada por traços e atitudes, sejam negativos ou positivos, que o ego consciente tende a rejeitar ou ignorar. É personificada nos sonhos por pessoas do mesmo sexo que o sonhador. A assimilação consciente da própria sombra em geral resulta em aumento de energia.

Símbolo. A melhor expressão possível de algo essencialmente desconhecido. O pensamento simbólico é não-linear, orientado pelo hemisfério direito. É complementar em relação ao pensamento do hemisfério esquerdo, de característica lógico-linear.

Transferência e contratransferência. Casos particulares de projeção, esses termos são usados para descrever os elos emocionais inconscientes que se formam entre duas pessoas numa relação analítica ou terapêutica.

Uroboros. A serpente mítica ou o dragão que come a própria cauda. É um símbolo tanto para a individuação como para um processo circular autocontido, e para a auto-absorção narcisista.

Referências bibliográficas

ALCOÓLICOS ANÔNIMOS. Cornwall Press, Cornwall, N.Y., 1939.

ARAGON, Louis, *Henri Matisse: a novel*, 2 vols. Trad. Jean Stewart. Nova York, Harcourt Brace Jovanovich, 1972.

ARENDT, Hannah. *Men in dark times*. Nova York, Harcourt Brace Jovanovich, 1968.

ATWOOD, Margaret. *You are happy*. Toronto, Oxford University Press, 1974.

BAUER, Jan. *Alcoholism and women: the background and the psychology*. Toronto, Inner City Books, 1982.

BAYLEY, Harold. *The lost language of symbolism*. Totowa, N.J., Rowman e Littlefield, 1974.

BECKER, Ernest. *The denial of death*. Nova York, The Free Press (Macmillan), 1973.

BEESON, Paul B. e MCDERMOTT, Walsh (eds.). *Textbook of medicine*. 14.ed. Filadélfia, Saunders Publications, 1975.

BLAKE, William. *Poetry and prose*. David Erdman (ed.), Garden City, Doubleday, 1965.

BRUNO de J. M., Pai (ed.). *Three mystics: El Greco, St. John of the Cross, St. Teresa of Avila*. Nova York, Sheed & Ward, 1949.

CHODOROW, Joan. "Dance movement and body experience in analysis", em *Jungian analysis*. Murray Stein (ed.). La Salle, Open Court, 1982.

DICKINSON, Emily. *The complete poems*. Thomas H. Johnson (ed.). Boston, Little, Brown and Company, 1960.

DONNE, John. *Selected poems*. Nova York, Matthias A. Shaaber (ed.). Appleton-Century-Crofts, 1958.

ELIADE, Mircea. *Rites and symbols of initiation: the mysteries of birth and rebirth.* Trad. Willard R. Trask. Nova York, Harper Torchbook, 1958.

_________. *The sacred and the profane: the nature of religion.* Trad. Willard R. Trask. Nova York, Harcourt Brace and World, 1959.

ELIOT, T. S. *Selected poems.* Londres, Faber and Faber, 1954.

FOREMAN, Maurice Buxton. *The letters of John Keats.* Londres, Oxford University Press, 1947.

FRANKL, Viktor E. *Man's search for meaning.* Nova York, Simon & Schuster Pocketbook, 1963.

GILBERT, Sandra e GUBAR, Susan. *The madwoman in the Attic: the woman writer and the nineteenth-century literary imagination.* New Haven, Yale University Press, 1979.

GRAVES, Robert. *The Greek myths.* 2 vols. Harmondsworth, Penguin Books, 1955.

HANNAH, Barbara. *Jung, his life and work: a biographical memoir.* Nova York, G. P. Putnam's Sons, 1976.

HARDING, M. Esther. *The I and the Not-I* (Bollingen Series LXXIX). Princeton, Princeton University Press, 1965.

_________. *The way of all women.* Nova York, Harper Colophon, 1975.

_________. *Woman's mysteries, ancient and modern.* Londres, Longman's Green & Co., 1935.

JOYCE, James. *Portrait of the artist as a young man.* Harmondsworth, Penguin Books, 1960.

_________. *Ulysses.* P. A. The Franklin Library, Franklin Center, 1976.

JUNG. C. G. *The collected works* (Bollingen Series XX). 20 vols. Trad. R. F. C. Hull. H. Read, M. Fordham, G. Adler, Wm. McGuire (eds.). Princeton, Princeton University Press, 1953-1979.

_________. *Letters* (Bollingen Series XCV). Trad. R. F. C. Hull. Gerhard Adler e Aniela Jaffé (eds.). Princeton, Princeton University Press, 1974.

_________. *Memories, dreams, reflections.* Trad. Richard e Clara Winston. Aniela Jaffé (ed.). Londres, Fontana Library (Random House), 1971.

LAING, R. D. *The voices of experience.* Nova York, Pantheon Books, 1982.

LINCOLN, Bruce. *Emerging from the chrysalis: studies in rituals of women's initiation.* Nova York, Harvard University Press, 1981.

MECHTHILDE DE MAGDEBURG. *The revelations (The flowing light of God).* Trad. Lucy Menzies. Londres, Longman's Green, 1953.

MERTON, Thomas. *Zen and the birds of appetite.* Nova York, New Directions, 1968.

METMAN, Eva. "Woman and the anima". Londres, Liga de Psicologia Pastoral, Palestra nº 71, 1962.

NEUMANN, Erich. *The child.* Trad. Ralph Manheim. Nova York, Harper Colophon, 1976.

_________. *Depth psychology and the new ethic.* Trad. Eugene Rolfe. Nova York, Harper and Row, 1973.

_________. *The great mother* (Bollingen Series XLVII). Trad. Ralph Manheim. Princeton, Princeton University Press, 1972.

_________. *The origins and history of consciousness* (Bollingen Series XLII). Trad. R. F. C. Hull. Princeton, Princeton University Press, 1970.

Norton Anthology of English Literature, The. Meyer Howard Abrams (ed.). Nova York, W. W. Norton and Company, 1975.

PEARCE, Joseph Chilton. *Magical child.* Nova York, Bantam New Age Books, 1977.

PERERA, Sylvia Brinton. *Descent to the goddess: a way of initiation for women.* Toronto, Inner City Books, 1981.

RILKE, Rainer Maria. *Selected poems.* Trad. Robert Bly. Nova York, Harper and Row, 1981.

ROSENBLUM, Robert. *Cubism and twentieth-century art.* Nova York, Harry N. Abrams, Inc., 1966.

SCHWARTZ-SALANT, Nathan. *Narcisism and character transformation.* Toronto, Inner City Books, 1982.

SHUTTLE, Penelope e REDGROVE, Peter. *The wise wound: menstruation and everywoman.* Harmondsworth, Penguin Books, 1980.

TE PASKE, Bradley A. *Rape and ritual: a psychological study.* Toronto, Inner City Books, 1982.

VON FRANZ, Marie-Louise. *Alchemy: an introduction to the symbolism and the psychology*. Toronto, Inner City Books, 1980.

_________. *The feminine in fairytales*. Zurique, Spring Publications, 1972.

_________. *Shadow and evil in fairytales*. Zurique, Spring Publications, 1974.

_________. The psychological meaning of redemption motifs in fairytales. Toronto, Inner City Books, 1980.

_________. *The way of the dream*. Toronto, Windrose Films.

WARNER, Marina. *Alone of all her sex: the myth and the cult of the Virgin Mary*. Londres, Quartet Books Limited, 1978.

WILLIAMS, Donald Lee. *Border crossings: a psychological perspective on Carlos Castañeda's path of knowledge*. Toronto, Inner City Books, 1980.

YEATS, W. B. *The collected poems*. Nova York, Macmillan Company, 1938.

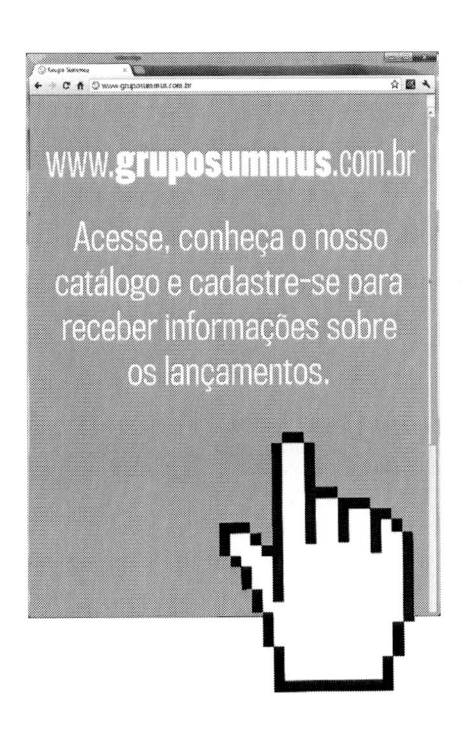
www.gruposummus.com.br
Acesse, conheça o nosso catálogo e cadastre-se para receber informações sobre os lançamentos.

www.gruposummus.com.br